瑜伽呼吸修練聖經

調息之光

LIGHT ON PRĀNĀYĀMA

THE YOGIC ART OF BREATHING

艾揚格 B.K.S. Iyengar——著 付靜——譯

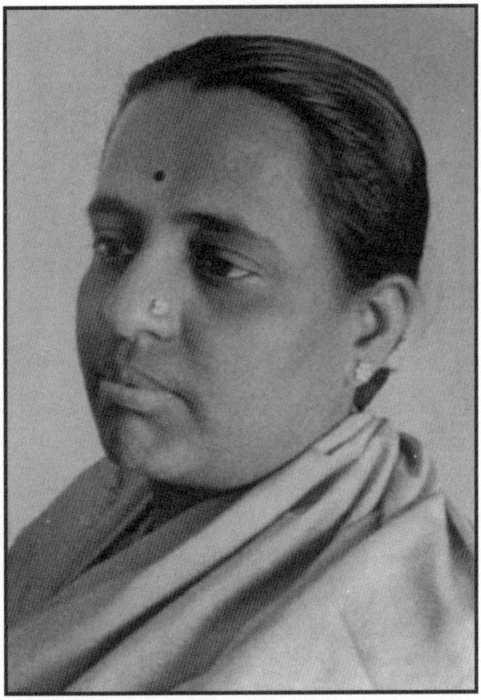

謹以此書獻給並紀念我摯愛的妻子
Ram ma i

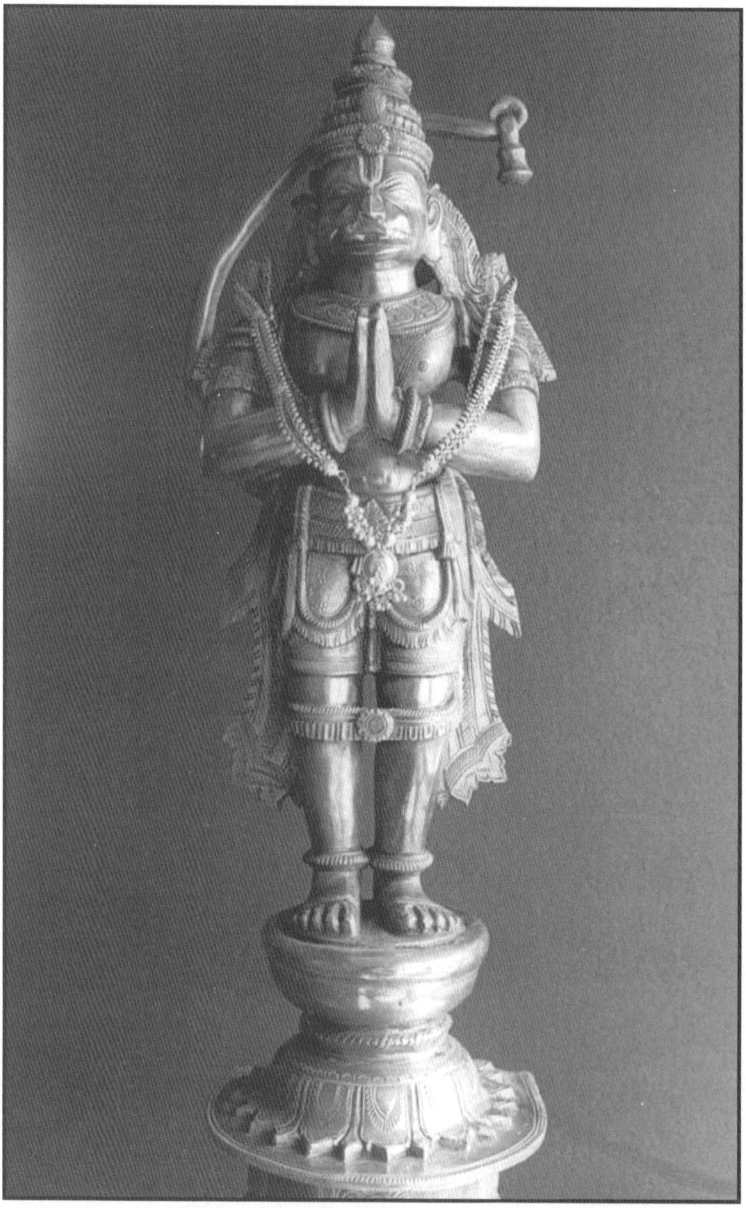

風神之子哈努曼（Lord Hanum n）

祈禱

致哈努曼（Hanumān）

我向風神之子、呼吸之神「哈努曼」致敬！他以五種風息（能量）呈現的五面住在我們裡面，在身體、在心念、在靈魂之中。他使物質（希妲）和純粹意識（羅摩）團圓。我請求他祝福瑜伽練習者，讓他們的生命之氣（prāṇa）與內在神性結合。

* * * * * *

致聖者帕坦伽利（Patanjali）

我在最高貴的聖者帕坦伽利面前鞠躬，他的瑜伽著作讓心念寧靜，他的文法著作令語言清晰，他的醫學著作使身體純淨。

* * * * * *

何處有瑜伽，何處就有繁盛、成就、自由和福樂。

來自我的上師的頌詞

1

B. K. Sundrarājēna rachitā nūtnayuktibihi

Yogaśāstram samālaṃbhya prāṇāyāma pradīpīkā

艾揚格撰寫的《調息之光》是古老瑜伽科學在當代的嶄新呈現。

2

Vividhai prāṇasaṃchāra vṛtti rodha vibhodhanaihi

Ṣaṭchakranikare nāḍījāle lohita śodhakaihi

本書探討了呼吸的微妙運作，各式各樣的吸氣、屏息和呼氣技法，以及使血液中的生命力在能量通道網和精微的能量中心中，暢行無礙的技巧。

3

Panchaprāṇa prasāraiścha nirodhānāncha bhodhakaihi

Yuktādhyānanukūlācha prāṇāyāmābhilāṣiṇāṃ

它解釋了如何啟動以五種形式呈現的宇宙能量，強調並區分了練習法的正誤。本書對熱誠的調息修習者有極大的價值。

4

Ālokitācha sasvartham mayā śrī kṛṣṇayoginā

Ādriyerannimam grantharatnam bhuvi vipaśchitaha

學者們無疑會對這部富有啟發性的著作感興趣，它是瑜伽蒼穹中的一顆璀璨明珠。

——奎師那阿闍梨（T. Kṛṣṇamāchārya）

寫於 1979 年 6 月 1 日

目錄

推薦序

艾揚格大師，我的瑜伽上師

——耶胡迪・梅鈕因（Yehudi Menuhin）
世界著名小提琴演奏家、指揮家和作曲家

在為哈達瑜伽的體位練習做了清楚的總結之後，B.K.S. 艾揚格在本書講述了瑜伽調息法（prāṇayāma）。調息法更為玄妙，它是氣息的運動，同時也決定了地球上的所有生命。他的探索深入了人類存在的微妙層面。他為普通人而寫的這本書，在某些方面，比最優秀的醫科學生們讀的書更加全面，包含了更多資訊、知識和智慧。因為這本書是針對健康的醫學，而不是針對疾病的醫學，它是對精神、身體和心念的理解。它著眼於療癒，同時也讓人精力充沛。個體不僅能獲得身心健康，也能以強大的內心來面對整個人生歷程。

艾揚格先生按照古老的印度哲學教導我們，生命不僅是「來自塵土，歸於塵土」的過程，更是「從氣到氣」的過程，正如透過火，物質被轉化為熱、光和明輝，而我們從中獲得了力量。但是，這力量不僅是物質的不同形態之間轉化的力量，更是光氣與物質之間循環轉化的力量。事實上，這整個轉化過程就是愛因斯坦質能方程式的展現，並被應用在人類這樣一種生命形態上。它不再意味著原子彈、原子的爆炸，或對物質的運用，而是人類與光和氣同在的榮耀，能量之根源。

本書來自於印度古老經典，我相信它將為針灸、按壓、聲音療法及其彼此間的功效互補等方面，帶來如何整合各科治療實踐的啟發與指導。除此之外，本書還使我們尊重不曾重視的空氣、水和光，沒有它們，生命將無法存活。艾揚格先生，我的瑜伽上師，透過本書為西方人的生命增加了一個新的、更廣大的面向，敦促我們與不同膚色、不同信仰的兄弟姊妹們合力共濟，帶著崇敬和遠大目標，一同歡慶生命。

推薦序

呼吸控制的科學與藝術

—— R.R. 迪瓦卡（R.R. Diwakar）總編輯

瑜伽是人類生命的圓滿體驗，它是全人之學！

—— Jacques S. Masui

對於尋求瑜伽調息法的讀者，無需多加介紹《瑜伽之光》的作者艾揚格大師。在耶穌誕生之前的數個世紀，帕坦伽利綜合了瑜伽科學和藝術，始以道德和其他戒律，幫助我們獲得身體、能量和心理健康，提升潛能和淨化。接著是姿勢，即瑜伽體位（āsana），即過神經生理系統和內分泌腺滋養修習者。艾揚格大師在《瑜伽之光》中，非常透徹且具體地討論了瑜伽體位，配有近 600 幅插圖，猶如百科全書，具備無可比擬的廣博、精確和清晰度。《瑜伽之光》提供完整的瑜伽理論，全面講解體位法，同時簡短地討論了調息法。那本書由喬治艾倫和安文有限公司（George Allen and Unwin, Ltd）出版，非常受歡迎，至今已再版多次，並且被翻譯為多種語言，成為全世界瑜伽愛好者的修練指南。

因受到自然和環境的牽引，艾揚格大師在向他的上師奎師那阿闍梨（Kṛṣṇamāchārya）大師學習瑜伽時歷經艱辛。艾揚格大師既是一位瑜伽老師，也是嚴厲的督促者。在他宣講及寫作瑜伽時，語言彷彿從他極為豐富且寶貴的個人經驗中，源源不斷地流淌而出。去年夏天，艾揚格大師在 61 歲生日之際，和女兒吉塔（Geeta）、兒子普尚（Prashant）一起，在孟買做了場瑜伽體位的示範演講，展示了他對身體每一條神經、每一塊肌肉的高超控制力。他的眾多學生從國外趕來，見證了這場精彩的展示，並且好奇著，艾揚格大師在這樣的年紀，是如何獲得如此高超的柔韌性和活力的？對大師而言，體位輕而易舉，不過是例行常規而已。他的一個親近的學生評價道，艾揚格大師已經透過「扭、繞、轉、屈、挪、拉、伸」，訓練自己的身體達到隨心所欲的境界，更別說還有其他更多技能！

自然而然的，人們期待艾揚格大師能撰寫一本同樣詳盡且富有指導意義的瑜伽調息書。調息法，即呼吸控制的科學和藝術，是緊接在體位後的步驟。雖然瑜伽有各種流派，如哈達瑜伽（haṭha-yoga）、勝王瑜伽（rāja-yoga）、知識瑜伽（jñāna-yoga）、昆達里尼瑜伽（kuṇḍalini-yoga）、梵咒瑜伽（mantra-yoga）、拉雅瑜伽（laya-yoga）等等，但是，通常而言，瑜伽在本質上是一個科學、有系統的學科，目的在於成功整合身為完整個人的所有能量與官能，達到與宇宙實相或神的至樂融合。調息法對於上述的瑜伽流派都很重要。所有瑜伽文獻和世代的實踐，都證明了一個事實：呼吸控制是控制心念的一個重要因素。但是，呼吸控制不只是深呼吸或一般運動訓練中的呼吸練習。深入修練調息法，不僅對身體、生理和神經的能量有影響，也對心理和大腦活動有影響，例如記憶力和創造力的訓練。本地治里（Pondicherry）的聖者和悟道者奧羅賓多大師（Śrī Aurobindo），曾經記錄：在調息練習後，他能創作並記住 200 行詩，以前，連 12 行也記不住。

最近幾十年，經過實驗證明，西方醫學開始承認並且應用「自主呼吸」，發揮其促進健康和提振精神的功效。而瑜伽中，不僅教學和修練調息法，也賦予它無可非議的教育、調諧和靈性價值。弗拉德米爾．庇詩勒（Wladimir Bischler）在《利他與靈性成長的形式和技法》（*The Forms and Techniques of Altruistic and Spiritual Growth*）的第 14 章中提道，現代醫學已經採納了諸多來自東方的方法，並且研究正確自主呼吸的多重功效。他詳細解說了自主呼吸的功效，包括對肺部及人體新陳代謝的功效。他把自主呼吸稱為「呼吸療法」（spiro-therapy），認為它開啟了醫學、衛生和療法的廣闊新視野。在全書的結尾，他說，現代科學研究僅僅證實了東方聖者和哲學家的經驗直覺。

調息法，為瑜伽學的最基本要素之一，在精神和靈性功效之外，為人類帶來眾多的益處。但是，瑜伽的主要目標是自我實現，是小我與大我的結合。調息練習意味著控制心念和人的全部意識，後者是所有認知和覺知的基礎。人包括身體和生命力，包括所有生理活動和心念。心念是我們所說的「自我」（I）的居所，以及圍繞著「自我」所進行的所有大腦活動。瑜伽旨在放空所有記憶、觀念、感官衝動和欲望等意識的基本力量，並且努力覺知純粹意識，它如同宇宙能量的一束火花，是至高智慧的自我意識所呈現。立志走瑜伽之路的人，所要做的第一件事，是停止把自己完全認同於身體－生活－心念的複合體，並且把這三個要素看成是超越自我的工具，如此才能使他的內在存在（inner being）認同於純淨、無雜質的意識，而這種意識的本質是完全的寧靜、和諧且富有創造力的喜悅。

所以，調息法在瑜伽中具有獨特的含義和價值。「Prāṇa」（普拉那，音譯）的意思是氣息、空氣和生命力本身。但是在瑜伽中，普拉那在人體中表現為五種：即命根氣（prāṇa vāyu）、下行氣（apāna vāyu）、遍行氣（vyāna vāyu）、上行氣（udāna vāyu）和平行氣（samāna vāyu），是有生命和無生命的世界中的能量本質，且遍布於整個宇宙。調息法即是人類透過特定的修習，而能完全控制自身的能量。修習的目的不僅是健康，身體和生命力的平衡，還意味著整個神經系統的淨化，更能夠實現瑜伽士控制感官欲望的意志，使心念更精微敏銳地感知進化衝動（即內在神性）的召喚。

調息法很少被視為一個單獨的主題。大多數的古代瑜伽文獻，從帕坦伽利開始，都把它視為瑜伽修習的本質部分。不過，近來已經有一些出版品單獨討論這個主題，當然，與關於體位的紛繁書籍相比，數量很少。但根據畢生教學經驗所寫、涵蓋瑜伽各方面的著作，則姍姍來遲，所以，每個熱愛瑜伽的人都對艾揚格大師的著作翹首以待。

當我拿起艾揚格大師的手稿，來寫這篇序言時，我能看出，用英語為西方人書寫這個主題，是一項多麼困難和具挑戰的任務。與其他作者不同，他是一位需要撫養妻兒的持家之人，他遵循傳統，有自己的信仰，並且引用聖歌和其他文獻。在這裡，我要聲明，瑜伽不是任何一種需要神學或儀式的宗教之一部分。瑜伽沒有種姓階層。瑜伽是對全人類敞開的文化和心學，無關種姓、宗教、膚色、種族、性別或年齡。也許，唯一重要的前提是對自身意識潛力的信念，以及透過摸索意識的規律，達到對最高狀態的追求。艾揚格大師另一個有別正統和突出的特點是，他不把家庭視為負擔，也不把妻子視為瑜伽生活的障礙。他用已逝妻子 Shrimati Ramāmaṇi 的名字，為普納（Pune）的瑜伽學院命名，並且把這本書獻給她。艾揚格大師用這些行動證明瑜伽是**為了**生活，而非**遠離**生活，正如奧羅賓多大師所再三強調的。

鑒於原文是梵文，著述時的另一個難題是術語及詞語的使用。艾揚格大師已盡其所能在英文的遣詞造句上，確保語言的精確性和準確性，並盡量使表達忠於原文。他本人極重視細節，除非讀者能夠理解他想傳達的資訊，否則絕不會滿意。就拿「調息法」一詞來說，其內涵如此繁複，以至於單用「呼吸控制」、「自主呼吸」或「呼吸的科學」來表達都是不夠的。比如，以上幾個短語都不能表達屏息（kumbhaka）的概念，也不能表達以不同的方式交換鼻孔吸氣的意思，至於傳達像勝利（Ujjāyi）調息法、清涼（Śeetali）調息法之類不同呼吸方式，或它們與手印式（mūdras）及鎖印法（bandhas）配合進行的意思，就更不可能了。艾揚格大師甚至對以拇指和其他手指按住鼻孔的正確姿勢，都做了詳細的描述。這種遣詞造句上的用心，以及帶有圖示說明的注意事項，都旨在以書面語言最大可能地指導那些有志於學習瑜伽調息藝術的人們。

艾揚格大師熟知，如果缺乏專注（dhāraṇa）、禪那（dhyāna）和三摩地（samādhi），瑜伽的科學與藝術是不完整的。此三部分合稱為「總制」（saṁyama），是瑜伽的皇冠。它指引練習者一步步超越感官和自我的束縛，從而將整體的存在逐漸蛻變成一個新的生命，一個帶著純淨的喜悅、和諧，與至上靈性連接的生命。因而，他在書中隱約地指明了什麼是「禪那」。在結尾處，他提供了關於攤屍式（śavāsana）的一些提示：進入帶著細微覺知的完全放鬆狀態。這部有關調息法的傑作，以告訴讀者真正放鬆的奧祕來圓滿收尾，從而為下一步最終上升到禪那和三摩地做好準備。讓我們期待他的瑜伽三部曲——《瑜伽之光》、《調息之光》和《禪那之光》的最終完成，艾揚格大師的人生將圓滿，眾生在通往靈性之巔的旅程中，也將得到這三種光耀的指引。

1979 年 6 月 14 日寫於班加羅爾

自序

瑜伽呼吸之道

—— B.K.S. 艾揚格

我的第一本書《瑜伽之光》，贏得了眾多學生的心，甚至完全改變了他們的人生歷程。他們最初都是對這門高尚的藝術、科學與哲學，懷有好奇心的人。我希望《調息之光》也能夠提升他們的知識。

出於對帕坦伽利，以及那些發現瑜伽調息法的古印度瑜伽士們的尊重和敬仰，我在此與諸位分享其精髓之簡潔、清晰、微妙、精良與完美。近年來，在我的瑜伽修習中，有一種新的內在覺知之光開始照耀著我，這是我在寫作《瑜伽之光》時不曾經歷的。友人和學生們催促我把自身的經驗和口頭教學內容寫下來，以便於深入闡述我在幫助學生精益求精地修練時的細緻觀察和思考。

許多西方學者已然接受人是身、心、靈三位一體的古老觀念。各種體育、競技和運動的技術，被設計出來為人們的健康服務，為的是滿足人們身體（營養鞘，annamaya kośa）的骨骼、關節、肌肉、組織、細胞及器官的需要。印度學者稱其為「對物質的控制」。對此，我已在《瑜伽之光》中予以充分的說明。直到最近，西方學者才意識到發源於印度的這種檢驗呼吸、血液循環、消化、新陳代謝、營養、內分泌和神經等系統的技術，其精微的方式被通稱為「對生命能量（生理鞘，prānamaya kośa）的控制」。

瑜伽知識是一個定則化的體系，它奠定了自我實現的八個方面，分別是：制戒（yama）、內制（niyama）、體位、調息、制感（pratyāhāra）、專注、禪那和三摩地。本書的重點是調息法，旨在保持人體自主控制系統處於一種健康和完美的平衡狀態。

我在家鄉時，沒有任何學者、聖徒或瑜伽士來啟蒙我的瑜伽學習。兒時的我身染多種疾病，正因為如此，拜命運所賜，我在 1934 年為了重獲健康，被引領到瑜伽之路上。此後，瑜伽便成為我的生命之道。儘管各種困難常常打斷我的日常修練、鑽研和體驗，但是，瑜伽教給我守時和自律。

剛開始，調息法練習對我來說簡直是一種折磨。對日常體位法練習的過分投入，使得我的身體內部在調息法開始的幾分鐘內就屢屢顫抖。每天清晨，我起床練習，控制氣息、保持呼吸的節奏，令我感到非常費力。我努力堅持，可是還沒做完三、四回合，就已經氣喘吁吁了。這時，我會稍事休息，然後繼續嘗試，直到做不下去為止。我問自己為什麼做不到，卻找不到答案，也沒有人指導我。雖然失敗和錯誤在多年來困擾著我的身心及自我，但我仍堅持不懈地提高標準。直至今日，我依然會每天拿出一小時練習調息法，但即便如此還是遠遠不夠。

語言能夠迷惑並吸引讀者進入實修（sādhana），使他認為自己理解了某種精神體驗。閱讀只能使他博學，而把所學付諸實踐，則能使其更接近真理與明晰。事實上，真理與明晰即是純淨。當今是一個科學進步的時代，無數新詞充斥著詞典。身為一個純粹的實修者（sādhaka）而非文字工作者，我不擅長舞文弄墨，總在選擇恰當的術語來寫下我的想法時，感到有些吃力。我只能盡己所能將我修練這門精妙藝術的經驗體悟，呈現給讀者。

調息法是一個有著無限潛質的宏大主題。它探究身體和心靈的密切聯繫，因而是身心的科學。它看似簡單易學，但一旦坐下來練習，練習者就會意識到這是一門高深的藝術，其中的奧妙鮮為人知，有待進一步發掘。在過去，瑜伽文獻的作者大多關注在調息法的效用，而非實際作法。這或許是因為調息法一直被廣泛修練，而大多數人對它耳熟能詳的緣故。這些作者對調息法之功效的解釋，可以讓大家瞭解他們的一些體驗，但這些體驗實際上是難以用語言表達的。

調息法中的許多動作極度微妙。例如，皮膚往相反方向做微妙精確的運動，看起來是不可能的，卻在瑜伽中得到發展。經過訓練後，皮膚能以這種方式運動，並在調息法練習中發揮重要作用。

因此，調息法在許多方面看來是一種主觀的藝術。當這種技術被發揮到極致時，皮膚的運動就會與吸氣、呼氣及屏息同步，能量的流動能夠達到和諧的狀態。

現代科學已經借助電子儀器，證實了瑜伽士直覺知識的有效性。調息法的效用是確切而非虛幻的。我堅信在不久的將來，客觀知識（科學或實驗）與主觀知識（藝術或參與體驗），將在調息法及其價值的研究中，共同發揮作用。

由於科技的發展，現代生活中的競爭愈發激烈不休，為男人和女人都帶來了越來越大的壓力，想要維持一種平衡的生活已十分不易。影響神經及循環系統的焦慮和疾患與日俱增。在絕望中，人們借助於服用迷幻藥、吸菸、酗酒或者濫交來釋放壓力。這麼做雖然能使人暫時忘記自我，但煩惱並未根除，疾病也會接踵而至。

只有調息法能夠使人們從這些問題中真正解脫出來。但這不是靠爭論和商討去學習，而是必須經由耐心和審慎的努力才能領會。調息法從幫助人們擺脫普通感冒、頭痛或心理紊亂一類的症狀開始，它是生命的長生不老丹。

本書涵蓋調息法的理論、藝術和技巧三個方面，並在〈自由和至福〉中說明有關自我的調服（ātmā jaya），討論了禪那和放鬆（攤屍式）。

我嘗試把調息法與瑜伽的不同面向結合起來。因調息法是連接人類身體和靈魂的橋梁，是瑜伽之輪的中樞。

我努力為讀者呈現調息法的祕訣，以使讀者能有最多的收穫，而不受疑慮和困惑所侵擾。我增加了表格，以分析各種重要調息法的不同階段。表格提供了具體的練習指導，以供參考，同時也讓讀者看到，這門高尚的藝術與科學可以衍生出無數的排列組合。即使是缺乏經驗的學習者，也可以獨立練習而不必擔心會有什麼不良作用。表格中所含的資訊，會使修習者保持謹慎且勇敢的態度。

在附錄一，我介紹了五個課程，由簡入繁，以方便練習者根據自身能力選擇課程。如果無法按時完成標準練習，每一課程均可延展數週。雖然上師的當面指導對於調息法的學習至關重要，但我已然抱著最謙卑謹慎的態度努力引導讀者，無論是教師還是學生，都能安全地掌握這門修習藝術。

假如我的著作能夠幫助人們達到身體的平安、內心的祥和及自我的寧靜，我會很高興。調息法是一個宏大的主題，鑑於我在這一領域的知識所限，歡迎你為本書將來的再版提供建議。

《瑜伽皇冠之珠奧義書》（*Yoga Chūdāmani Upanisad*）一書中說過，調息法是一種高尚的知識（mahā vidyā）。它是通向成功、自由和至樂的高貴之路。

在開始練習之前，請反覆閱讀、領會並消化本書第一部分的內容。

我感謝我的上師——奎師那阿闍梨大師對於本書的頌詞。我對耶胡迪・梅紐因和迪瓦卡先生為本書寫的推薦序及給予的支持深表謝意。我要感謝我的孩子吉塔、普尚以及學生 B.I. Taraporevala、M.T. Tijoriwala、S.N. Motivala、Dr B. Carruthers、MD、CM、FRCP，在本書的準備過程中付出了寶貴的時間，他們對書稿耐心地反覆編輯，使它最終成書。感謝 Kumari Srimathi Rao 無數次地抄錄手稿。感謝 P.R. Shinde 先生為本書拍攝的大量照片，以及 Robijn Ong 小姐所繪製的解剖圖。

我向 Gerald Yorke 先生所給予的建設性建議和鼓勵，表示誠摯的謝意。假如沒有他的持續引導，這本書不可能問世。我永遠感謝他為精心編輯整本書稿所做的一切。

第一部 瑜伽調息法理論

The Theory of

PRĀṆĀYĀMA

1

瑜伽是什麼？

無人知曉那永恆的、原初的、唯一不二的至高存在，也不知道這個世界是何時出現的。至上（God）和自然在人類出現之前就存在了，但是，隨著人的發展繁衍，人開始實現他的潛能，出現了文明。語言日益進化，至上（Puruṣa）、自然（Prakṛti）、正法（dharma）和瑜伽的概念形成了。

這些概念非常難用語言定義，所以每個人得切身解悟它們。當人被困在世俗之樂的藩籬中，他發現自己與神和自然分隔了。他在愉悅和痛苦、善良和邪惡、愛和恨、恆久和短暫的種種兩極間苦苦掙扎。

被困在矛盾對立中的人，需要內在的至上。至上超越於世俗，沒有任何苦難，不受行動力和反應力的左右，並從喜悅與悲傷的體驗中解脫出來。

這引導人們去追尋那完美至上的、最高的理想化身。被稱為「至高神」（Īśvara）的主、眾師之師，成了人們關心、專注和冥想的焦點。為了追隨至高神的境界，人發展出一整套行為規範，使他可以與自然、同伴及自己和諧相處。

人開始學習如何區分善良與邪惡、高尚與墮落、道德與非道德。接著，有了對法則（正法，dharma）或職責（the science of duty）的理解。拉達克里希南博士（Dr. S. Radhakrishnan）寫道，不分種族、種姓、階級和信仰，「正法即是提升、持續、支持」與引領人類過一種更高尚的生活。

人意識到自己應該保持身體健康、強壯和潔淨，才能遵循正法，並且體驗自身內在的神性。印度的先知們把吠陀的精華灌注在《奧義書》（*Upaniṣads*）和精神洞見（Darśanas）中。這精神洞見或稱六學派是：數論（sāṃkhya）、瑜伽、正理（nyāya）、勝論（vaiśeṣika）、前彌曼沙（pūrva mīmāṁsa）和後彌曼沙（uttara mīmāṁsa）。

數論派認為萬物皆由二十五種精要元素（諦，tattva）產生，但它沒有認識到創造者（Īśvara）。瑜伽派認識到了創造者。正理派強調邏輯，透過推論和類比來分析思想的規律，而至上的存在由推理得到證明。勝論派強調空間、時間、因果和物質，是正理派的補充，它也認可正理派的至上觀。彌曼沙（mīmāṁsa）由吠陀而來，包括兩個派別：前彌曼沙（pūrva mīmāṁsa）是關於一般神祇的概念，強調行動（karma）和儀式的重要性；後彌曼沙（uttara mīmāṁsa）基於吠陀經典而接受至上的概念，不過特別強調智慧（jñāna）。

瑜伽是個體自我（jīvātmā）與宇宙自我（Paramātmā）的連結。數論哲學是理論性的，而瑜伽是實踐性的。把數論和瑜伽結合起來，就為思想和生活提供了生動的闡釋。知而不行或行而不知，都無法真正對人有益。它們必須相互融合，所以，瑜伽和數論互為補充。

根據《雅基納瓦科亞本集》（*Yājñavalkya Smṛti*），創造者梵天（Brahma）的化身金胎（Hiraṇyagarbha）最早宣講瑜伽體系可實現身體健康、心念控制，並獲得平靜。帕坦伽利在《瑜伽經》（*Yoga Sūtras*）裡，第一次用文字形式把瑜伽體系呈現出來，直截了當地、不隱晦地指明方法和目標。當瑜伽的八個分支被組合起來並加以修習，瑜伽士將會超越他的身體、心念和自我，體會到與創造者的合一，到達完整瑜伽狀態（總制，saṁyama）。

《瑜伽經》由 195 條箴言組成，分成四章。第一章關於瑜伽的理論，是為那些已經可以使心念達到平衡狀態的人而準備的，闡明他們該如何修習，來持續不斷地保持平衡。第二章講解瑜伽術，把初學者帶入瑜伽練習中。第三章關於內在修習和某些修習終會得到的特殊力量（siddhis）。第四章，也是最後一章，關於如何從這個世俗世界枷鎖中解放出來、獲得自由。

「瑜伽」這個詞從梵文詞根「yuj」衍生而出，意為捆、連接、附上和遏制，集中注意力為冥想做好準備。因此，瑜伽是一門如何把不連貫、散亂的心念，變為沉思、持續的心念之藝術。瑜伽是個體靈魂和神性的融合。

自然給人類留下三種特性或德性（guṇas），即悅性（sattva）、激性（rajas）和惰性（tamas）。人被置於時間之輪（kālachakra，kāla 指時間，chakra 指輪）上，就像陶匠輪子上的陶罐，受三德相互交織的先決狀態支配，進而塑造人和重塑人。

人被賦予心念（manas）、智慧（buddhi）和我執（ahaṁkāra），統稱意識（chitta）。意識是思維、理解和行動的來源。當生命之輪轉動，意識會經歷五苦：無明（avidyā）、自我感（asmitā）、執著（rāga）、憎恨（dveṣa）和執著於生（abhiniveśa）。五苦把意識置於五種狀態下：愚癡（mūḍha）、分心（kṣipta）、散亂（vikṣipta）、專一（ekāgra）和拘謹（niruddha）。意識如火，欲望（vāsanas）如燃料，沒有燃料，火就會慢慢熄滅。在那純粹的狀態裡，意識成為覺悟之源。

帕坦伽利將瑜伽的實現之路發展為八個階段，我們將在下一章討論。處於遲鈍狀態中的意識，在制戒（yama）、內制（niyama）和體位中被淨化，心也被刺激而活躍。體位和調息法把搖擺的心帶向穩定。調息和感官收攝（制感，pratyāhāra），使意識專注、能量集中。接下來，意識被禪那（dhyāna）和三摩地（samādhi）所約束。隨著修習的深入，瑜伽的更高階段變成主導，但是做為其基礎的前面幾個階段，不能被忽視或省略。

靈性追求者必須先領會他已知的身體、心念、智性和小我，才能探索未知的真我（Ātmā，又音譯為「阿特曼」）。當他全然領會了他的「已知」（身、心、智、小我），並如同河流融入大海一樣將它們融入「未知」。在那一刻，他將體驗到至高的喜樂（ānanda）。

首先，瑜伽關注身體的健康、力量，並調服身體。接下來，瑜伽揭示身體和心念的差異。最終，它引領靈性尋求者走向和平、安寧與無瑕的純淨。

瑜伽有系統地教導人們，完全而有效地探索自身內在的神性，使人從外在的肉體轉向內在的自我。他的修習從身體開始，接著到神經，從神經再到感官。從感官，他進入控制情緒的心念。從心念，他探入指引推理的智性。從智性，他的瑜伽之路走向意志，再進入意識（chitta）。最後的階段是從意識到他的真我（Ātmā）。

因此，瑜伽帶領修習者從無明走向知識，從黑暗走向光明，從死亡走向不朽。

2

瑜伽的步驟

瑜伽包括八個步驟：制戒、內制、體位、調息、制感、攝心、禪那、三摩地。它們是整合的一體，出於方便，它們將各自獨立地出現並加以對待。

一棵樹有樹根、樹幹、枝枒、樹葉、樹皮、樹液、花和果實。每一部分都是獨立的個體，但是每一部分都不可能單獨變成一棵樹。瑜伽也是一樣，八個步驟合在一起才是瑜伽。制戒（yama）包含的普遍性行為準則是樹根，內制（niyama）代表的個人規範是樹幹。體位像伸向四面八方的枝枒，調息法為身體補充能量，就像樹葉製造營養物質滋養整棵樹。制感（pratyāhāra）阻止感官能量外流，就像樹皮保護樹免除腐爛。攝心（dhāraṇā）是樹液，使身體和心念堅實。禪那（dhyāna）是花朵，結出三摩地（samādhi）的果實。果實若是一棵樹的最高成就，實現真我（Ātmā darśana）就是瑜伽修習的頂點。

透過瑜伽的八個步驟，靈性尋求者漸漸真正地理解自我。從熟悉的身體開始，他一步步地走向未知。從身體表層的皮膚出發，走向心念；再從心念（manas），走向智性（buddhi）；從智性，走向意志（saṁkalpa）；再從意志，走向有分別的意識

（viveka-khyāti 或 prajnā）；從有分別的意識，走向無分別的意識（sad-asad-viveka），最終到達真我（Ātmā）。

制戒（Yama）

「制戒」是普遍的道德準則的總稱。這些準則是永恆的，無關階級、時間和地點。這些偉大的誓言（mahāvratas）包括非暴力、真實、不偷盜、節欲、不貪婪。非暴力（ahiṁsā）指在思想上或行動上不施行任何肉體或精神的傷害。當仇恨和敵意被摒棄，博愛便會長存。瑜伽士實事求是，對自己全然的誠實，他的任何想法和語言都是真實的。他控制並降低自己的欲求，因此他無需偷盜也會富有，無需要求也有所得。無論是想像還是現實，一切層面的性行為都有所節制。這條戒律喚醒修習者的男性能量，以及在萬事萬物中得見神性的能力。一個人不應該對生活必需品以外的事物有所渴望，因為貪婪緊隨欲望而至。無法滿足的貪婪帶來悔恨，當欲望擴張的時候，正確的行為將被破壞。

內制（Niyama）

內制是自我淨化的規則，即純淨、知足、苦修、研讀經典，把每個行動都獻給大自在（Lord）。瑜伽士知道他的身體和感官易受欲望的引誘，使心念偏離正途，所以他遵守戒律。純淨（śaucha）分為內在與外在，兩方面都必須悉心培養。後者指的是行為和習慣的純淨，個人和周圍環境的清潔。前者是脫離六種惡力的根基，即衝動、憤怒、貪婪、愚癡、驕傲、惡意與嫉妒。若要消除六種惡力，需要建立積極良善的思想，並向神性邁進。知足（santoṣa）能減少欲望、令人喜悅，並且擁有平衡的心念。苦修（tapas）規訓人的身體，讓人能承受困苦和磨難，從而把心導向內在的真我。研讀經典，在這裡指的是自我教育、尋求真理和實現自我。最終，要把我們的一切行動獻給大自在，在他的意志下徹底臣服。總之，內制是一種美德，可以平息波動的心念，使靈性尋求者的內在和四周，趨於平和與安寧。

體位（Āsanas）

在討論體位之前，要先理解純粹意識（puruṣa）和物質（prakṛti）。純粹意識（puruṣa 的字面意思為「人」），指宇宙的精神要素，自身不具備任何行為能力，卻可以激發並驅動物質（prakṛti 或生產者）。透過物質的三種性質和進化力量（guṇas），生出智慧（buddhi）和心念（manas）。

無限的、無始無終的純粹意識和物質，共同創造出物質世界的行為活動。物質包括五種元素：地（pṛthvi）、水（ap）、火（tejas）、風（vāyu）、空（ākāśa）。它們的五個對應元素（tanmātras）是：氣（gandha）、味（rasa）、形（rūpa）、觸（sparśa）和聲（śabda）。這五種元素，與物質的三種性質及進化力量相結合，形成宇宙智慧（mahat）。自我（ahaṁkāra）、智慧和心念，構成意識（chitta），即宇宙智慧的個體呈現。宇宙智慧是未成形自然或造物法則的原始瑰寶，物質世界的所有實象由其發展而來。感覺器官包括五種：耳朵、鼻子、舌頭、眼睛和皮膚。五種行動感官是：腿、手臂、口、排泄器官和生殖器官。物質、五大元素及其五大對應元素、自我、智慧和心念、五種感覺器官、五種行動器官和純粹意識，構成數論哲學的二十五諦。巧婦難為無米之炊，如果沒有純粹意識的原初之力（Primeval Force），創造就不會發生，也就不會存在物質世界的二十五諦。可以說，所有存在都建立在純粹意識和物質的基礎之上。

生命由肉體、感覺器官、行動器官、心念、智性、自我和靈魂構成。心念是無形的，我們也覺察不到。自我透過心念和肉體來滿足渴望和追求愉悅，心念充當自我的一面鏡子，而肉體則是享受和達致滿足的工具。

根據印度醫學阿育吠陀（Āyurveda），身體由七大支柱（dhātus）和三種體液（doṣas）構成。七大支柱支撐身體，故得其名，它們是：乳糜、血液、肌肉、脂肪、骨骼、骨髓和精液。它們具有免疫作用，可防止感染和疾病。

胃液消化食物，製造了乳糜；血液供養肌肉並修復整個身體；肌肉保護骨骼，製造脂肪；脂肪在體內具潤滑作用並穩固身體；骨骼支撐身體並製造骨髓；骨髓帶來力量，並且製造精液。精液不僅用於生殖，根據古代文獻，它還以某種生命能量的形式，在身體的精微層面流動。

三種體液包括風（vāta）、膽汁（pitta）和黏液（śleṣma）。當三者平衡，人就處於完美的健康狀態；若不平衡，就會生病。精微的生命能量被稱為「風」，它推動呼吸、動作、行動、排泄和生殖。它協調身體的不同部分發揮機能。膽汁引起口渴和饑餓，它消化食物，把食物轉化成血液，保持體溫恆定。黏液潤滑關節和肌肉，促進傷口癒合。固態、液態或氣態的廢物（mala）必須被排出體外，否則疾病就會侵入，破壞三種體液的平衡。

鞘（kośas）

根據吠檀多（Vedanta）哲學，有三身（śarīra）包裹著人的靈魂，它們又包括五個互相滲透、互相依賴的鞘（kośa）。

三身是：1. 粗鈍身（sthūla śarīra），對應人體的解剖鞘。2. 精微身（sūkṣma śarīra），包括生理鞘、心理鞘和智性鞘。3. 因果身（kāraṇa śarīra），即靈性鞘。

粗鈍身對應營養鞘（annamaya kośa）。生理鞘（prāṇamaya kośa）、心理鞘（manomaya kośa）和智性鞘（vijñānamaya kośa）構成了精微身。

生理鞘包括呼吸系統、循環系統、消化系統、神經系統、內分泌系統、排泄系統和生殖系統。心理鞘影響人從客觀經驗得來的意識、感覺和動機。智性鞘影響人的推理、判斷等主觀經驗。

因果身是喜樂鞘（ānandamaya kośa）。當靈性追尋者從深沉舒暢的睡眠中醒來時，以及當他完全融入他的冥想對象時，靈性尋求者就能體驗到喜樂鞘的存在。

皮膚包含所有的鞘和身。它應該保持穩定結實，並且敏感到能察覺最微小的動作。從皮膚到內在真我，所有的鞘都是相互融通的。

人生目標（Puruṣārthas）

人生有四重目標：正法（dharma）、成就（artha）、欲望（kāma）和解脫（mokṣa）。沒有正法和倫理規範，靈性成就無從談起。

1. 成就（artha）的意思，是為了個人獨立和追求更好的生活而積累財富。財富不能提供源源不斷的快樂，但是一個營養不良的身體是煩惱和疾病的溫床。

2. 欲望（kāma）指的是生活中的享受，在相當程度上也依賴一個健康的身體。正如《卡陀奧義書》（*Kaṭhopaniṣad*）所說，虛弱的人是不可能體驗到真我的。

3. 解脫（mokṣa）。覺悟者認識到權力、愉悅、財富和知識都將逝去，也無法帶來自由。他爭取超越悅性、激性和惰性的狀態，從而脫離三德轉化力量的束縛。

身體是梵（Brahman）的居所。它在個人實現四重目標的過程中，具有相當重要的作用。聖哲們知道，雖然身體會老朽，但它是個人實現自我的工具，因此，它必須被好好保養。

體位淨化身體和心念，還有預防和治療的功效。種類繁多的體位可以滿足人體的肌肉、消化、循環、腺體、神經等各種系統的健康需要。

體位能引起身體到靈性的各個層面的變化。所謂健康，即是身體、心念和靈魂的微妙平衡狀態。透過練習體位，靈性尋求者的身體障礙和精神干擾都被消除了，從而打開靈性成長的大門。

體位帶來健康、美麗、力量、穩定、輕盈、清晰的語言表達、鎮靜的神經和快樂的性情。體位練習可以比喻為芒果樹的生長。如果樹苗壯成長，那麼果實將體現它的精華。同樣地，靈性尋求者的精神覺醒是體位練習的精華。他將擺脫遍在的二元對立。

有一個常見的誤解是，認為在瑜伽修行的一開始，就要一起練習體位和調息法。根據我的經驗，如果一個新手正努力要把體位盡量做好，便不可能同時專注在呼吸上。否則，他將失去平衡和體位的深度。請先在體位中穩定、靜止，再把節奏性的呼吸技法引入。身體動作的程度隨著不同的體位而有所不同。動作的幅度越小，肺組織內的空間就越小，呼吸也將更短促。動作幅度越大，肺部的擴張就越大，呼吸也將更深。當瑜伽調息法和體位結合起來時，完美的體位應該不被打擾。所以，除非已經掌握體位，否則不要嘗試調息法。練習者很快就會發現，體位練好了，自然就開始調息了。

調息法（Prāṇāyama）

調息法即是有意識地延長吸氣、屏息和呼氣。吸氣時，以呼吸的方式接受原初能量，並於屏息時品嚐這能量，呼氣時，所有思想和情緒隨著呼吸被清空：當肺是空的，個體的能量（I）將歸順於原初能量（Ātmā）。

練習瑜伽調息法，能培養我們穩定的心念、強大的意志力和全面的判斷力。

制感（Pratyāhāra）

這個修習能把心念和感官置於控制之下。心念有雙重角色，它一方面追求感官的滿足，另一方面要和真我（Self）結合。制感可使感官寧靜，並把它們帶向內在，指引靈性追求者走向神性。

攝心、禪那和三摩地（Dhāraṇ, Dhyāna and Samādhi）

攝心即專注在一點，或全然集中於正在做的事上，心思保持不動。它激勵內在意識去整合不斷流動的智性，並且釋放所有壓力。長時間的攝心即成為禪那，禪那是一個必須親身體會，才能理解的狀態。

長時間不受干擾地停留於禪那的狀態，即為三摩地。至此，修習者的小我與禪那對象融為一體。

在三摩地的狀態中，修習者不再對自己的身體、呼吸、心念、智性和自我有任何知覺，永存於寧靜之中。在這樣的狀態下，修習者的智慧、純淨，與簡潔、謙遜相互交融，照耀前方。他不僅自身達到了開悟的狀態，而且也為那些向他尋求真理的追隨者，帶來光明。

制戒、內制、體位和調息是行動瑜伽（karma yoga）的根本組成部分。這些練習使身體和心念保持健康，以用來實行所有令至上（God）喜悅的事。調息、制感和攝心是知識瑜伽（jñāna yoga）的一部分。禪那和三摩地幫助靈性尋求者把身、心、智匯入真我的大海之中，這便是奉獻和愛的瑜伽（bhakti yoga，虔信瑜伽）。

知識瑜伽、行動瑜伽和虔信瑜伽，這三條支流拋去各自的分別，一起匯入瑜伽之河中。所以，瑜伽之路會將所有的修習者，無論是抑鬱還是拘謹，都帶向自由和至福。

3

普拉那(prāṇa)和瑜伽調息法

要把普拉那（prāṇa）解釋清楚，就像要把神解釋清楚一樣，十分困難。普拉那是貫穿於宇宙中一切事物的能量。它同時是物理的、心念的、智性的、性的（sexual）、靈性的和宇宙的能量。所有的振動能量都是普拉那。所有物理能量也是普拉那，如熱、光、重力、磁力和電力。它是一切事物中隱藏的潛能，當危險來臨時會發揮到極致。它是所有運動發生的最主要推動力。它能創造、保護，也能毀滅。精力、力氣、生命力、生命和靈魂，都是普拉那的表現形式。

根據奧義書，普拉那是生命和意識的精要。它和真我（Ātmā）等同。普拉那是宇宙中一切生命的氣息。它們從普拉那而生，靠普拉那而活，死亡時，個體的氣息匯入宇宙的氣息之中。普拉那是生命之輪的轂。所有的一切都建立於它之中。它滲透在太陽、雲朵、息風（vāyus）、地（pṛthvi）和一切物質形式之中。它是存在（sat），也是非存在（asat）。它是全部知識的源泉。它是數論哲學中的宇宙人格（the puruṣa）。所以，瑜伽士在普拉那的庇護中。

普拉那常被翻譯為「呼吸」，但這只是它在人體中的眾多體現之一。如果呼吸停止，生命也就停止了。印度的聖人們知道，人體的所有功能都是由五種生命之氣（prāṇa-vāyu）推動的。它們是：命根氣（prāṇa vāyu，在此處為狹義解釋）、下行氣（apāna vāyu）、平行氣（samāna vāyu）、上行氣（udāna vāyu）和遍行氣（vyāna vāyu）。它們是一切事物原初存在準則的宇宙生命力（vital wind）之具體體現。神是唯一的，但是明智的人用不同的名字稱呼祂，普拉那也是如此。

命根氣在人的胸部區域移動，控制呼吸。它吸收空氣中的生命能量。下行氣在下腹區域移動，控制尿液、精液和糞便的排泄。平行氣點燃胃火，促進消化，使腹部臟器的機能調和，它整合人的整個肉體。上行氣流經咽喉，駕馭聲帶，控制空氣與食物的攝入。遍行氣貫穿全身，透過動脈血管、經絡和神經，把從食物和呼吸中獲得的能量，輸送到全身。

在瑜伽調息法裡，命根氣在吸氣時活動，下行氣在呼氣時活動。上行氣使能量從脊柱下部上升到腦部。遍行氣具有轉化能量的媒介作用，對於命根氣和下行氣的活動來說，它是不可或缺的。

還有五種次級的普拉那（又稱 upaprāṇa 或 upavāyu），即納伽氣（nāga vāyu）、克爾瑪氣（kūrma vāyu）、克里卡拉氣（kṛkara vāyu）、迪瓦達塔氣（devadatta vāyu）和達喃伽雅氣（dhanaṁjaya vāyu）。納伽氣透過打嗝來消除腹部所受的壓力。克爾瑪氣控制眼皮的活動，阻止異物進入眼睛，它還控制瞳孔的大小，防止強光刺激眼球。克里卡拉氣透過打噴嚏和咳嗽，防止異物順著鼻道進入喉嚨。迪瓦達塔氣引起哈欠，招致睡眠。達喃伽雅氣製造黏液，滋養身體，即便死後也留在體內，有時會使屍體脹大。

根據阿育吠陀，瓦塔（vāta）是人的三種體液之一，是普拉那的另一個名字。《遮羅迦本集》（*Charaka Saṁhitā*）對瓦塔的解釋，和瑜伽典籍中對普拉那的解釋一樣。普拉那的運轉只能透過內部能量推動的肺部運動被感知，也就是呼吸。

意識和普拉那

意識和普拉那從不分離。意識在哪兒，普拉那就聚集在哪兒；普拉那在哪兒，意識就聚集在哪兒。意識像一輛戰車，由兩股力量推動，即普拉那和欲望（vāsanā），誰更強大，意識就順著它的方向行動。打到地上的球會彈起來，修習者也會因普拉那和意識的運動而反應。如果普拉那具優勢，欲望就會被控制著，感官平穩，心念平靜；如果欲望之力更強，呼吸變得紊亂，心念就會不安起來。

在《哈達瑜伽之光》（*The Haṭha Yoga Pradīpikā*）第三章，斯瓦特瑪拉摩（Svātmārāma）告訴我們，只要呼吸和普拉那平靜，意識就會穩定，精液也不會流出。長此以往，修習者的精力將用來追求高尚的目標。他的性能量得到提升，他的意識融入宇宙的純淨意識之中，到達精氣上行（ūrdhva-retas）的狀態。

瑜伽調息法

普拉那的含義包括呼吸、生命、生命力、能量和力氣。複數的普拉那，指的是生命之氣或能量流（prāṇa-vāyus）。「āyāma」的意思是伸展、延伸、擴展、長度、呼吸、校準、延長、限制和控制。所以，調息法（prāṇāyāma）就是延長呼吸、控制呼吸的意思。《希瓦本集》（*Śiva Saṁhitā*）把調息法稱為「氣息的修習」（vāyu sādhana）。帕坦伽利的《瑜伽經》（第二章，第49~51節）把調息法形容為：「在穩定的姿勢中，控制吸氣和呼氣。」

瑜伽調息法是一門藝術，有各種技巧來讓呼吸器官有意識地、有節奏地、強烈地運動和擴張。它由深長、持續、微妙的吸氣（pūraka）、呼氣（rechaka）和屏息（kumbhaka）組成。吸氣可使呼吸系統得到刺激，呼氣可把濁氣和毒素排出體外，屏息則把能量分配到全身。呼吸時，肺部和胸腔要做橫向擴展（dairghya）、縱向上升（āroha）和圓形擴張（viśālata）。調息法的進行程序和技巧將在後文詳細講解。

調息法的訓練有助於意識保持專注，使修習者身體健康、長壽。

瑜伽調息法和平時無意識的、習慣性的呼吸不同。修習者大量吸入氧氣時，微妙的化學反應在體內發生。瑜伽體位的練習，可清除普拉那流動的障礙；瑜伽調息法則可調節普拉那在全身的流動，它還規範修習者所有的思想、欲望和行動，使修習者心神安寧，獲得駕馭自己所需的強大意志力。

4

瑜伽調息法和呼吸系統

呼吸在，生命就在。
呼吸停止，生命也就結束了。
所以，調理你的呼吸。
——《哈達瑜伽之光》第二章．第三節

普通人平時每次大概吸入 500c.c. 的空氣，深吸氣時，吸入量可以達到平時的六倍之多，也就是 3000c.c.。每個人的體質不同，吸氣量也因人而異。練習瑜伽調息法能增強修習者的肺功能，使肺獲得最佳通氣量。

《哈達瑜伽之光》第二章講解瑜伽調息法。前三節經文是：「扎扎實實地投入體位的練習，且能夠控制感官之後，瑜伽士應該在上師的教導下練習調息法，並且要適量地吃有營養的食物。呼吸的紊亂會導致意識的波動，反之，如果呼吸穩定，意識也會穩定。為了達到穩定，瑜伽修習者要控制他的呼吸。只要呼吸在，生命就在；呼吸停止了，生命也就結束了，所以，要調理呼吸。」

練習瑜伽調息法，有助於清潔氣脈（nāḍī），也就是在身體精微層面的能量流通管道。全身有數千條氣脈，大部分源於心臟和肚臍區域。調息法維護氣脈的健康狀態，以預防變質，因而改變修習者的心態。原因在於：調息法中的呼吸，由位於身體兩側骨盆附近的橫膈膜底開始，而靠近胸側的橫膈膜及頸部的輔助呼吸肌便放鬆了，臉部肌肉也隨之放鬆。當臉部肌肉放鬆了，感覺器官（即眼睛、耳朵、鼻子、舌頭和皮膚）的緊張便消除了。修習者的大腦也放鬆下來，獲得專注力、鎮定和安寧。

為什麼有如此多的瑜伽調息法？

瑜伽包括數量繁多的體位，可鍛鍊到人體的肌肉、神經、器官、腺體等各個部分，使整個有機體健康、協調地工作。人們所處的環境、體質、脾氣、身體和精神狀況各不相同，不同的體位幫助人們在不同的條件下應對疾病，促進健康。同樣地，各式各樣的瑜伽調息法可以滿足修習者不同的生理、心理、智性和靈性的需求。

瑜伽調息法的四個階段

《希瓦本集》第三章討論了瑜伽調息法的四個階段。它們是：初學（ārambha）、致力、密知和成就。

在開始階段，修習者對調息法的興趣被喚醒。他急於求成，用力過度，身體顫抖、流汗。當修習者透過堅持練習，最終顫抖和流汗停止的時候，他便進入第二個階段——致力（ghaṭa）。ghaṭa 是「水壺」的意思，身體就像一個泥土做的壺，如果未經燒製，很容易損壞，所以要在調息之火中鍛燒，以求穩定。在這個階段，人的五鞘和三身得到整合。經過整合，修習者獲得了密知（pariçhaya），真正理解瑜伽調息法和自我，這些知識進一步使他能控制自身的三種德性（guṇas），並且認識到自己的行動（kama）原因。從第三個階段，修習者邁向最終的成就（niṣpatti）。他辛勤的努力得以開花結果，行動的種子燃燒殆盡。他跨越了三種德性的阻礙，成為德性超越者（guṇātīta）。對至高靈性的認識，使他的生命成為無限的自由，得以品嚐至高無上的喜悅（ānanda）。

呼吸系統

讀者若想更清楚地瞭解瑜伽調息法對身體的功效，必須學習呼吸系統的構造，如圖 1-1 所示。

人體所需的能量，大部分是由氧氣和葡萄糖提供的。淨化排泄過程的意義，即為葡萄糖和氧氣一起在呼吸的流動過程中，滋養身體細胞的同時，氧化身體中的代謝廢物。

調息法的目標，是使呼吸系統的功能處於最佳狀態，在此同時，循環系統也將得到

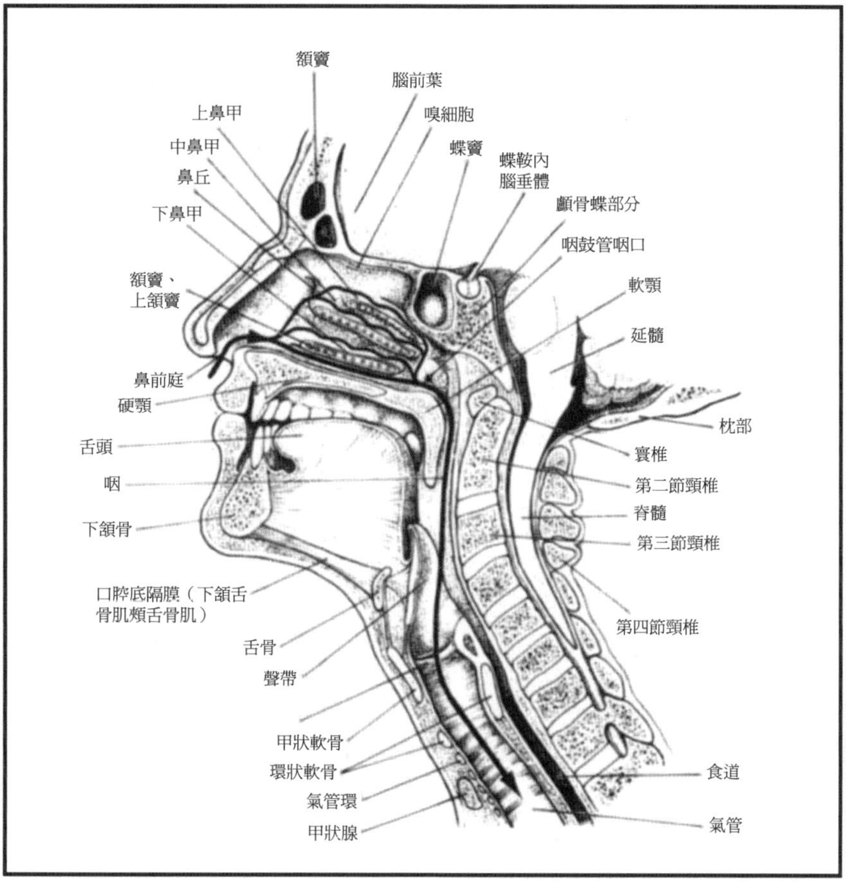

圖 1-1：吸氣時，空氣流經鼻、咽、喉和氣管

自動改善。如果循環系統不好，消化和排泄不可能順利，逐漸累積的毒素將誘發疾病，生病甚至會成為生活的常態。

呼吸系統是通向身體、意識和智性淨化過程的大門，而調息法就是這扇大門的鑰匙。

從單細胞的阿米巴變形蟲到人類，一切動物的生命形式都離不開呼吸。即使沒有食物和水，人也能活幾天，可是一旦呼吸停止，生命立刻結束。《唱贊奧義書》（*Chāndogyopaniṣad*）寫道：「就像輻條緊緊抓住車轂，生命的一切都繫在呼吸上。呼吸使生命活起來。呼吸是每個人的父親，是每個人的母親，是每個人的兄弟，是每個人的姊妹，而且是每個人的上師，是梵。無疑地，一個看到並領悟這一點的人，會變成一個出色的講述者。」（拉達克利希南〔S. Radhakrishnan〕的《主要奧義書》〔*The Principal Upaniṣads*〕 VII,15,1~4）

《考史多啟奧義書》（*Kauṣītakī Upaniṣad*）寫道：「喪失語言能力，人也能活，

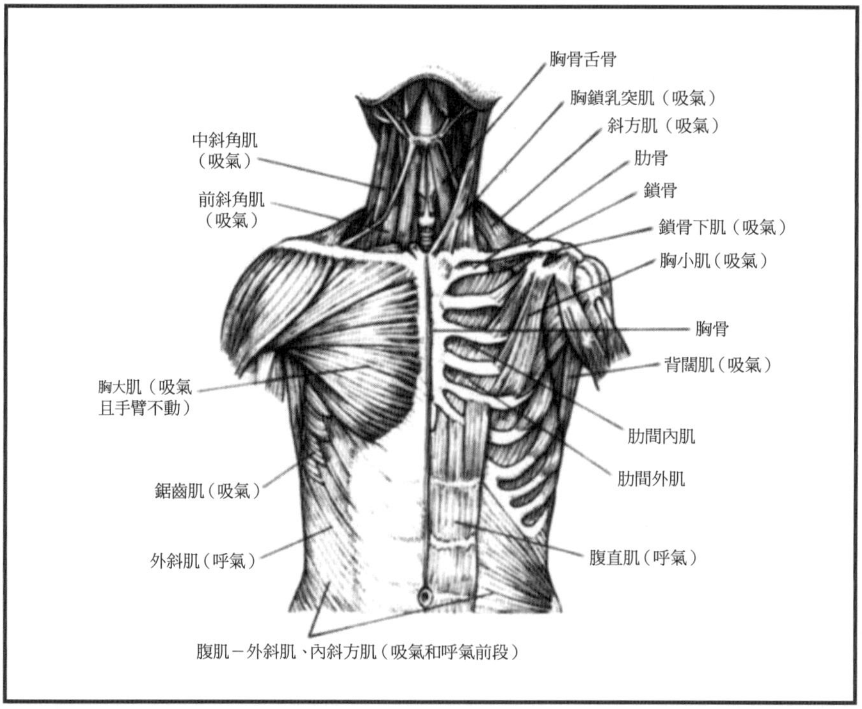

圖1-2：呼吸時用到的軀幹前側肌肉

因為我們知道有些人是啞巴。沒有視力，人也能活，我們知道有些人是瞎子。喪失聽力，人也能活，如那些聾子。沒有心念，人也能活，如那些傻子。支撐並提升我們的身體和生命的，是呼吸靈性。一切都由呼吸靈性而來。呼吸靈性是什麼？是智慧的自我。智慧的自我是什麼？是呼吸靈性。兩者一同居住在身體內，也會一同離開。」（拉達克利希南的《主要奧義書》III,3）

當胎兒離開母體，成為獨立的生命後，呼吸開始了，一直到生命結束。胎兒在子宮裡時，透過母親的血液獲得氧氣，肺部無須工作。一旦孩子出世，生命中的第一次呼吸便在大腦的指令下發生。

人一生中的大部分時間裡，呼吸的深度和頻率是由神經系統自發調節的，以確保穩定規則地提供細胞所需的氧氣，並且排出累積的二氧化碳。

大部分人認為呼吸是不可控的，因為它是自然而然發生的。這是錯誤的觀點。經過

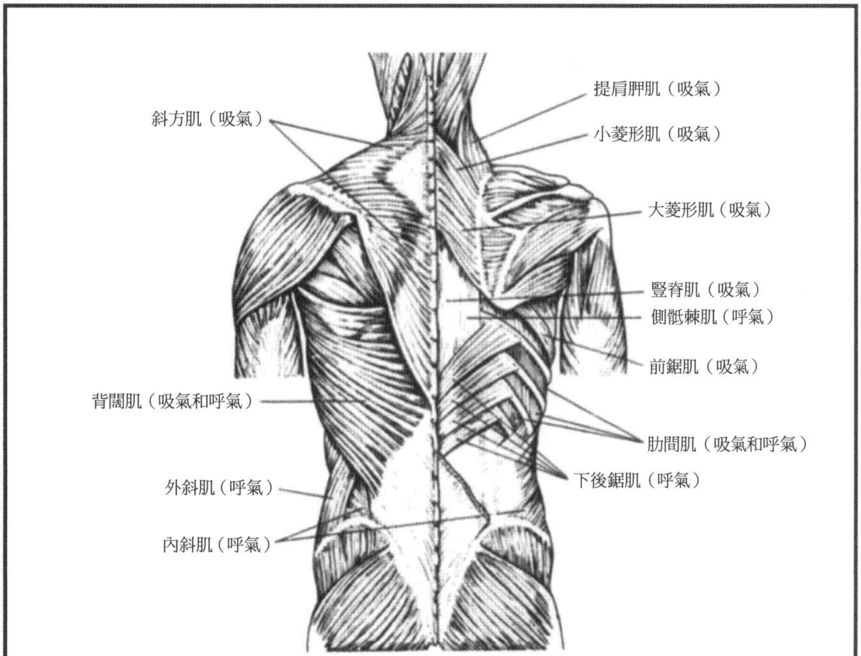

圖1-3：呼吸時用到的軀幹後側肌肉

對肺臟和神經系統進行努力訓練，人可以透過改變呼吸的速度、深度和品質，使呼吸更有效率。優秀的運動員、登山者和瑜伽士的肺活量比普通人大得多，擁有非同尋常的成就。更好的呼吸意味著能品嚐更健康、更優質的生活。

一般情況下，肺每分鐘擴張 16 至 18 次，透過在呼吸道的氣體交換過程，吸入含有氧氣的新鮮空氣，排出含有二氧化碳的廢氣。胸腔和橫膈膜的運動，能使柔軟的、蜂巢狀的肺臟有節奏地擴張，而胸腔和橫膈膜是被大腦的呼吸中樞發出的命令輪流催動的，也就是說，大腦透過神經來控制相關的肌肉。大腦是指揮呼吸和心念功能（思想、意志和意識）的總司令。

一個呼吸回合包括三個部分：吸氣、呼氣、屏息。

吸氣是積極主動地擴張胸部，使肺部充滿新鮮空氣的過程。呼氣是富有彈性的胸廓自然被動地回縮，排出廢氣，清空肺部。屏息是每個吸氣和呼氣後的停頓。這三者構成一個呼吸回合。

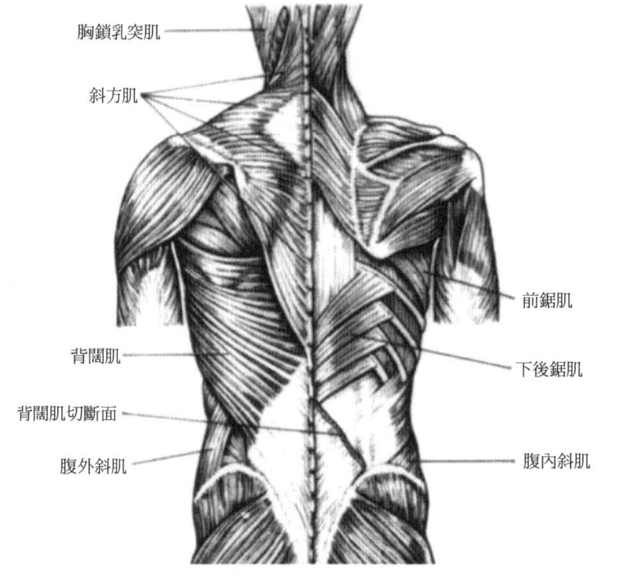

圖1-4：輔助吸氣肌

呼吸影響心率。延長屏息會伴隨著心跳的減慢，從而給心肌更多休息。

呼吸可以分為四類：

1. 高位呼吸或鎖骨呼吸：主要由頸部的肌肉帶動上肺部的呼吸。
2. 中位呼吸或肋間呼吸：只有中肺部被啟動的呼吸。
3. 低位呼吸或橫膈膜呼吸：主要是下肺部被啟動，上部和中部較少參與的呼吸。
4. 完全呼吸或調息中的呼吸：肺的所有區域都被帶動，並發揮最大能力的呼吸。

調息吸氣時，直到腹前壁和腹側壁的肌肉有意識地收縮之前，橫膈膜持續保持擴張狀態。這些腹部肌肉上連肋骨、下接骨盆，交織鋪陳。吸氣使得起於下肋骨緣的穹窿形橫膈膜，穩定地向下沉，同時，腹部內臟被推壓，胸腔空間增加。透過降低向心力，橫膈膜準備好進行最大限度、最大效度的收縮。這使得下肋腔上升時的抬高與擴張干擾最小化。橫膈膜垂直上拉，隨後啟動肋間肌，使得圓規腳似的浮肋運動，以及像提把的每一條肋骨運動，得到完全展開，以脊柱為源頭的整個胸腔像圓周一般充分擴張。最後，最上部的肋間肌肉，以及連接上肋、胸骨和鎖骨到頸部和顱骨

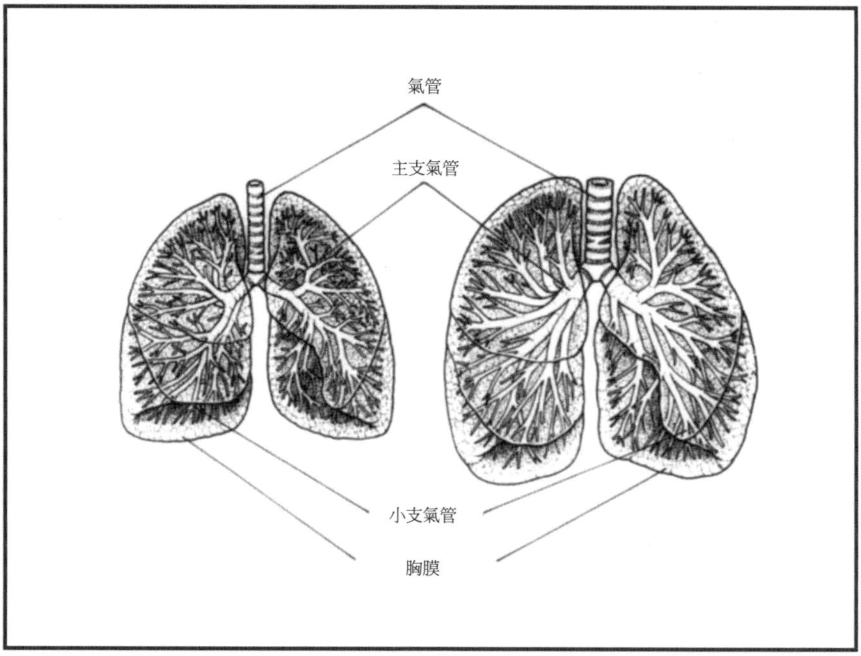

圖1-5：肺部（左—呼氣後，右—吸氣後）

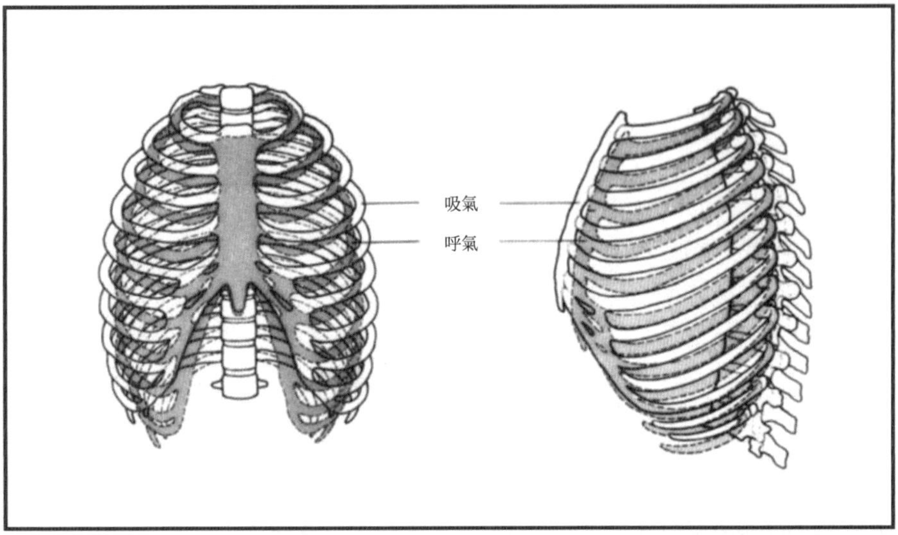

圖1-6：胸腔（左—正面，右—側面）

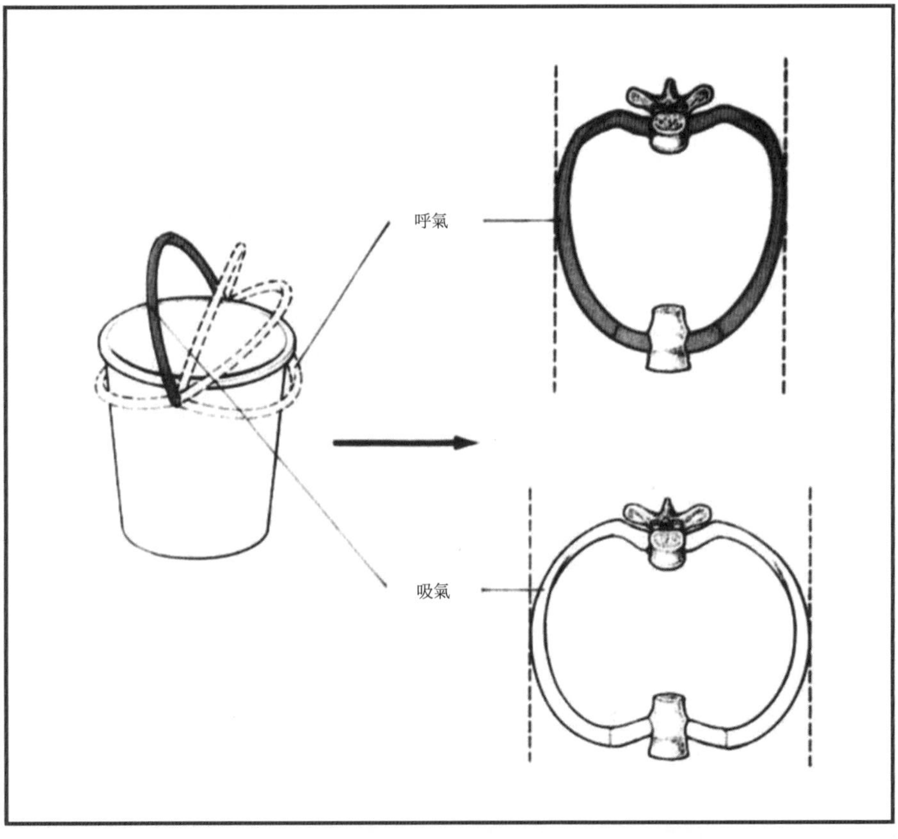

圖1-7：肋骨的運動

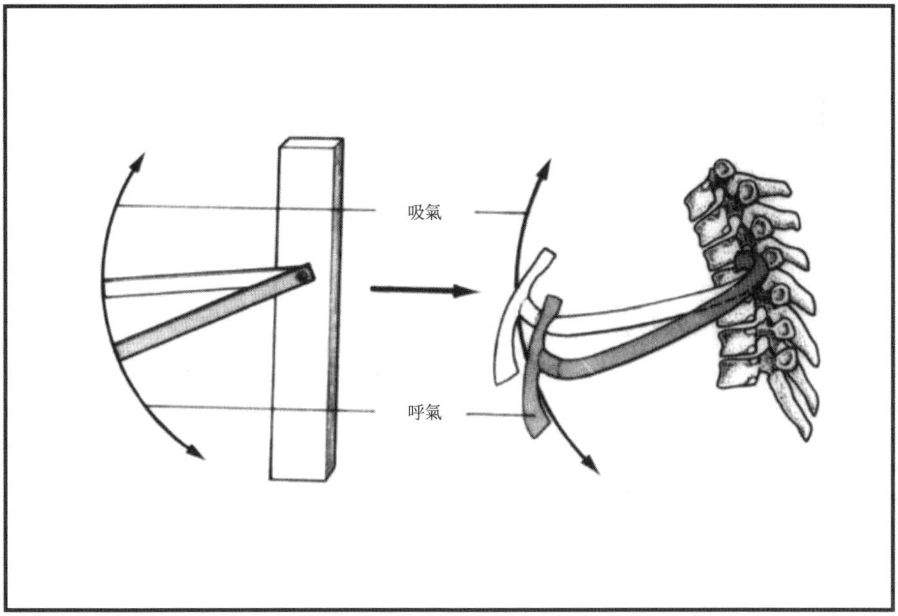

圖1-8：肋骨的軸式運動

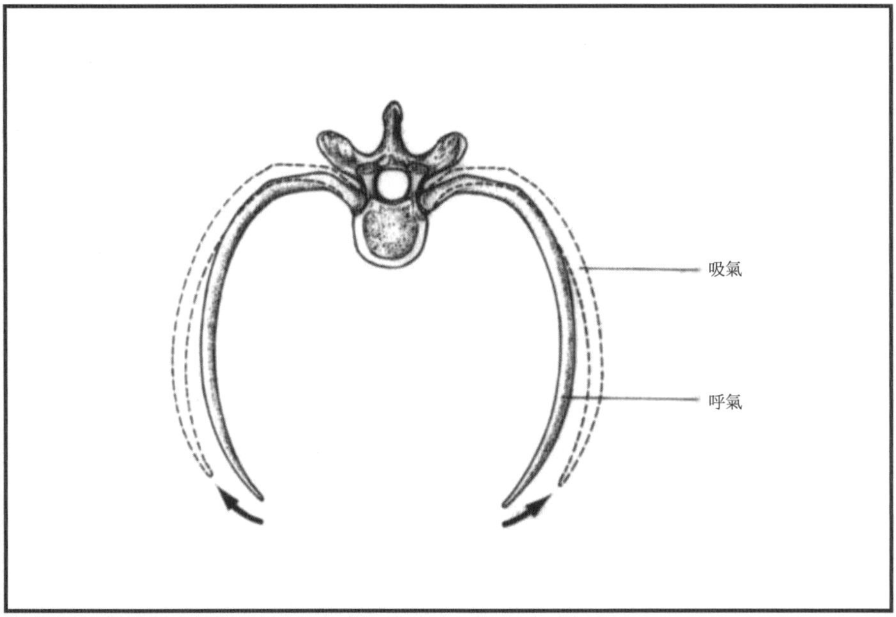

圖1-9：浮肋的鉗式運動

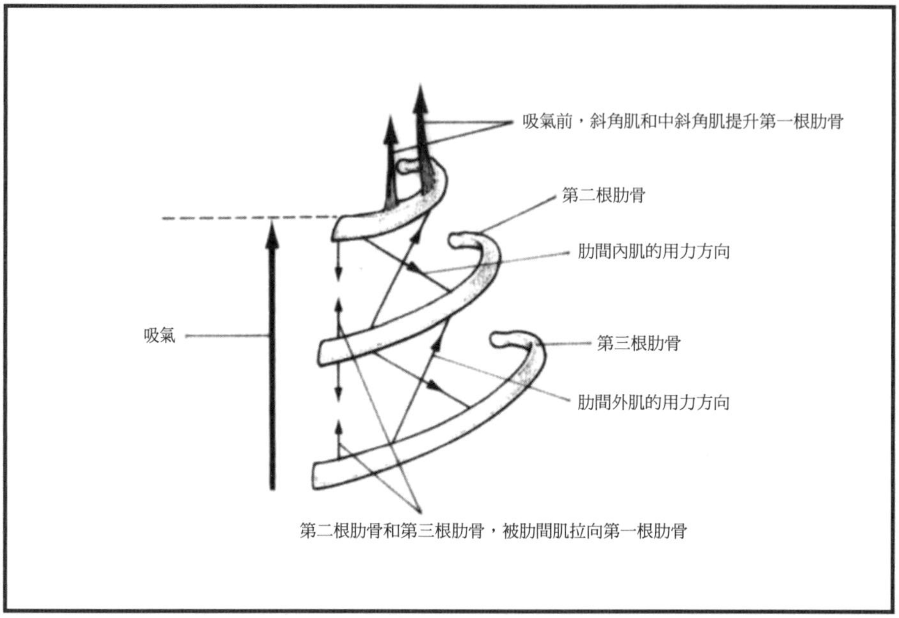

圖1-10：吸氣時胸腔前壁的上升運動

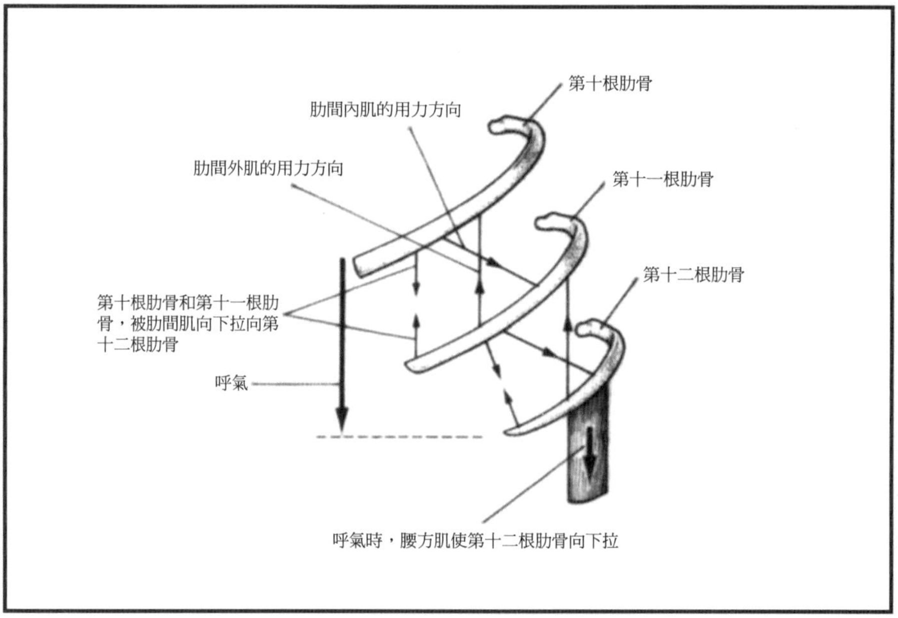

圖1-11：呼氣時下胸壁的下沉運動

的肌肉收縮，使肺的上部充滿空氣，接下來，已經擴張的胸腔進一步向前、向上和向兩側擴展。

腹部、胸壁和頸部的每一步運動，都為下一步做好了準備。一系列的動作使肺部最大限度地擴張，創造空間，使吸入的空氣可以到達雙肺的每一個角落。

修習者必須先把身體—意識的覺察力，準確、巧妙地導向下腹前壁，恰好在恥骨的上方。要做到這一點，他必須把下腹部往脊柱的方向移動，對著橫膈膜，就像從按摩皮膚到按摩肌肉，再到按摩內部器官。這種有意識的、主動的腹部收縮，伴隨著可見的腹部從皮膚到深層組織的運動，而且是可以被意識控制的。接下來，修習者要專注在擴展胸部的兩側和後側的區域。下胸壁上提時，會同時擴展上胸部的皮膚和肌肉。隨著吸氣的完成，橫膈膜放鬆，漸漸恢復半球形。呼氣的開始階段，橫膈膜再次向上，使富有彈性的肺部能順利地慢慢開始彈回。

吸入的氧氣滲入微小的囊泡（肺泡）中，肺泡是構成肺的基本單位。肺泡四周的膜

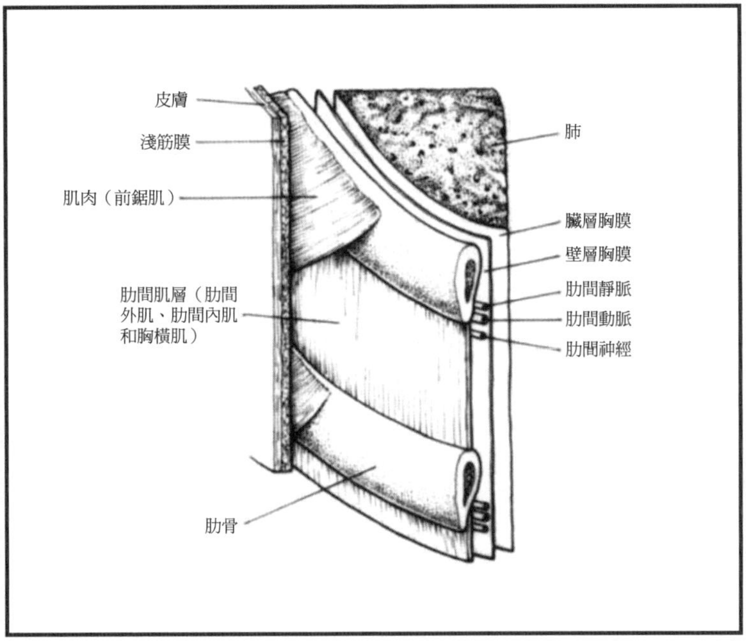

圖1-12：胸壁的構造

把氧氣傳送到血管中，還把血液中的二氧化碳送到肺部，透過呼氣排出。帶著新鮮氧氣的血液，由動脈從左心房送往全身的每一個角落，補充生命所需的氧氣。體內排出的廢物（主要是二氧化碳）由靜脈輸送到右心房，再從右心房帶往肺部排出體外。心臟以每分鐘 70 次的頻率往全身泵血。所以，若要恰當地呼吸，我們需要身體所有相關部分的協同合作，包括總閘或調度室（神經系統）、風箱（肺）、泵（心臟）和管道系統（動脈和靜脈），除此之外，還有做為引擎的胸腔和橫膈膜。

胸

胸廓是一個腔體，由肋骨構成，也是心臟和肺部的所在地。它的形狀像一個被截去尖端的圓錐體，上窄下寬。上部被連著鎖骨的頸部肌肉封住，氣管從喉嚨透過胸腔到達肺部。這個被截短了的圓錐體，前面比背面稍微平一些。胸腔骨髓包括位於背部中線的脊柱胸椎部分和前面的肋骨。十二對肋骨像拱橋一樣，連接了背部的脊柱和前面的胸骨，肋間外肌和肋間內肌則填補了肋骨之間的空間。此外，還有肌肉將第十二根肋骨和骨盆、第一根肋骨和頸椎相連接。肋間肌一共有十一組。胸部的擴張和收縮就是由這些肌肉和橫膈膜控制的。整個胸背區域像一片芭蕉葉的寬闊中部，葉莖可以看成脊柱，均勻分布的肋骨好似葉脈，而尾骨則是窄窄的葉尾（圖 1-14)。

肺和支氣管樹

左肺和右肺的形狀和容積不同。絕大多數人的心臟相當於一個拳頭的大小，位於左邊。相對地，左肺比右肺小一些，分為兩個肺葉，一個在另一個之上，而右肺有三個肺葉（見圖 1-5）。

肺部表面覆蓋著一層漿膜，稱為「胸膜」。其特定的形狀特點，使其可以像足球的球膽一樣擴展。

右側橫膈膜的穹頂高於左側，其下面是肝臟，為人體最大的實質性臟器。和左橫膈膜下方的胃和脾相比，肝臟難以被壓縮或向下移。當嘗試完全吸氣並填滿肺部時，如果把意識放在右橫膈膜所在區域，大多數人會感到來自下方的阻力，那裡正是肝臟。為了使雙肺從下部和側面都被等量地填充，要特別留意和鍛鍊右橫膈膜和右胸壁。

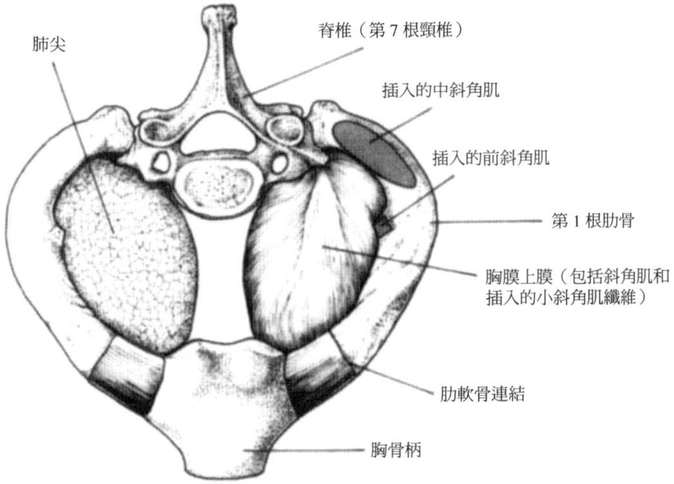

圖 1-13：調息吸氣後段使用的頸部肌肉

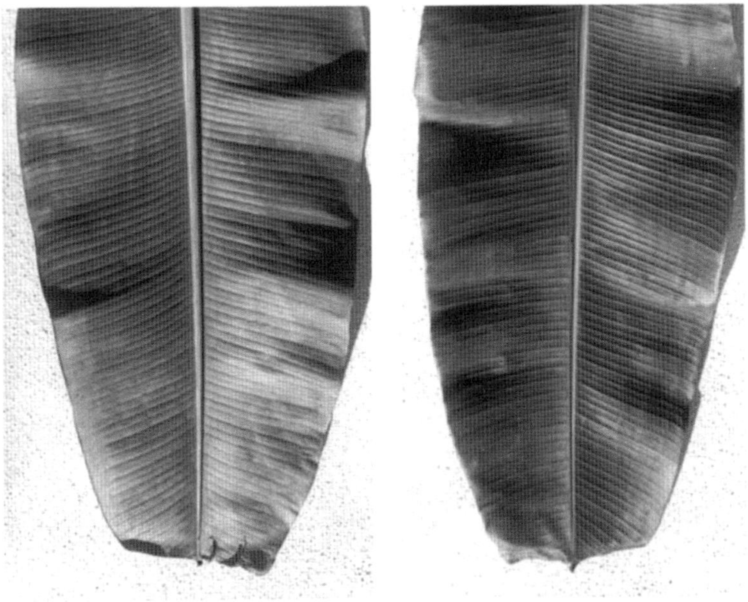

圖 1-14：芭蕉葉

連接氣管和肺泡的支氣管系統位於胸廓內，它像一棵倒置的樹，根在喉部，枝枒向橫膈膜和胸腔四壁的方向伸展。

氣管是一條大約 10 公分長、不到 3 公分寬的管子，分出兩條主支氣管，分別通往兩肺。每條主支氣管又分出數量龐大的、微細的氣體通道，稱為「細支氣管」。每條細支氣管的末端是肺泡，像一串串葡萄。每個肺大約有 3 億個肺泡，它們的表面積有 80 到 100 平方公尺，是人體皮膚表面積的 40 至 50 倍。

肺泡是由不完整的內膜細胞組成的多囊狀小室。細胞間的空隙由液體填充。肺泡的外壁覆蓋著微血管。透過肺泡內液體和肺泡間隙，肺泡和紅血球、血漿完成氣體交換。

肺泡與雙肺微血管的血液相比，含有較多的氧氣和較少的二氧化碳。氧氣和二氧化碳交換時，氧氣分子擴散到血液中，二氧化碳則離開血液。

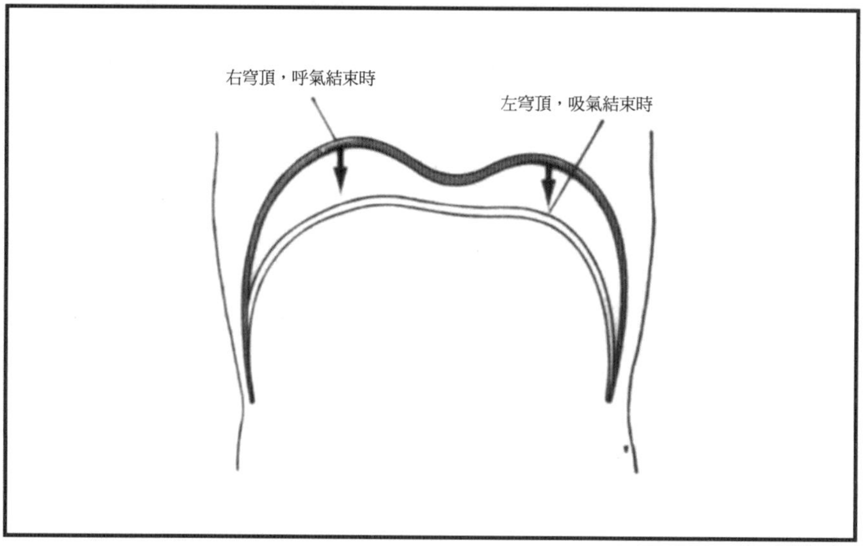

圖 1-15：橫膈膜在調息中的運動

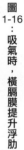

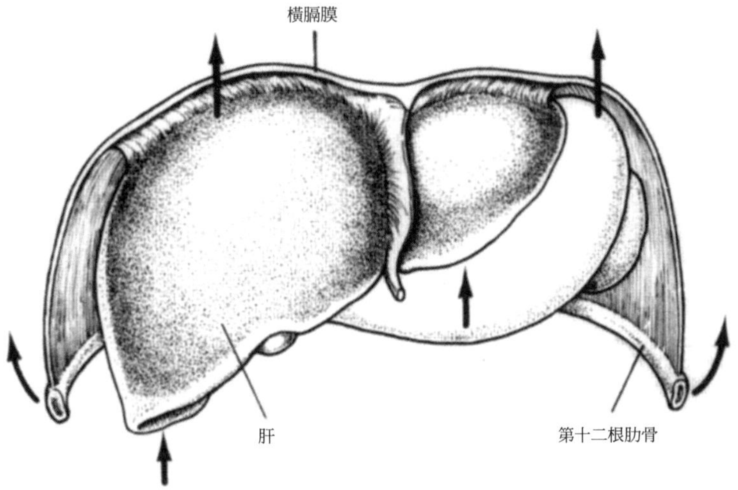

圖1-16：吸氣時，橫膈膜提升浮肋

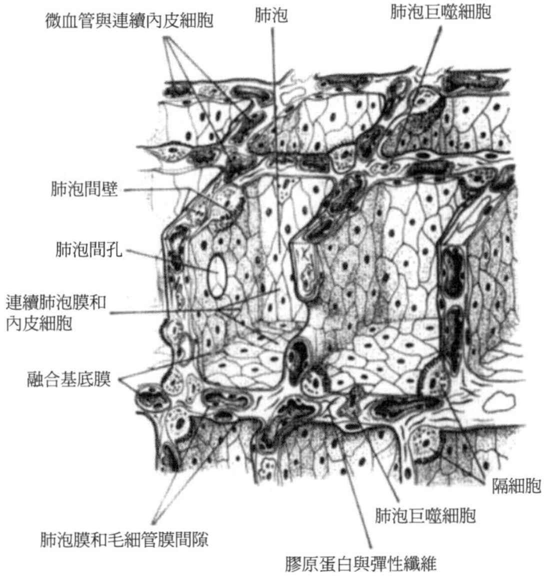

圖1-17：肺泡的顯微結構顯示出血液和空氣透過薄膜進行氣體交換

脊柱

脊柱應該像樹幹一樣保持堅固。脊髓被三十三節椎骨保護著，其中頸部的七節椎骨稱為「頸椎」，頸椎之下是十二節胸椎，與肋骨相連，組成胸廓，保護心臟和肺。除了第十一根和第十二根肋骨，前十根肋骨和胸骨內側相連。後兩根肋骨也被稱為「浮肋」，就是因為它們沒有連接在胸骨上。胸椎往下是腰椎，再往下是融合成一體的骶骨，再下去是尾骨。位於脊柱末端的尾骨是向前彎曲的。

胸骨

胸骨由三部分組成，呼吸時，頂部和底部要垂直於地面。吸氣時，側肋好似水桶的拱形提手上提（圖 1-7），這時胸骨擔任支撐作用，為雙肺向側面和上方的擴張創造更多空間。

肺部在肋間肌的幫助下，向側面擴張，要確保位於後背的肋間內肌深層，穩定而有力。如果背部皮膚與肋間肌不能協作，呼吸就會變淺，吸入的氧氣量降低，導致身體虛弱，抵抗力不足。

皮膚

鼓手要繃緊他的鼓面，好獲得共鳴；小提琴手旋緊琴弦，好使琴音清澈，同樣地，瑜伽士調整並伸展軀幹的皮膚，好從肋間肌那兒獲得最大的回應，幫助自己將調息法練習得更好。

浮肋不和胸骨相連，它要像卡鉗似的伸展，給胸腔帶來更大空間（圖 1-9）。排列較密的中肋，也可以向側面擴展，使胸廓更寬，且向上提升。上肋骨不會一同向側面擴展，所以，為了填滿肺部的頂端，需要訓練及關注。要學會使用頂端的肋間內肌和胸骨的上端。從內層向外擴展胸廓，同時這也能使肋間肌得到伸展。

橫膈膜

橫膈膜像一大片穹形的肌肉，把胸腔和腹腔隔開。橫膈膜與整個圓形的胸廓下端相接，在背部繫於腰椎，在兩側和下六根肋骨相連，在前側和匕首形的胸骨軟骨相接。橫膈膜之上是心臟和雙肺，它的右下方是肝臟，左下方是胃和脾。

輔助呼吸肌

喉部、軀幹、脊柱和腹部的肌肉是輔助呼吸肌，它們通常被橫膈膜所控制。除了已經提到的肌肉外，頸部肌肉，尤其是胸骨乳突肌和斜角肌，也具有它們的作用。輔助肌在平靜呼吸時很少啟動，但是呼吸的速率和深度增加時，它們就會變得非常活躍，而當屏息時，它們會變得僵硬。每個人使用輔助呼吸肌的情形都不一樣，就算是同一個人，也因時而異，隨力度、效率和強度而定。

呼吸人人都會，可是有多少人能夠正確並有覺知地呼吸？不良的姿勢、胸腔塌陷或病態形狀、肥胖、情緒紊亂、各種肺部毛病、吸菸和不均衡地使用呼吸肌，會導致不正確的呼吸，造成呼吸的不充分，從而引起不適和無力。不良的呼吸和不好的姿勢，會使體內發生許多微妙的變化，導致呼吸沉重、肺功能不全、心臟病加劇。調息法能幫助我們避免和改善上述的紊亂情況，活得健康充實。

如同太陽的光芒向四周發散，空氣在肺部也是這樣擴張。把胸部向上、向外移動，如果胸骨中心的皮膚垂直地上下移動，並且能向四周擴展，就表示肺部被最大限度地填滿了。

5

氣脈和脈輪

氣脈（nāḍī）是「nād」的衍生詞，「nād」意為空心莖、聲音、振動和共鳴。氣脈是體內運送空氣、水、血液、營養物和其他物質的管子、管道、管道，包括動脈、靜脈、微血管、支氣管等。在無法稱量的精微身或靈性體層面中，氣脈是宇宙能量、生命能量、精液能量和其他能量的管道，也輸送感覺、意識和靈氣。不同功能的氣脈，其名字也不同。nāḍīkā 指小氣脈，氣脈脈輪（nāḍī chakras）同時存在於粗鈍身、精微身和因果身的氣脈中樞及分叢。但對於精微身和因果身，科學或醫學還未能辨識。

《瓦拉奧義書》（V, 54/5）寫道，氣脈由腳後跟一直貫穿到頭頂，普拉那（prāṇa）就在裡面，阿特曼（Ātmā 之音譯）安住在生命之氣中，而造物主薩克蒂（Śakti）居於阿特曼中。

所有氣脈都發源於兩個中心的其中之一，也就是肚臍下方一點的三脈結合處（康達達納，kandasthāna）或心臟。雖然各種瑜伽文本對氣脈的起點沒有異議，關於氣脈的終點位置，則持不同觀點。

氣脈始於肚臍下方

從肛門和生殖器往上十二指，肚臍下方，有一個稱為康達（kanda 之音譯）的蛋形球狀物。從那裡起，據說有 72,000 條氣脈貫穿全身，每一條又分成 72,000 條分支。它們朝向四面八方，有數不清的出口和功能。

《希瓦本集》提到 350,000 條氣脈，其中有 14 條是最重要的，在表 1-1 中，列出了這 14 條和其他幾條氣脈的名稱、位置和功能。三條最重要的氣脈是中脈（suṣumṇā）、左脈（iḍā）和右脈（pingalā）。

中脈在脊柱的中央流動，從根部開始，止於頭頂的頂輪（sahasrāra）內，也就是火（agni）之座位。《瓦拉奧義書》（V, 29, 30）描述，中脈是熾熱的、發光的，並且會化為聲音。它還被稱為「宇宙的支柱」（Viśvadhāriṇī，viśva 指宇宙，dhāriṇī 指支柱）、梵氣脈（Brahmanāḍī）和梵的孔隙。中脈也是光明，當普拉那進入它，並持續一段時間，修習者將獲得喜悅。

始於心的氣脈

根據經典文獻《卡陀奧義書》（*Kaṭhopaniṣad*, VI, 16, 17）和《普拉森奧義書》（*Praśnopaniṣad*, III, 6），心是拇指大小的阿特曼的居所，101 條氣脈從心臟而出。《唱贊奧義書》（III, 12, 4）中提到，人的外殼是他的肉體，而內在核心位於心（VIII, 3.3），居住著阿特曼。心也被稱為「antarātma」（靈魂、心靈或心念）、「antaḥkaraṇa」（思想、感覺和意識的源泉）和「chidātmā」（推理和意識）。

這裡的心既指生理上的心臟，也指靈性的心。所有生命氣息或息風（vāyu）都是在那裡成形，且不可能超越於心。普拉那激發行動、開啟智慧（prajñā）的地方，也是心。智慧成為思想、想像和意志的源泉。當心念被控制住，並且智慧和心結合起來時，自我才會顯露。（《斯維塔斯瓦瑟奧義書》〔*Śvetāśvataropaniṣad*, IV, 17〕）

101 條氣脈的每一條，都分為 100 條更精微的氣脈，這 100 條氣脈又再分為 72,000 條。如果五種生命之氣（即命根氣、下行氣、上行氣、遍行氣、平行氣）和氣脈彼此協調，那麼身體將成為人間天堂，但是如果它們不和諧，身體將成為疾病的遊戲場。

表 1-1：始於肚臍下方（康達）的氣脈

序號	氣脈	所在部位	終點	功能
1	Suṣumṇā	脊柱正中心	頭頂	Agni／火 悅性（sattva） 光明
2	Iḍā	1 的左邊	左鼻孔	Chandra／冷卻 惰性（tamas）
3	Pingalā	1 的右邊	右鼻孔	Sūrya／燃燒 激性（rajas） 行動
4	Gāndhāri	2 的後面	左眼	視覺
5	Hastijihvā	2 的前面	右眼	視覺
6	Pūsā	3 的後面	右耳	聽覺
7	Yasasvini	3 的前面 4 和 10 之間	左耳和 左大腳趾	
8	Ālambusā	向上和下分叉至 嘴巴和肛門		
9	Kuhū	1 的前面		排便
10	Sarasvati	1 的後面	舌頭	控制語言，以及使腹器官免於疾病。
11	Vāruṇi	7 和 9 之間	全身流動	排尿
12	Viśvodhari	5 和 9 之間		吸收食物
13	Payasvinī	6 和 10 之間	右大腳趾	
14	Śaṁkhinī	4 和 10 之間	生殖器	輸送食物精華
15	Śubhā			
16	Kauśiki		兩個大腳趾	
17	Śūrā		兩眉之間	
18	Rāka			產生饑渴感；收集鼻竇處的黏液。
19	Kūrma			穩定身體和心念
20	Vijñāna Nāḍīs			意識的通道

101 條氣脈中，只有奇特拉（chitrā 之音譯）在中脈的根部分為兩支，其中一支在中脈移動，向上延伸到頭頂頂輪上方的梵的孔隙（randhra）中，是至上靈性（Parabrahman）之門。奇特拉的另一支向下到達生殖器官，釋放精液。據說死亡時，瑜伽士和聖人有意識地透過梵的孔隙離開。由於這個孔隙位於靈性體或因果身（kāraṇa śarīra），我們看不到，也無法測量它。當普拉那沿著奇特拉通過各個脈輪，潛伏在精液中的一種創造性能量也被輸送向上。奇特拉融入梵氣脈或至高氣脈。接下來，靈性追求者的性慾（ūrdhva-reta）得到昇華，超脫於一切欲望。

脈管（Dhamanī）和血管（Sirā）

氣脈、脈管和血管，是在肉體和身體的精微層面，運輸多種形式能量的管狀器官或管道。脈管源自表示一對風箱的詞語「dhamana」。最具象的比喻是柳丁，外皮代表粗鈍身（sthūla śarīra），橙皮內的筋膜代表精微身（sūkṣma śarīra），富含汁液的果肉代表因果身（kāraṇa śarīra）。氣脈輸送氧氣，脈管運輸食物，血管把生命力精髓分配到身體的精微層面。

阿育吠陀是生命和長生的科學。根據關於古典印度醫學的阿育吠陀文獻，血管始於心，從那裡開始輸送血液（rakta）和生命力精髓（ojas），之後又回到心。心臟部位的血管比較厚，隨著血管像葉脈似的擴散到全身，就變薄了。所有血管中的 700 條被認為是重要的，它們可以平均分成四類，每一類對應一種體液：風（vāta）確保身體的正常運轉，膽汁（pitta）協調各個器官，黏液（kapha）使關節靈活，血液（rakta）運送氧氣和它自身的特殊生命能量。

氣脈和循環

《希瓦本集》（V, 52~55）認為食物被消化後，氣脈運送其中的精華來滋養精微身，次一等的成分送往粗鈍身，最次的成分以大小便和汗液的形式排出體外。

食物經消化成乳糜，再由體內的管道司羅達（srota 之音譯）運輸，司羅達在阿育吠陀典籍中是氣脈的同義詞。它功能廣泛，也運送生命能量或呼吸，例如普拉那、水、食物和其他物質，到組織、骨髓和韌帶，同時也負責排出精液、尿液、糞便和汗水。

呼吸時，氣脈、脈管和血管發揮從空氣中吸收生命能量和排出廢物的雙重功能。吸入的氣體沿著氣管到達肺部，進入支氣管（脈管）再到達肺泡（血管）。血液從氧氣中獲得能量，然後在氣脈中的普拉那之幫助下，把能量滲入脈管。滲入的過程使精液成為生命力精髓，再釋放到血管中，由血管分配生命力精髓，使身體和大腦充滿精力。接著，血管把用盡的能量和積累的毒素，例如二氧化碳，釋放到脈管中，最後透過氣管呼出。

《瓦拉奧義書》（V, 30）把身體稱為由基本元素（ratna pūrita-dhātu）構成的「寶石」。在瑜伽調息法中，基本元素「達特」（dhātu 之音譯）被稱為「血液」，如同寶石積累沉澱並被雕琢之後吸收各種能量。氣脈、脈管和血管也輸送氣味、滋味（食物的本質、精華）、形狀、聲音和智性（jñāna）。瑜伽可使所有管道純淨，身體遠離疾病，智性敏銳，如此一來，靈性追求者就能夠逐漸認識自己的身體、心念和靈魂。（《瓦拉奧義書》〔V, 46~49〕）

有些氣脈、脈管和血管，與呼吸系統和循環系統的動脈、靜脈及微血管相對應。它們也可能是神經和神經系統、淋巴系統、腺體系統、消化系統、泌尿生殖系統的通道和管道。另有一些氣脈、脈管和血管，攜帶生命能量（prāṇa）到心體，攜帶智性能量（vijñāna）到智體，以及攜帶靈性能量到因果身或靈性體（靈魂）。每條氣脈的終點在囊、細胞或毛髮中。氣脈是各種能量的入口與出口。一共有 59 億條氣脈在粗鈍身、精微身和因果身流動，這就是為什麼我們說氣脈遍布全身。

拙火（Kuṇḍalinī）

拙火是神聖的宇宙能量。這個詞由表示戒指或線圈的「kuṇḍala」衍生而來。一條纏繞了三圈半的沉睡之蛇，象徵了潛伏的拙火能量，蛇的尾巴在嘴裡，臉部朝下。這條蛇臥在中脈的中空底座，在生殖區域的下方兩指處、肛門的上方兩指處。

這三圈代表了心念的三種狀態（avasthā），即清醒（jāgṛt）、夢境（svapna）和沉睡（suṣupti）。還有第四種狀態，融合並超越了其他三種，由最後那半圈來表示，這種狀態可在三摩地（samādhi）中達到。

《哈達瑜伽之光》（III, 1）認為眾蛇之王 Ādi Śeṣa 支撐了宇宙，所以拙火是所有瑜伽訓練的支柱。

流經左脈、右脈和中脈的能量稱為「明點」（bindu），字面意思為不可分或無重量的一點。這三條氣脈分別代表月亮脈、太陽脈和火脈。在「拙火」這個詞流行以前，是用「agni」（火）來表示具有那股淨化效力的，像火一樣冉冉上升的神聖能量。透過修習瑜伽，那條纏繞之蛇的嘴巴將被翻上來，能量像蒸汽似的沿著中脈，借助奇特拉（由心發出）上升到頭頂的頂輪。當拙火宇宙能量薩克蒂（śakti）被喚醒，左脈和右脈將在中脈內合一。（見《希瓦本集》V, 13）

把雜質燒掉，金屬會變得精純。同樣地，燃燒瑜伽修習之火，會把修習者不純潔的欲望、憤怒、貪婪、昏沉、驕傲和嫉妒燃燒殆盡，他的智性變得純粹。然後，修習者體內沉睡的宇宙能量，被至上（God）和上師（guru）的恩澤喚醒（《哈達瑜伽之光》, III, 2）。隨著宇宙能量上升，靈性修習者也會和神性越來越協調，並從對行動結果（karma mukta）和生命的執著（jīvana mukta）中解脫。

根據坦陀羅（Tāntric）文獻，調息法的目標是喚醒體內潛伏的宇宙能量薩克蒂，也被稱為「拙火」。它臥在脊柱下端、肛門上方骨盆區域的神經叢：根輪（mūlādhāra chakra）。拙火被喚醒，沿著中脈從根輪升到頭部的頂輪，也就是大腦的神經網路。穿過根輪和頂輪之間的各個脈輪後，拙火最終和至高靈魂（Supreme Soul）結合。上述過程是對練習臍鎖法、根鎖法，和保持自律獲得巨大生命能量的比喻說法（見第 13 章），也是形容性能量昇華的一個象徵。

當拙火到達頂輪，靈性修習者的個體分裂身分消失，個體意識不復存在。他已經跨越了時間和空間的障礙，與宇宙合一。

脈輪（Chakras）

「Chakra」的意思是輪子、環狀物。脈輪是會飛轉的輪子，放射能量，分布在脊柱的各個生命能量中心上，連接了氣脈和五鞘。

收音機天線接收無線電波，並且把它轉化為聲音，而脈輪接受宇宙的振動，再把它們分配到遍布全身的氣脈、脈管和血管中。身體是宇宙的對應物，在粗鈍、精微和靈性層面上，是大宇宙中的小宇宙。

根據瑜伽文獻，身體內還有兩種重要的能量，一種能量來自太陽，在右脈中運行，另一種來自月亮，在左脈中運行。這兩種能量流在各個脈輪交匯，脈輪是中脈上的各個能量中心，火氣脈貫穿脊柱中心。

為了保存體內產生的能量，防止能量的耗散，瑜伽提供的處方是體位和手印式（mudrā），調息法和鎖印法（bandhas）。因修習而產生的熱量，將使蜷著的拙火蛇展開，它抬起頭，進入中脈，穿過一個個脈輪，直到頂輪。

人體系統產生和分配普拉那的過程，可以比喻為電能。傾瀉的水流或升起的蒸汽能量，在磁場內使渦輪機旋轉，產生電力。接著，電力被貯存在蓄電池中，變壓器調節電壓和電流，電力就上升或下降。然後，電能被電線傳送過來，照亮了城市或運轉機器。普拉那就像傾瀉的水流或上升的蒸汽。胸部區域是磁場。吸氣、呼氣和屏息的呼吸過程像渦輪機，脈輪代表了蓄電池和變壓器。普拉那產生的生命力精髓就像電。脈輪調高或調低生命力精髓，再沿著傳輸線（氣脈、脈管和血管）分配到全身。如果產生的電能沒有被恰當地調節，將會摧毀機械和設備。對普拉那和生命力精髓來說也是如此，因為它們會破壞修習者的身體和心念。

主要的脈輪是：

1. 根輪（mūlādhāra，mūla 指源頭 , ādhāra 指支援，生命不可缺少的部分），位於在肛門上方的盆腔內。
2. 生殖輪（svādhiṣṭhāna，活力之座），位於生殖器官上方。
3. 臍輪（maṇipūraka），位於肚臍。
4. 太陽輪（sūrya），太陽。
5. 意輪（manas，心念），在肚臍和心臟之間。
6. 心輪（anāhata，心），在心臟區域。
7. 喉輪（viśddhi，純淨），在咽部。
8. 眉心輪（ājñā，命令），在兩眉之間。
9. 月輪（Soma），在大腦中央。
10. 前額輪（lalāṭa），在前額上端。

11. 頂輪（sahasrāra），也叫「千瓣蓮花」，在腦中。

最重要的脈輪是根輪、生殖輪、臍輪、心輪、喉輪、眉心輪和頂輪。

根輪對應土（pṛthvittva）元素和嗅覺，它是營養鞘（annamaya kośa）的基礎，與消化食物和排便相關。當這個脈輪被啟動，修習者的活力變得堅實，為性能量（ūrdhvarētas）的昇華做好了準備。

生殖輪對應水（ap）元素和味覺，當它被啟動，修習者將遠離疾病，獲得旺盛的健康，不再感覺疲乏，他變得友好而富於同情心。

臍輪對應火（agni）元素，當它被啟動，即使在困苦的處境中，修習者也能獲得平靜。

生殖輪和臍輪是生理鞘（prānamaya kośa）的根基。在調息法的吸氣和呼氣中，兩者必須一起運行，調和彼此的功能。

太陽輪，通常被稱為「太陽神經叢」，位於在肚臍和橫膈膜之間，它使腹部器官健康，增加壽命。

意輪在太陽輪和心輪之間，負責情緒，激發想像力和創造力，加入屏息的調息法，可以使其穩定，是風元素和觸覺的所在地。

心輪位於生理和靈性上的心的區域，對應風（vāyu）元素和觸覺。

意輪和心輪代表心理鞘（manomaya kośa），當它們被啟動，將會加強心力，萌生誠敬（bhakti）和知識（jñāna），使靈性追求者脫離感官享樂，跟隨靈性之路。

喉輪在胸部上方的喉嚨區域，即頸底部，對應空（ākāśa）元素。它代表智性鞘（vijñānamaya kośa）。當喉輪被啟動，修習者的理解力將提升，他變得機敏，語言表達突出、清晰、流暢。

眉心輪代表喜樂鞘（ānandamaya kośa），當它被啟動，修習者將能完美地控制身體，散發靈性的氣場。

月輪負責調節體溫。

當額輪被啟動，修習者將成為自身命運的主人。

頂輪，也叫千瓣蓮花（sahasrāra dala，dala 指數量巨大的）。在梵氣脈或中脈的末端，是至上靈性（Parabrahman）的處所。

當拙火能量到達頂輪，修習者已經跨越所有障礙，成為被解放的靈魂（siddha）。這個狀態在 *Ṣaṭ Chakra Nirūpaṇa*（Verse 40）中被形容為「空」（Śūnya Deśa）的狀態。

6

上師和學生

上師（guru）和他的學生（śiṣya）就靈性知識（Brahma-vidyā）來說是在一起的。上師首先研究他的學生，探討學生應該學習的知識；學生則瞭解老師及其教給他的科目。學生的下一步是長期的苦修（tapas），直到知識被完全吸收。隨著時間的推移，第一手經驗結出的智慧（prajña）果實成熟了，上師和學生一起探索它。

梵文詞「guru」，由表示黑暗的詞根「gu」和表示光亮的「ru」構成。身為教導神聖知識的老師，他去除無知的黑暗，帶領學生走向光明和真理。上師還教我們正確的行為和怎樣過一種美好的生活。他已經廣泛地尋找真理，心中沒有任何仇恨。他不願意讓靈性知識只停留在理論層面，而是親身實踐它們。他用例子來說明他所經歷的，並且以身作則，切身實行他所宣揚的。

一個上師應該：1. 具有清明的認知和知識，2. 做有規律的靈性練習（anuṣṭhāna），3. 持續而堅定地學習（abhyāsa），4. 沒有追求行動結果的欲望（karma phala thyāgi 或 vairāgya），5. 在指導學生獲得真知的過程中，保持行為純淨（paratattva）。他向學生們展示如何把感覺和智力轉向內在，因此他們得以學習探索自身，並且到達自身存在的本源自性（Ātmā）。上師是個體（jīvātmā）和至上（Paramātmā）之間的橋梁。

傳統的上師－學生關係，在《卡陀奧義書》和《薄伽梵歌》（*Bhagavad Gītā*）中有提及。《卡陀奧義書》中的死神閻摩（Yama）向最熱誠的探求者納奇柯達（Nachiketā）傳授靈性知識，納奇柯達以毫不猶豫的勇氣面對死亡。《薄伽梵歌》中的奎師那（Śri Kṛṣṇa）去除了偉大的弓箭手阿朱那（Arjuna）心中的懷疑和沮喪，阿朱那有準確的目標和謙遜的精神，使他到達了人生的最高目的。

強盜納拿卡拉（Ratnākara）的力氣和能量，被聖人納拉達（Nārada）所轉化。強盜最終成為聖人蟻垤（Vālmīki），即史詩《羅摩衍那》（*Rāmāyaṇa*）的作者。《羅摩衍那》用寓言的方式，把人的身體比喻為楞伽（Laṅkā），它是驕傲自大的十首魔王羅婆那（Rāvaṇa）統治的島國。他的十個頭是知識和行動的器官，擁有無盡的欲望；像海洋環繞著島嶼。希妲（Sītā）象徵個體靈魂或自然要素物質（prakṛti），被禁錮在羅婆那的享樂園（Aśokavana）中。希妲非常沮喪，充滿哀傷，因為她被迫與丈夫羅摩（Rāma）分離，她一直在思念著羅摩。羅摩派遣他的使者哈努曼（Hanumān）去安慰希妲，振奮她的精神。哈努曼是風（Vāyu）的兒子，他幫助摧毀羅婆那，也就是自我，重新使希妲和羅摩結合（物質〔prakṛti〕和純粹意識〔puruṣa〕；個體〔jīvātmā〕和至上〔Paramātmā〕）。就像哈努曼促成了希妲和羅摩的團聚，調息法使修習者和他的阿特曼（Ātmā）重聚。

一開始，上師把自己置放在學生的層次，他鼓勵學生，漸漸地透過訓導和榜樣的作用，讓學生的層次提高了。接下來，上師根據學生的適應性和成熟度來教導他，直到學生像上師一樣無畏和獨立。就像貓媽媽叼著又瞎又無助的小貓咪，上師也要不斷檢查學生的情況，不留什麼自主空間給他。在下一個階段，上師像一個猴媽媽似的，給予學生一定的自由度，小猴子第一次鬆開抓住媽媽的手，而媽媽不讓孩子遠離自己。在第一個階段，學生在上師不容置疑的規訓之下；在第二個階段，學生讓自己的意願徹底臣服。在第三個階段，學生的思想、言辭和行為，就像是不眨眼的魚，都變得巧妙和純潔。

學生可以分為三類：愚鈍的、一般的、熱烈的或優異的。愚鈍的學生沒什麼激情，沉溺於感官，不穩定，笨拙。他不願意為了自我實現而克服缺點或努力。第二類學生搖擺不定，世俗和靈性對他有同等的吸引力，有時傾向於一邊，有時傾向於另一邊。他知道什麼是至善，但是缺乏勇氣和決心去牢牢地抓住它。上師知道他應該以強硬手法來對治其輕浮的個性。熱烈或優異的學生有先見、激情和勇氣。他能抵抗誘惑，毫不猶豫地甩掉使他偏離目標的缺點。所以，他變得穩定、卓越和專注。上師總是機敏地找到一種方式來教導他的優異學生，實現學生的最高潛能，直到他達成成就。上師永遠為他的學生感到高興，他知道有一天學生可能會超過自己。

曾有一個有價值的學生，借助神的恩典找到他的上師。沙提卡馬－佳巴力（Satyakāma-Jābāli）自稱不知道自己的身世，高達摩（Gautama）被他的單純和誠實打動，收他為學生。在幾年的學習之後，他驕傲地回到家中，可是答不出父親尤多羅可（Uddālaka）的問題：「什麼使一顆細小的種子長成參天大樹？」帶著應有的謙遜，他承認了自己的無知，他的父親收他為學生，教給他靈性知識。一個徒弟應該渴慕靈性知識和自我控制。他要不停地專心練習，還要有強大的耐力。

靈性修習（sādhana）和理論學習沒有關係，它指向的是一條全新的生命之道。正如芝麻被碾碎、提煉出油，木頭被點燃，釋放潛伏的熱力，學生也必須堅定地實踐，才能獲得內在的知識，找到自己的本性。當他認識到自己是宇宙中燃燒的神聖之火的一個火花，他的過去在腦海中的印跡（saṁskāras）都會被燒盡，他將被光明點亮。此時，他就是一個名副其實的上師了。

7

食物

在《馬哈那拉楊奧義書》（*Mahānārāyaṇo paniṣad*, 79~15）中，形容食物（anna）是不可或缺的基本前提，否則人就不能發展肉身到靈性階段。太陽發出的熱，使水分蒸發。水蒸氣變成雲，降雨到大地上。人耕種土地、生產食物，吃下的食物成為能量，維持體力。體力產生訓誡，訓誡發展出信仰，信仰產生知識；知識帶來學習，學習使人沉著，沉著帶來鎮定；鎮定帶來坦然；坦然給人記憶，記憶引起辨別力；辨別力帶來判斷力，判斷力通向實現真我（Self）。

身體需要比例恰當的碳水化合物、蛋白質、脂肪、維生素和礦物質；還需要水，幫助消化吸收。食物做為營養，最終以各種形式被身體吸收。

食物應該衛生可口，滿足身體需要，而不是只為滿足感官的享樂。食物大致可分為三種性質：悅性（sāttvic）、激性（rājasic）和惰性（tāmasic）。悅性的食物令人長壽、健康和快樂；激性的食物使人產生興奮；惰性的食物導致疾病。激性和惰性食物使意識昏沉，阻礙靈性進步。修習者有責任透過嘗試和經驗，尋找適合自己的食物。

食物確實會影響人的性格，同樣地，練習瑜伽調息法會確實地改變修習者的飲食習慣。人的脾氣受到食物的影響，因為食物會影響意識的功能。然而，如果悅性的素食被心靈躁動不安、充滿仇恨或專橫的人所食用，那它們仍然是激性的或惰性的。反之，具高尚人格的人（如釋迦牟尼或耶穌）不受食物類型或為他提供食物的人之品性的影響，哪怕食物和提供者本身通常被認為是惰性的。真正重要的，是吃下食物之人的心靈狀態。不過，由悅性食物組成的飲食，會幫助修習者保持心靈清晰穩定。

身體是個體自我（jīvātmā）的居所，如果它因缺乏食物而凋零，那麼真我（Self）就會立刻離開身體，就像租客拒絕住在一所殘破的房子裡。所以，要保養身體，來安置真我。如果忽視這一點，會導致身體的死亡和真我的消弭。

根據《唱贊奧義書》（VI, 7.2），固態食物、液態食物和油脂是身體的燃料，它們在消化時都會被分解成16份。固態食物最終被消化為三種物質：最粗糙的變成糞便、一般的成為肉、最精微的變成心念，其比例分別為10/16、5/16和1/16。液態食物，最粗糙的成為尿液、一般的變成血液、最精微的變成能量（prāṇa）。油脂也是一樣的，最粗糙的變成骨骼，一般的變成骨髓，最精微的變成言語（vāc）。施維達凱圖（Śvetaketu）在15天裡只靠液體為生，他失去了思考力，不過他吃了一些固態食物後，馬上就恢復了；另外，他不攝入油脂以後，漸漸就不能說話了。這些經歷向施維達凱圖顯示了，心念的功能依靠固態食物、能量依靠液態食物、言語依靠油脂。

《哈達瑜伽之光》（II, 14）認為練習瑜伽調息法時，修習者要吃用牛奶和酥油烹調的碎米。當調息法練得比較好了，他可以選擇適合自己又適合調息練習的食物。

沒有分泌唾液時，就不要進食，因為這表示身體不需要更多的食物。食物的數量和性質都應該有所節制。精緻美味的食物，不一定有利於修習者。那些食物可能有很高的營養，但是它也會帶來毒素，影響調息練習的進步。當一個人真的饑餓或口渴時，食物會立刻被吸收，滋養身體。水總是能夠紓解口渴感。真正口渴時只需要水，不需要其他任何飲料。要限制人為的饑餓和口渴。瑜伽文本指示，修習者要用固態食物填滿胃的一半，另外的四分之一填上液態食物，留下四分之一的空間讓氣自由流動。

情緒不安時，不要進食。用餐時，要好好地談話，明智地吃東西。帶著高尚的心念用餐，除了毒藥，任何食物都是悅性的。

呼吸產生的能量，點燃了消化之火。有節制和有營養的食物，對保持活力、力量和機敏，是必不可少的。避免禁食。

根據《泰帝利耶奧義書》（*Taittirīya Upaniṣad*），食物就是梵。它應該被尊敬，而不是嘲笑或濫用。

8

障礙和幫助

修習者必須知道那些會有意或無意地，擾亂他的調息練習之障礙物。他應該避免分心，過一種有自律的生活，使身體和心念做好準備。

帕坦伽利列出了瑜伽練習的障礙。它們是：疾病（vyādhi）、精神不穩定（styāna）、疑慮（saṁśaya）、感覺遲鈍（pramāda）、懶惰（ālaysa）、見異思遷（avirati）、錯誤或不牢靠的知識（bhrānti-darśana），不能心念連貫、集中（alabhdha-bhūmikatva），因馬虎或一次失敗就放棄練習（anavasthitattva）、疼痛（duḥkha）、絕望（daurmansya）、身體不穩定（angamejayatva）和呼吸不調（śvāsa-praśvāsa）（《瑜伽經》I, 30/31）。這些障礙既有人為造成的，也可能由自然災害或意外導致。因過分放縱、缺乏紀律所造成的人為傷害，將影響修習者的身體和心念。而瑜伽文獻已經提供對策。

我們要注意，在帕坦伽利提出的 13 個瑜伽練習的困難裡，只有四個是關於身體層面的，即疾病、懶惰、身體不穩定和呼吸不調。剩下的九個都與心念有關。聖人帕坦伽利指出，在修習者準備好透過調息法來解決心念方面的障礙前，要先在體位練習階段去除其身體層面的障礙。

《哈達瑜伽之光》（I, 16）提到六個瑜伽練習的破壞因素：過量進食、過分用力、無意義的閒聊、行為散漫、交友不慎、躁動不安。根據《薄伽梵歌》（VI 16），瑜伽不是給暴食、挨餓、嗜睡和缺乏睡眠者而準備的。《瑜伽奧義書》（*Yoga Upaniṣads*）則提到了不良的身體姿勢和惡劣的情緒，如欲望、憤怒、恐懼、貪婪、仇恨和嫉妒。

若要繼續並且維持他的訓練，學生需要信念、氣魄、記憶力、冥想（samādhi）和敏銳的洞察力（prajñā）（《瑜伽經》I, 20）。

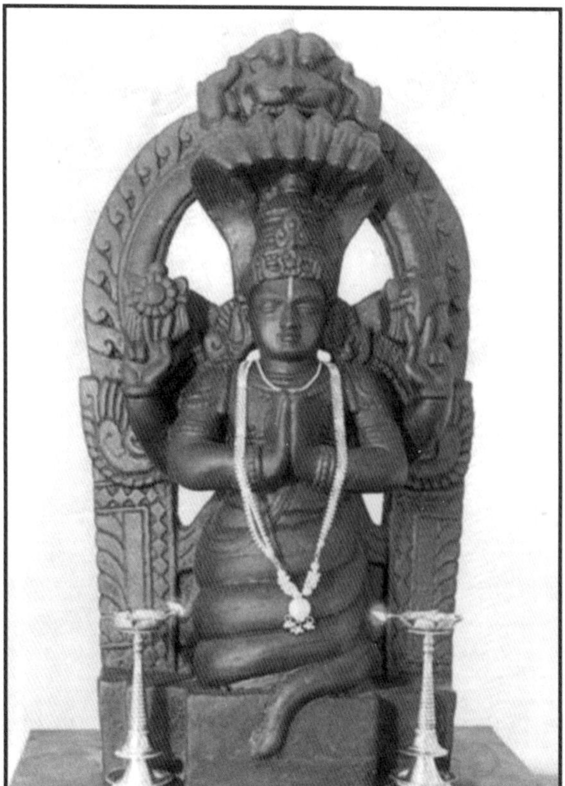

聖者帕坦伽利（Sage Patanjali）

為了克服這些障礙，帕坦伽利提供了四層對策：親近所有善良的人和事物，感到與其融為一體；同情並以奉獻的行動，紓解他人的痛苦；為他人的成就而高興；不要輕視他人，或認為自己高於那些有某種惡習的人。《哈達瑜伽之光》針對瑜伽之路上的障礙，所提出的對策是熱情、勇敢、堅強、真知灼見、決心，和居於塵世卻超然物外。

《薄伽梵歌》（VI, 17）講到，透過有節制的飲食和休息、規律的工作時間，以及睡眠與清醒之間的平衡，瑜伽可以去除一切痛苦和憂傷。瑜伽就是明智地工作，並且以和諧與溫和的方式，巧妙、積極地生活。修習者最需要的是保持練習專心和投入（《瑜伽經》I, 32）。

9

瑜伽調息法的功效

體位促進全身的血液循環，包括頭部、軀幹和四肢。運用雙腿和雙臂的體位，能保持循環系統的活力。肌肉有節奏的收縮和放鬆，像泵似的打開新的和平時不用的血管，促進動脈、微血管、靜脈和淋巴循環，使能量的補充和利用更加有效，顯著提高對疾病的抵抗力。

體位對軀幹產生作用，而調息法使雙肺有節奏地擴張，促進腎臟、胃、肝、脾、大小腸、皮膚及其他器官的體液循環， 也影響到軀幹表面。

肺部與靜脈血中二氧化碳的排出直接相關，可防止氨、酮和芳香胺累積成毒素。雙肺要保持潔淨，高效率的血液和淋巴循環，使肺部遠離細菌感染。調息法可以幫助保持肺部的純淨，提高新鮮血液流量。

肝臟作用的發揮，依賴於肝動脈帶來廢棄物質，經過在肝部的化學反應後，透過膽汁和尿液排出。肝臟還需要靜脈循環從胃和小腸輸送來血液，由肝臟來處理，去除毒素和細菌性物質。肝臟有一套活躍的淋巴循環，提供清道夫細胞（巨噬細胞），這種細胞在血漿中游動，收集固體廢物、外源性細胞及其產物，再將其分解或儲存。調息法會刺激加強以上所有的機能。

腎臟製造尿液，需要透過腎皮質不斷地過濾大量動脈血。這股動脈血流會被體內其他需求所衝突或影響，所以通常流量太低。腎臟局部的小動脈會自動調節血流量，減少腎皮質把血液撇到一旁的傾向。這個過程需要維持適當的腎內壓，而調息法會協助腎臟處在正確的位置、形狀和緊張度。腹部和背部肌肉的運動，就像內在的按摩一樣，會刺激腎臟淋巴循環，對保持腎臟健康至關重要。

調息時，有節奏地使用橫膈膜和腹部肌肉，將直接刺激了大小腸的蠕動，並且促進腸內循環。從而，幫助腸道吸收食物的營養，排泄廢物，這些主要是無法被消化的食物和有益的結腸菌群之產物，還包括肝臟（膽汁）、胰腺和腸的分泌物殘餘。

左橫膈膜下方的脾，做為過濾器，負責淨化血液中老化的、具有攜氧功能的紅血球。脾臟的血液循環大部分發生在淋巴組織結構中，調息法具有激發的效果。

調息法幫助保持血液純淨，調和神經、大腦、脊髓和心臟肌肉，從而保障其有效地發揮功能。

汗腺好比輔助的微型腎臟，尤其是被調息法啟動的時候。

根據瑜伽文本，有規律地練習調息法能預防和治癒疾病。但是，不當的練習可能引起哮喘、咳嗽、高血壓、心臟、耳朵和眼睛疼痛、舌頭乾燥和支氣管硬化（《哈達瑜伽之光》II, 16~17）。

調息法淨化氣脈，保護內臟器官和細胞，中和引起疲倦的乳酸，使人快速恢復精力。

調息法可提升消化、精力、生命力、感知力和記憶力。它可使心思擺脫對身體的執著，並使智性更加敏銳，啟迪真我。

直立的脊椎可以視為一條抬起頭的眼鏡蛇。大腦相當於蛇的頭蓋，感知器官是尖牙，壞思想和欲望是毒腺。練習調息法，可以平復感覺和欲望的起伏，使心念變得純淨神聖，沒有雜念（nirviṣaya）。修習者的語言、思想和行為變得乾淨純潔，他的身體結實（achalatā），心念穩定（sthiratā）。

光是調息法本身，就可以帶來力氣和知識。每日堅持練習可確保練習成功，使意識變得完美，修習者會脫離對死亡的恐懼（見《希瓦本集》IV, 17/18）。

當修習者達到寧靜安詳的境界時，他不再思索過去，也不擔憂未來，而是始終處在當下。《哈達瑜伽之光》（I, 49）寫道，當修習者在蓮花座中精通了調息法，他即將成為一個自由的靈魂。

風驅散空氣中的煙塵與不潔之物，它的本性就是「燃燒」、淨化一個區域。調息法是神聖之火，清潔各個器官、感官、心念、智性和自我。

就像冉冉升起的太陽慢慢撥散黑暗的夜，調息法可去除修習者的不潔，使他變得純粹，身體和心念都準備好進入專注（dhāraṇā）和禪那（dhyāna）的境界（《帕坦伽利瑜伽經》II, 52, 53）。

調息法是打開真我（Self）的窗戶。這就是為什麼它被稱為「偉大的苦修」（mahā tapas）和關於梵我的真知（Brahma-vidyā）。

第二部

瑜伽調息藝術

The Art of

PRĀṆĀYĀMA

10

提示和注意事項

眾蛇之王 Ādi Śeṣa 是瑜伽的守護者（《哈達瑜伽之光》 III, 1），而調息法是瑜伽的核心，否則瑜伽就是了無生氣的。

一般情況下，人每分鐘呼吸 15 次，每 24 小時呼吸 21,600 次。但是，呼吸的速率會因個體的生活方式、健康狀況、情緒狀況而改變。調息法延長了每個吸氣和呼氣的時間，從而減慢人體的衰老速度，練習調息能帶來長壽。

人到老年時，肺部的小氣室會縮小，吸入的氧氣也變少，使呼吸功能下降。調息法能使小氣室的大小保持正常，還使紅血球在全身各處順暢流通，注入活力和生機。透過練習調息法，就算是老人也能延緩衰老。

身體是正法（dharma）的領地（kṣetra），也是痛苦（kuru）的領地。當身體為善良服務時，就是正義的；為邪惡愚昧服務時，就是痛苦的。身體是領地，真我（Self）是它的認知者（kṣetrajña），調息法是身體和真我的結合。

除了第 24 章裡另有說明的地方之外，做調息法時，應該都是用鼻子呼吸。

健康的條件

掌握字母表是掌握一門語言的必經之路。調息法是真我的靈性知識（Ātmā jñāna）的根基。

精通調息法是精通體位之後的下一步，沒有捷徑。

瑜伽體位可使肺臟的纖維富有彈性，對練習調息法大有益處。

全身的神經總長度大約是 6000 英哩，它們的功能極為精細，需要我們額外的關照和用心，使其潔淨、清晰。反覆練習瑜伽體位，並在每一個體位及其變體上，保持更長時間，能使神經系統乾淨、清澈，還有助於在做調息時保持連貫的能量流（prāṇa）。

不良的姿勢會導致短淺的呼吸。

如果身體被忽視或寵溺，它就會成為叛逆奸詐的同盟者。所以用體位法規訓身體，用調息法規訓心念，最終走向自我實現，將使你從愉悅和痛苦的二元對立中解脫。

正如食物是維持身體所必需的，肺部必須吸入適量的空氣，以保持生命力（prāṇa）。

嘗試調息法前，要先透過練習相關的體位，學習正確地運動肋間肌，以及盆膈膜和胸膈膜。

練習調息法前，先排空大腸和膀胱。便祕的人可以練習調息法，因為腸管不會像膀胱一樣容易受傷。

老虎、獅子和大象的訓練員，會研究牠們的習性和情緒，慢慢地、穩定地帶領牠們進入訓練的節奏。訓練員用善意和體諒對待牠們，以免牠們攻擊自己。修習者也是如此。一個氣動工具能切斷最堅硬的石頭。如果不當使用，既會毀掉工具也會傷害使用者。所以，要仔細小心地學習呼吸，循序漸進，因為如果你急切地或用蠻力練習調息法，將會傷害你自己。

每天在固定的時間，在同一個坐姿中練習。偶爾，同一套調息法也會帶來不舒服的感覺。這時，迅速換一套對身體和心念更有益處的呼吸模式，能舒緩神經和大腦，使其恢復活力，煥然一新。總之，調息法不應該成為一種盲目的例行公事。

帶著理解、洞見和智慧，去分析和改進你的呼吸。

地點

選擇一處僻靜、乾淨、通風的地點，遠離蚊蟲，並且在環境安靜時練習。

噪音會使人不安、煩躁和憤怒。避免在那種時刻練習調息法。

潔淨

身體和心念骯髒的人不可進入廟宇。在進入身體的廟宇之前，瑜伽士也要遵守潔淨的規則。

時間

瑜伽文獻強調一個人應該每日練習四次調息法，分別在清晨、中午、傍晚和午夜，每次 80 回。這不是每個人都能做到的，但是，每天最少 15 分鐘的練習是最基本的，不過，對一個熱誠的修習者來說，15 分鐘是不夠的（一回的調息，包括吸氣、內屏息、呼氣和外屏息）。

最佳的練習時間是清晨，最好在日出之前，那時工業污染處在最低值，身體和大腦仍然清新鮮活。如果早上沒有合適的時間練習，就在日落之後練習，那時空氣涼爽宜人。

姿勢

練習調息法時，最好坐在地板上的一條折疊的毯子上。請閱讀第 11 章學習坐姿。適宜的姿勢包括：至善坐（siddhāsana）、吉祥坐（swastikāsana）、單蓮花坐（bhadrāsana）、勇士坐（vīrāsana）、束角式（baddhakoṇāsana）和蓮花坐（padmāsana）（圖 2-1 至 2-12）。其實，任何能使背部從脊柱底端到頸部保持豎直，且垂直於地面的姿勢都可以。

身體

正如一個陶罐必須先在爐子中燒製，才能用來裝水，身體也必須先經受體位之火的錘鍊，才能體會調息法的真正光輝。

身體是惰性的，心念是激性的，真我是悅性的。首先，用體位法使身體達到心念的境界，然後，透過調息法把身體和心念全都提升到真我的高度，讓普拉那（prāṇa）在全身流動起來。這將使身體靈巧，心念穩定，真我專注。

身體如深坑，氣息如蛇，蛇在坑中出入。意識是舞蛇人引誘並控制如蛇的氣息。

脊柱

脊柱可以視為一把印度的魯特琴（vīṇa）。人的頭好似葫蘆形的琴身，是琴音發出的地方；鼻子如琴梁，控制吸氣和呼氣產生的聲波振動。共鳴的程度依賴於弦的鬆緊度。如果弦是鬆的，就不會有聲音；如果弦繃得太緊，也不會產生振動，弦還可能斷掉。調整弦的鬆緊度，使其產生需要的共鳴、強度和音高。同樣的，脊柱內的氣脈和神經，也要被調整好，使氣息可以有節奏地、和諧地流動。

從脊柱底部開始，一節一節地調整脊椎，彷彿你正在砌一面磚牆。順著脊柱的中心，獨立而有節奏地移動每一塊椎骨，從而保持脊椎左右兩側的相互平行。在調息時，脊椎的前側比後側更加活躍。

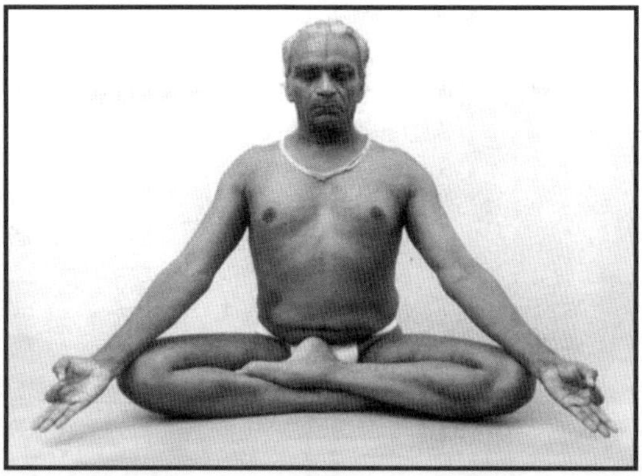

圖2-1：至善坐（正面）

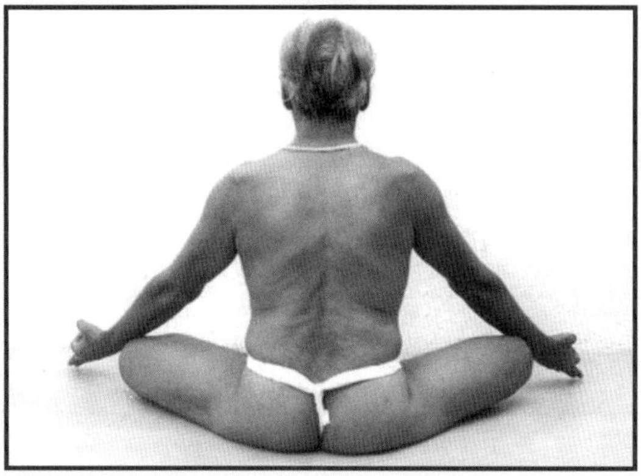

圖2-2：至善坐（背面）

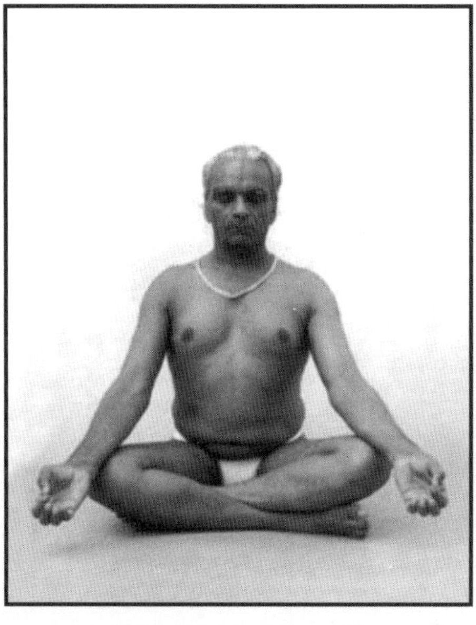

圖2-3：吉祥坐（正面）

圖2-4：吉祥坐（背面）

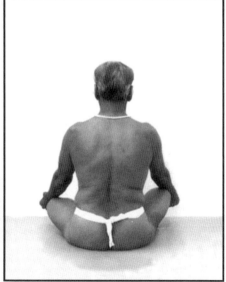

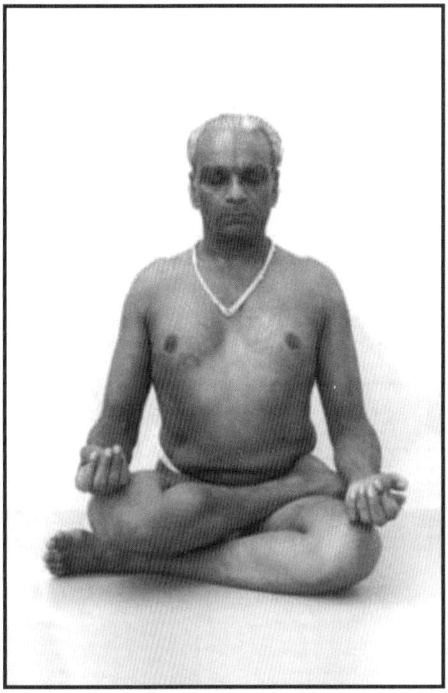

圖2-5：單蓮花坐（正面）

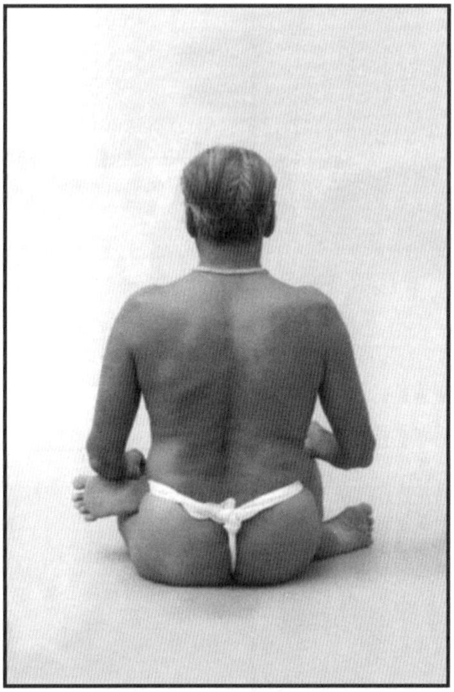

圖2-6：單蓮花坐（背面）

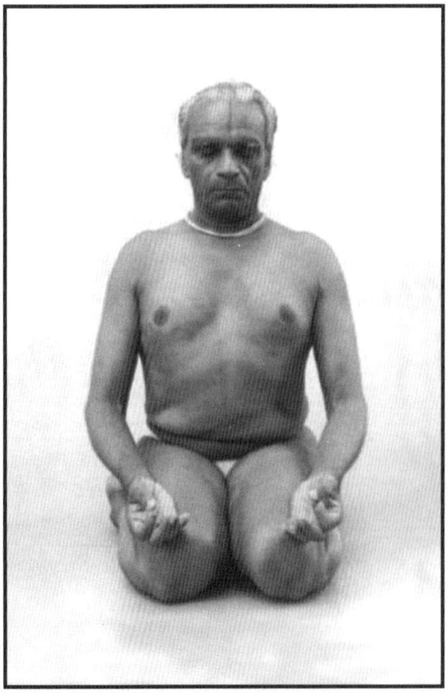

圖2-7：勇士坐（正面）

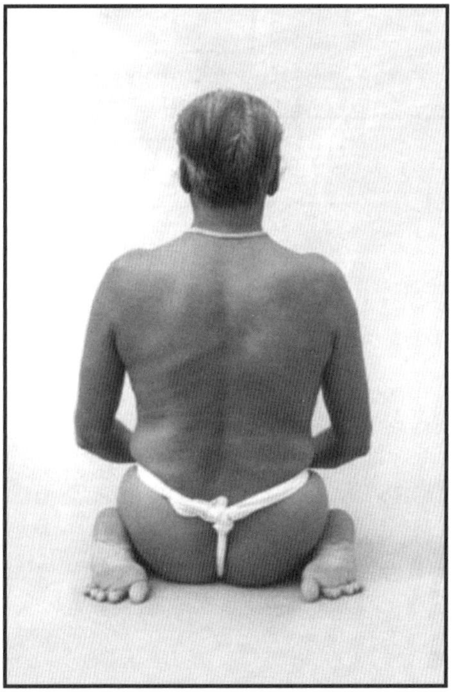

圖2-8：勇士坐（背面）

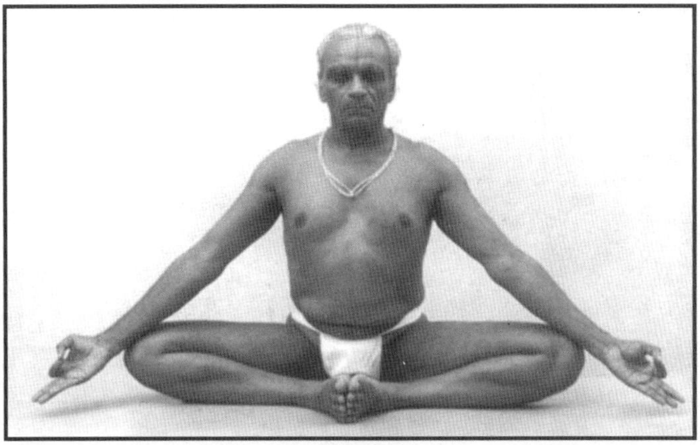

圖2-9：束角式（正面）

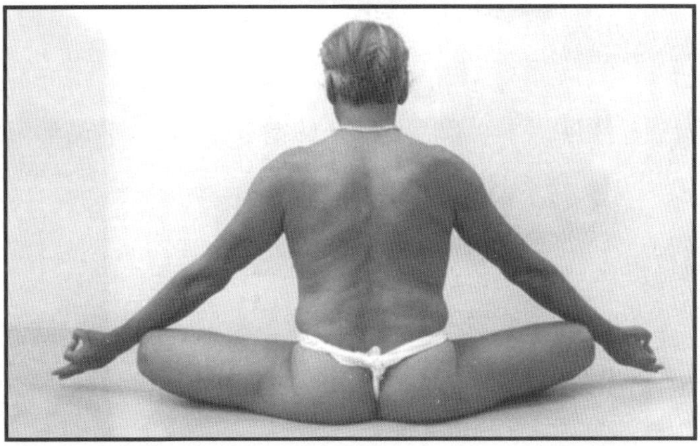

圖2-10：束角式（背面）

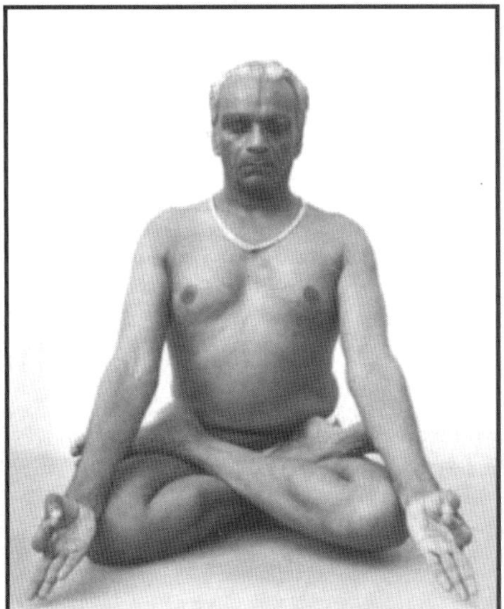

圖2-11：蓮花坐（正面）

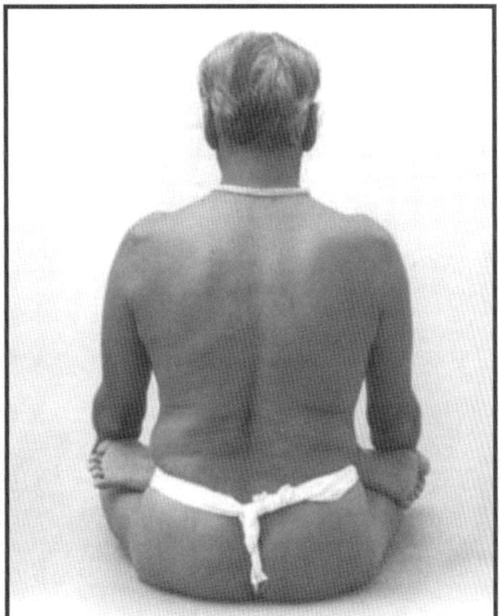

圖2-12：蓮花坐（背面）

肋骨

把後背的肋骨同步內移，同時，側面的肋骨向前，前面的肋骨向上提。

手臂和肩膀

保持雙臂放鬆。既不要緊張，也不要向上舉或向後展。如果手臂繃緊，就會刺痛或者發麻。刺痛或發麻也可能發生在嘗試任何不熟悉的姿勢時，當你熟練之後，就會消失。

指甲

指甲要剪短，以防在進行用到手指的調息法時，使指甲傷到敏感的鼻部肌膚。

唾液

開始練調息法時，會流唾液。在呼氣後，吞下唾液，在吸氣前完成。不要在屏息時吞下唾液。不要繃緊舌頭，不必用力將舌頭頂住牙齒和上顎，要保持舌頭和喉嚨的放鬆。

眼睛和耳朵

練習調息法時，要閉上眼睛。練習體位時，要睜開雙眼。

輕柔地閉上眼睛，向下注視內心，但不要讓眼球變得僵硬。向內觀是打開一切之門。

如果眼睛是張開的，會有燃燒發燙的感覺，你會易怒不安，心念分散。

每隔一會兒就張開雙眼一下，檢查你的姿勢，調整任何不平衡的地方。

內耳保持警覺，同時也放鬆。它們是心念的窗戶。讓它們專注於吸氣和呼氣帶來的聲音振動，以及屏息時的悄然。

皮膚

皮膚發揮兩種重要的功能——吸收和排出。它吸收並釋放熱量，像保溫瓶一樣保持體溫恆定，它也幫助排出各種有機和無機鹽。

皮膚是知覺的泉源。在練習調息法的自始至終，皮膚都要和內在意識保持持續連貫的溝通。

軀幹的皮膚要保持活躍和振奮。頭顱、臉部、雙腿和手臂的皮膚，都要柔軟而放鬆。

練習的初期會出汗，隨著練習的深入，就不會出汗了。

大腦

大腦要處在接納和觀察的狀態。大腦指揮肺部積極行動，卻不介入其中，否則大腦就不能同時觀察呼吸的過程。

當軀幹和脊柱遲鈍，你的調息練習就是惰性的；如果大腦介入了，調息就是激性的。只有當軀幹堅定穩固、大腦樂於接納、自我注意力集中時，你的調息練習才是悅性的。

如果你利用記憶的幫助，使練習進步、精益求精，記憶就是你的朋友。如果你念念不忘地去計較、陷入慣性，記憶就會成為練習的阻礙。請努力在每次練習中發現新的光輝。

不斷練習和放棄欲望，是調息練習的雙翼，它們引領修習者朝向更高層次的知識，最終實現真我。

先精通同比例調息法（Samavṛtti Prāṇāyāma，吸氣、呼氣和屏息等長），再嘗試不同比例調息法（Viṣama Vṛtti，吸氣、呼氣和屏息的比例和時長不同，詳見第18章）。

永遠不要在做完調息法後，就立刻做體位練習。體位練習之後可以做調息法，不過，一次強而有力的體位練習之後，不可能把調息法做好。最好在不同的時間練習調息法和體位。最理想的是在清晨練習調息，在傍晚練習體位。

心念或身體遲鈍、抑鬱的時候，不要練習調息法。心情沮喪不安時，可以練習《瑜伽之光》中講解的體位，身體疲憊時，應練習攤屍式，詳見第 30 章。先調整好身心狀態，再練習調息法。

當大腦非常興奮活躍時，不要練習內屏息（antara kumbhaka），因為大腦可能會感到煩躁不安；睡前也不要練習內屏息，你會睡不著的。睡前應練習不帶屏息的調息法，或者沉靜的外屏息（bāhya kumbhaka），這兩種練習都會引來睡意，外屏息還可改善失眠（見第 19 章、第 20 章的「仰躺姿勢的第二階段」部分和第 21 章）。

不要急匆匆地練習調息法。當肺臟被阻塞時，也不要練習調息法。

練完調息法後，不要立刻走動或談話，應該先在攤屍式中放鬆一會兒，再去做其他事情。

飯後不可以馬上練習調息法；饑餓時也不要練習，可以先喝一杯茶或牛奶。吃飯和調息練習之間，必須間隔四到六個小時，不過，練完調息半小時後，是可以吃飯的。

不要讓錯誤深深扎根，對可能的錯誤保持警覺，並透過練習和經驗來根除錯誤。

不要在柔弱的年紀嘗試屏息，至少 16 或 18 歲時才開始屏息，否則你的面容會顯得少年老成。

一旦肺部感到沉重和緊繃，或者呼吸聲急促、粗重，那一天就不要練習調息法了。

錯誤的練習會使臉部肌肉緬緊、心念動搖、招致疾病。症狀是易怒、疲倦和不安。

調息法有助於調整人的行為和能量，到達最佳狀態。

恰當地練習調息法時，疾病會消失，還會體驗到幸福、清明及安詳的光明狀態。

正確的練習會減少我們對世俗之樂的渴望，並且指引我們實現真我，修習者將解脫於感官的統治。

適合女性的調息法

懷孕期間，除了頭顱清明（Kapālabhāti）調息法、風箱式（Bhastrikā）調息法、不同比例（Viṣamavṛtti）調息法、長時間的內屏息和帶著臍鎖（uddīyāna bandha）的外屏息外，其他的調息法皆可以做。下列調息法對孕婦格外有益：勝利（Ujjāyī）調息法、間斷（Viloma）調息法、太陽貫穿（Sūrya Bhedana）調息法、月亮貫穿（Chandra bhedana）調息法、經絡清潔（Nādī Śodhana）調息法。

分娩後一個月，初學者可以開始練習體位和調息法，慢慢地增加時長和種類。

經期時，練習調息法是安全的，但是必須避免臍鎖法。

注意事項

如果因練習體位和調息法而導致身體內熱積聚，當天就停止練習。在軀幹、頭、腳跟和腳底處塗上油，按摩至吸收為止。過一會兒，洗個熱水澡，然後做 15 分鐘的攤屍式。這樣身體就會清涼起來，第二天可以繼續練習了。

11

調息中的坐姿

坐的方法

在《薄伽梵歌》（VI, 10~15），克里希那（Kṛṣṇa）向阿朱那（Arjuna）解釋了一個瑜伽士應該如何修習，以淨化自身：

10. 瑜伽士應該獨自隱居，隨時與他的靈魂和諧相處，控制心念。他應該遠離世俗得失的思慮。
11. 他找尋一處乾淨純潔之地，坐在穩定的坐墊上，不高不低，鋪上軟布、鹿皮和庫撒（kuśa）聖草。
12. 瑜伽士坐於其上，練習瑜伽，淨化自我，將心念專注於一點，控制感覺和行動器官。
13. 身體、頸部及頭部豎立成一條直線，靜止不動，視覺向內收，兩眼凝視鼻尖。
14. 使心念和平，免於恐懼，忠於梵行（Brahmacharya）。讓他休息，心念警覺馴化，融入大我（Me）為生命的終極目標（Supreme）。

15. 瑜伽士一直將心念處於控制之下，不斷爭取與真我結合，達到涅槃的和平之境，那居於大我之中的至高和平。

上述引文沒有解剖細節的指導，而是描述了傳統的禪那（dhyāna）坐姿。毫無疑問，真我（Ātmā）超越於純淨或不純淨，但它被困在欲望和心念之中，奎師那說：「如煙霧掩蓋了火焰，鏡子被塵蒙住，胚胎被包裹在子宮內，真我被捲入感官和心念產生的重重欲望之中。」（見《薄伽梵歌》III, 38）因此，身體要如山峰一般穩固，心念如海洋一般沉靜堅定，才可做禪那。當身體放棄它的智慧或堅固，當智性丟下它清晰的邏輯分析力，則處於既被動接受又主動行動的狀態。當身體和大腦完美地平衡著，你將體會到純淨的智慧之光（sāttvic prajñā）。

禪那時，頭部和脖子保持豎直，與地面垂直；做調息法時，要運用喉鎖法（jālandhara bandha），它能防止心臟過於用力，使大腦放鬆，使心念去感受內在的如如不動（見第 13 章）。

禪那坐姿的目標是脊椎正直，背部的肋骨和肌肉穩定、靈敏。如果從頭部的中央向下畫一條垂直的線到地面，頭頂中心、鼻梁、下巴、鎖骨之間的空隙、胸骨、肚臍和恥骨，應在一條線上（圖 2-13）。

在此同時，雙眉、雙眼、雙肩頂端、鎖骨、乳頭、浮肋和髖關節處的骨盆，應彼此平行（圖 2-14）。最後，兩肩胛骨頂端之間的中點要和骶骨垂直，防止身體傾斜。

學調息法的第一個基礎，是學習如何低下頭正確地坐著，使身軀正直而穩定，以及如何把最大量的空氣吸進肺部，為血液補充氧氣。在練習調息法的過程中，要始終保持脊柱的高度不變。

保持時時警覺，無論是吸氣（pūraka）、呼氣（rechaka）或屏息（kumbhaka），練習過程中，要調整身體到正確的校準線上。

室內設計師把房間布置得更寬敞，修習者也在他的軀幹裡創造最大的空間，使肺部可以充分擴張。透過練習，他在這方面的能力會得到提高。

根據《薄伽梵歌》，身體被稱為領地（kṣetra），或真我的居所，而真我是領地的覺知者（kṣetrajña），當身體透過調息法得到陶冶和培養時，真我會關照著身體上所發生的事。調息法是身體和真我之間的橋梁。

若要在軀幹中開闢調息活動所需的場地，首先要記住如何坐下來。如果坐姿不穩，脊柱會塌陷移位，橫膈膜也不能好好地發揮作用，胸部會內陷，肺部很難吸滿維持生命必需的空氣。

現在，我要詳細講解調息中坐的技法。把身體分為四個部分：1. 下肢，包括臀部和骨盆、大腿、膝蓋、小腿、腳踝和腳。2. 軀幹。3. 手臂、手、手腕和手指。4. 頸部、喉嚨和頭部。臀部和骨盆區域要非常穩定，因為它是正確坐姿的根基。

人們通常坐在地上練習調息法，例如至善坐、吉祥坐、單蓮花坐、勇士坐、束角式、蓮花坐（圖 2-1 至 2-12，91~93 頁）。在這些坐姿中，脊柱和肋骨都好像一片芭蕉葉的寬闊中段（圖 1-14，53 頁）。脊柱好比葉莖，均勻排列的肋骨好比葉脈，尾骨像葉子的末端。《瑜伽之光》講解了這些坐姿。

儘管有很多種坐姿都可以使用，但我的經驗告訴我，蓮花坐是坐姿之王，它是在調

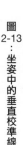

圖 2-13：坐姿中的垂直校準線

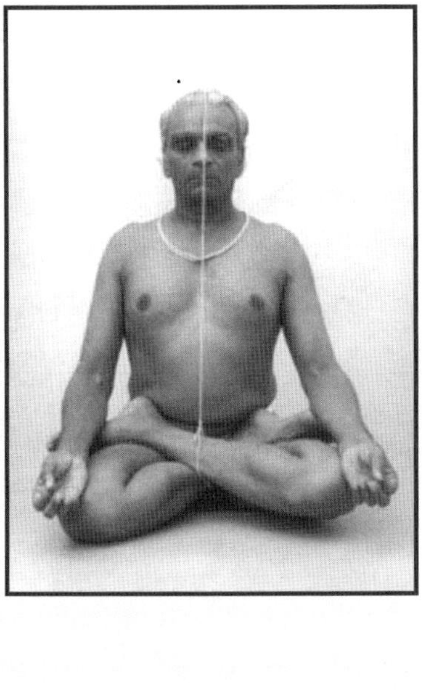

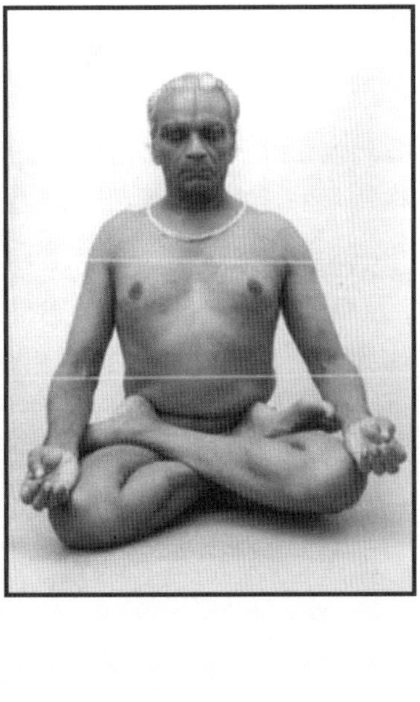

圖 2-14：坐姿中的水平校準線

息和禪那中獲得成功的關鍵。在蓮花坐裡，上文提到的身體四個部分全都處在平衡之中，頭部正確均勻地置於脊柱之上，使精神狀態平衡。

脊髓在脊柱內流動。在蓮花坐中，脊柱和兩側的背脊同步、同節奏、同時調整至校準線。普拉那（prāṇa）能量均勻地流動，恰當地輸送到全身。

在至善坐中，脊柱的上部比其他部分伸展得更充分。在勇士坐中，腰部更加伸展。有些坐姿可能更舒適，但是，在精確度和效果方面，蓮花坐是最好的。在蓮花坐裡，大腿的位置低於腹股溝，下腹部保持伸展，恥骨和橫膈膜之間有最大的空間，雙肺可以充分擴展。採用蓮花坐的修習者，要特別注意身體下部的三個重要關節——髖關節、膝關節和踝關節，它們要能夠不費力地活動。

蓮花坐

蓮花坐要求坐在骨盆的基部。兩個坐骨在地板上均勻地承受重量。如果你把體心放在其中一側的坐骨上，脊柱會不平衡。把大腿壓向地面，讓大腿骨更深地插入髖部凹槽內。股四頭肌的皮膚要向膝蓋伸展，為膝蓋創造更大的自由度，從膝蓋外側上方到膝蓋內側下方做對角和圓形運動。大腿後肌群收縮，縮短兩大腿間的距離。這時，肛門和生殖器不接觸地面（圖 2-11，93 頁）。重心在肛門和生殖器之間的一小塊區域，脊柱從這裡開始向上延伸，身體從骨盆內側開始同時向上及向兩側提升。努力使會陰的頂部和底部垂直於地面，如果很難，可使坐骨坐在捲起的毯子上（圖 2-15、2-16）。在蓮花坐中，兩個膝蓋並非平均地放在地面上的（圖 2-11）。

不要把腳後跟指向天花板，而要使它們對著兩側的牆壁（圖 2-17 為錯誤姿勢，圖 2-18 為正確姿勢）。伸展陽骨（腳背），方法是使大腳趾往小腳趾的方向調整，足弓從而變得穩定。如果有一側的足弓下墜，坐骨和肛門區就會懈怠，使軀幹傾斜，脊柱中段內凹，上身的平衡全被破壞。不要故意把膝蓋往外分，或把它們壓在地面上（圖 2-19 和 2-20），任何這樣的嘗試只會擾亂重心。慢慢地，隨著有規律的練習，雖然膝蓋仍然無法觸地，你卻可以感覺不到它們了。為了使兩臂平衡，建議把膝蓋放在捲起的毛巾上（圖 2-21）。每天換一換兩腿交叉的順序，使兩邊平衡（圖 2-22）。

軀幹

軀幹在調息練習中至關重要。軀幹要保持精力充沛；腿和手臂放鬆，好似在睡覺；從脖頸到頭頂的區域，處在純淨的警覺又鎮定的狀態中。軀幹就像靜止的四肢與機警又平和的心念之間的橋梁。

如果脊柱和肋間肌鬆懈，或者脊椎骨沒有完全伸展，軀幹就會塌掉。其中的關鍵在於把握好正面、背面和兩側的，從腋下到臀部的肌肉；它們的上端掛靠在鎖骨和肩膀上，下端繫於骨盆和坐骨上。背部要保持穩固。從尾骨開始調整脊柱，一直到上面的頸椎。此外，不僅要調整脊柱所在的中線，也要調整左右兩邊。

保持肚臍區域的放鬆，並且垂直於地面。腰部的兩側向上提，使腰部變窄。向上提時，注意不要綳緊肌肉。各種情緒，尤其是恐懼，會使腰部變硬或緊綳，這會影響橫膈膜，進而影響呼吸的品質。當腰部放鬆下來，心念和智性也會沉靜安定，然後，身體、心念和智性將融於真我。

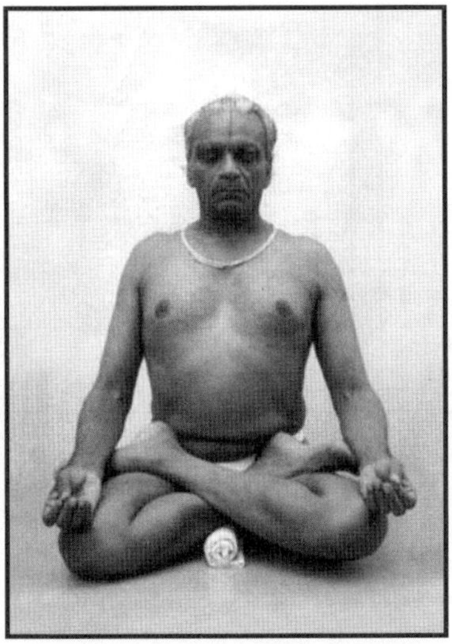

圖2-15：蓮花坐・身體垂直技巧

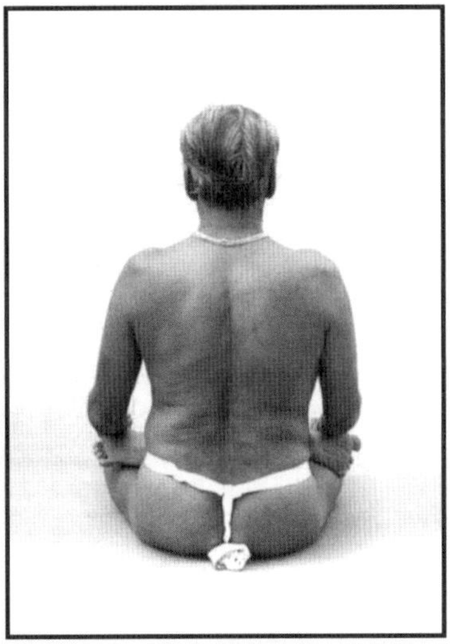

圖2-16：蓮花坐・身體垂直技巧

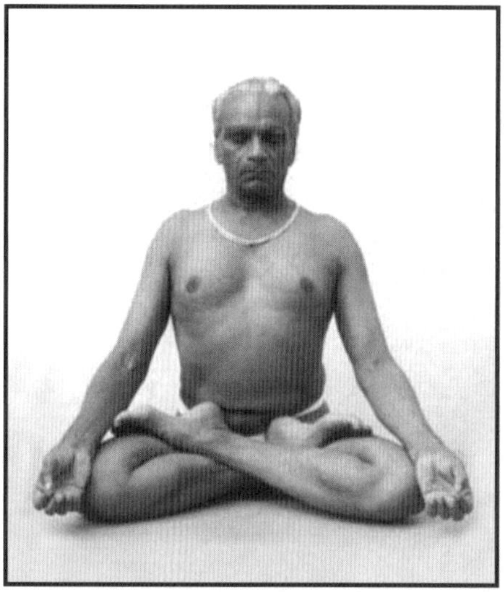

圖2-17：蓮花坐・錯誤姿勢1

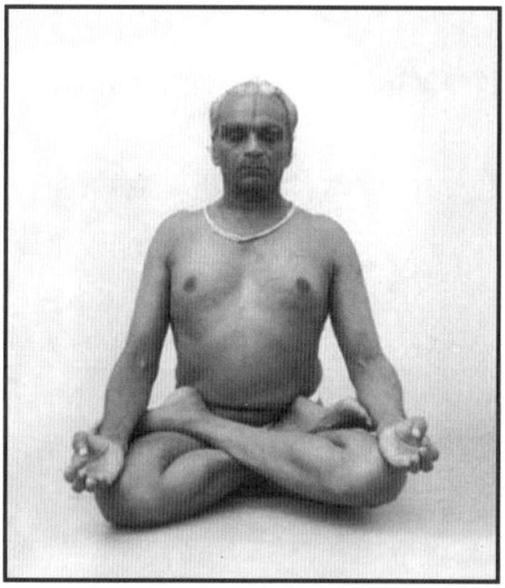

圖2-18：蓮花坐・正確姿勢1

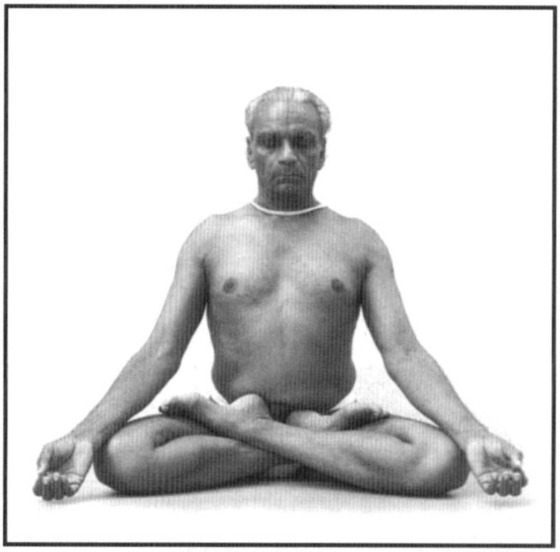

圖2-19：蓮花坐・錯誤姿勢2

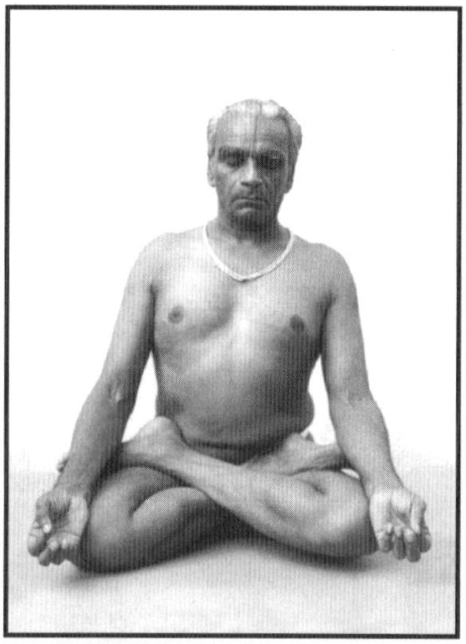

圖2-20：蓮花坐・錯誤姿勢3

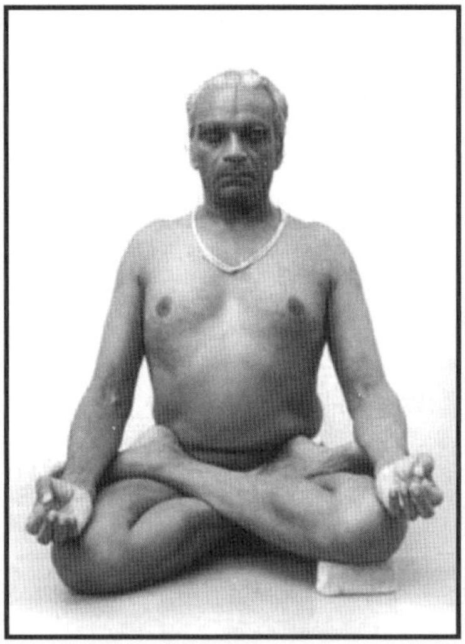

圖2-21：蓮花坐・臀部平衡技巧

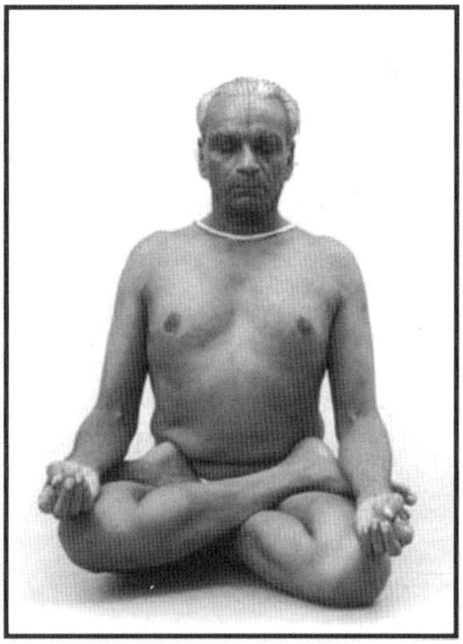

圖2-22：蓮花坐・兩腿換邊交叉

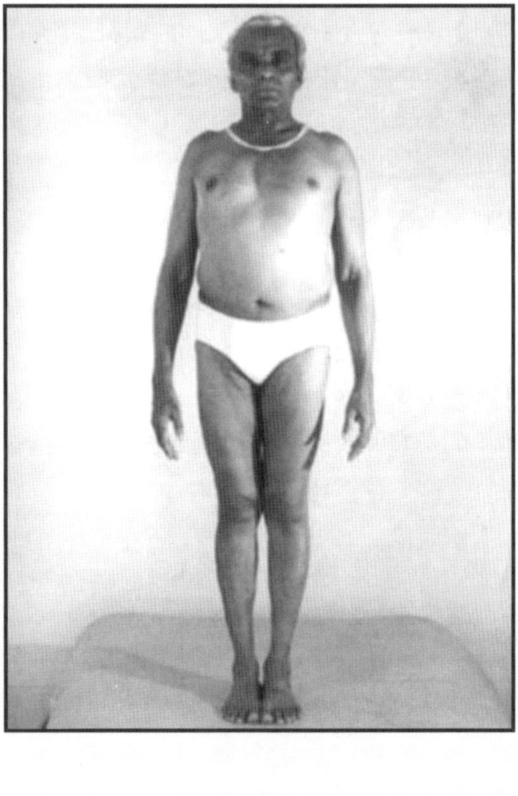

圖2-23：山式

在山式（圖 2-23，參見《瑜伽之光》）中，從恥骨下端到肚臍之間要有空間，構成一個平面。在坐姿中，應模仿山式中的伸展。完整地舒展脊柱的前面，從肛門到恥骨，到肚臍，再到橫膈膜、胸骨，最後到達鎖骨之間的空隙。如果恥骨是鬆垮的，坐姿的純淨性就消失了，練習失去了精準度。

當胸部正確地擴展，肺功能會增強，吸入更多氧氣。普拉那能量管道（氣脈）的任何阻塞都可被疏通，透過吸氣得到的能量可以在呼吸系統自由流動。正如一輪紅日朝各個方向均衡地放射光芒，當胸骨得到很好的提升和伸展時，真我會將吸入氣息中的生命能量，向肺的各個角落發散。

要記住，伸展培育了身體這個場域，將帶來自由，而自由帶來精確，精確帶來純淨，純淨導向神聖圓滿。

如何知道你的坐姿是否正確？稍微彎曲拇指和其餘四指的尖端，輕輕地、均勻地按壓在臀部兩側的地面上。指甲與地面垂直（圖 2-24 為側面，圖 2-25 為正面，圖 2-26 為背面）。如果食指承受的壓力大，表示頭部向前傾斜了；如果是小指較受力，表示身體向後傾斜。如果一隻手的手指比另一隻手的手指按壓得較重，表示身體向壓力較大的那隻手那邊傾斜了（圖 2-27）。

當拇指、中指和小指承受同樣的壓力，其餘的手指承受較小的壓力，身體就是筆直的。不要抬起膝蓋，把坐骨稍稍抬離地面（圖 2-28），臀部夾緊，尾骨內捲，把坐骨放在地面上。無法用指尖抬起坐骨的人，可以把掌心放在地面上，如圖 2-29 所示。

手指離開地面，把手背放在膝蓋上（圖 2-30），或者把左手掌放在右手掌內，反之亦可（圖 2-31）。交換雙手的位置，可幫助背部肌肉更均衡地得到伸展。不要伸直手肘，因為這樣會使你向前傾斜（圖 2-32）。

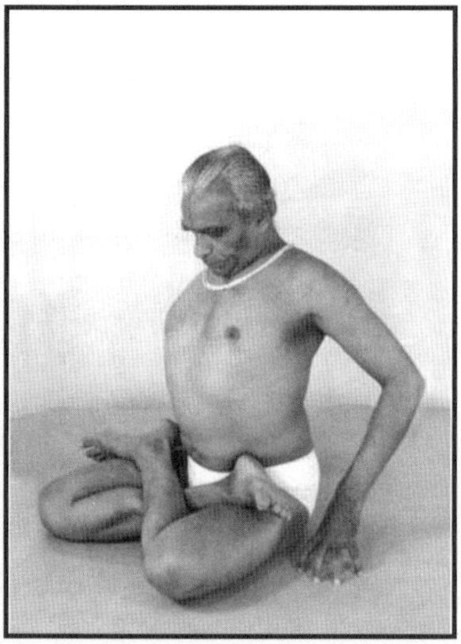

圖2-24：蓮花坐・坐姿檢視法—側面

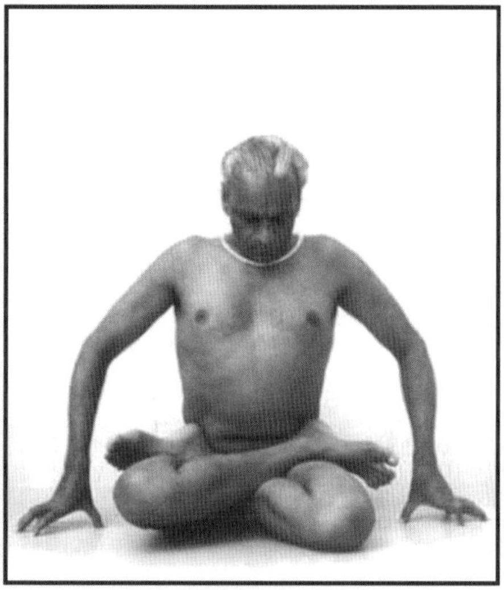

圖2-25：蓮花坐・坐姿檢視法—正面

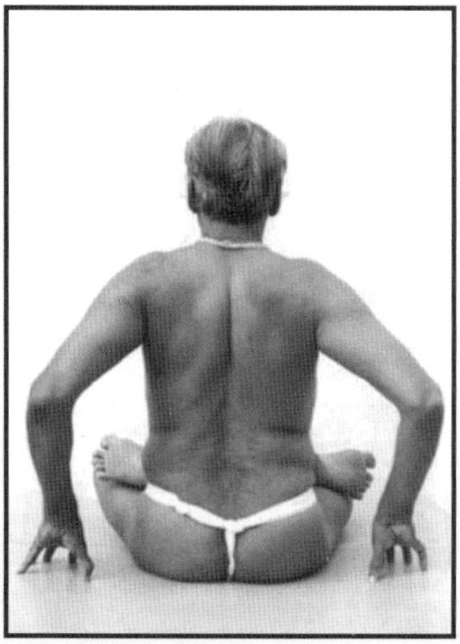

圖2-26：蓮花坐・坐姿檢視法—背面

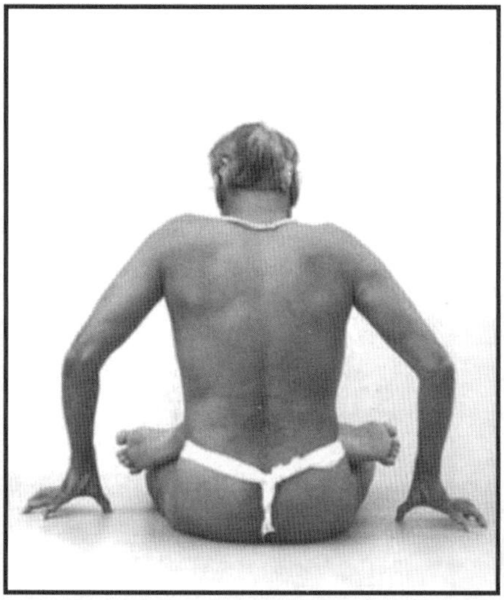

圖2-27：蓮花坐・坐姿檢視法—身體傾斜的情況

圖2-28：蓮花坐・抬起坐骨1

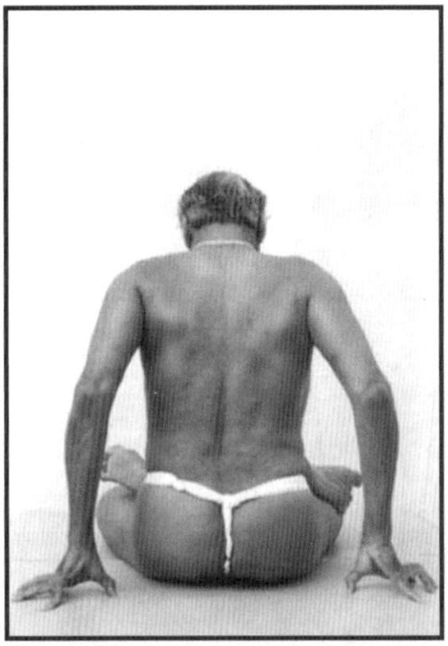

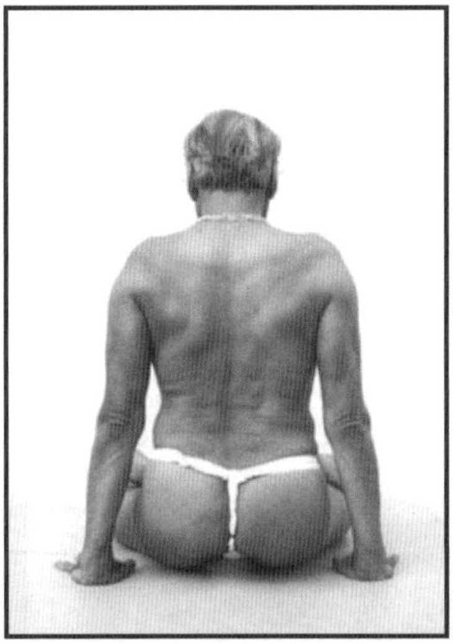

圖2-29：蓮花坐・抬起坐骨2

圖2-30：蓮花坐・雙手的正確位置1

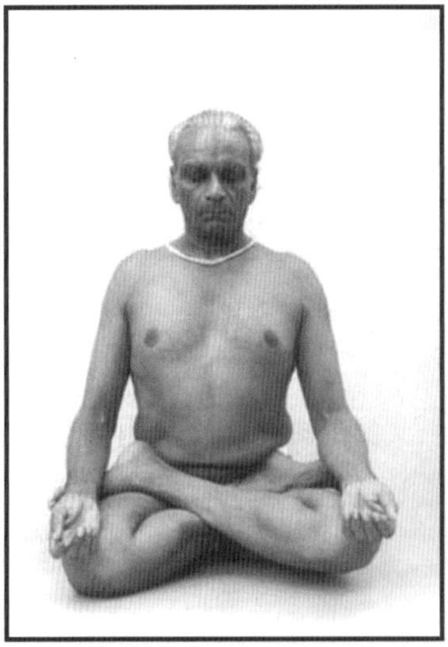

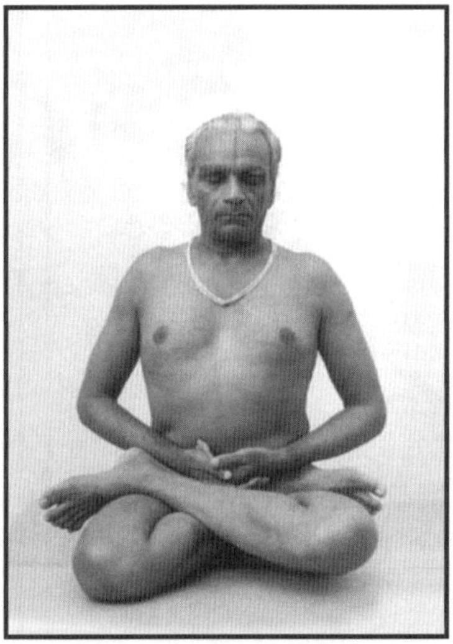

圖2-31：蓮花坐・雙手的正確位置2

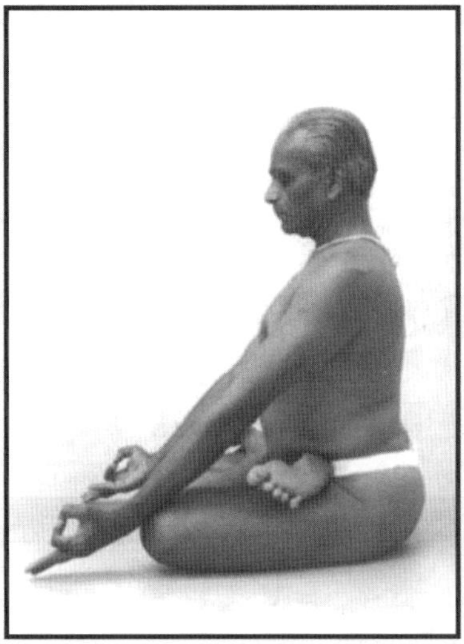

圖2-32：蓮花坐・雙手的錯誤位置

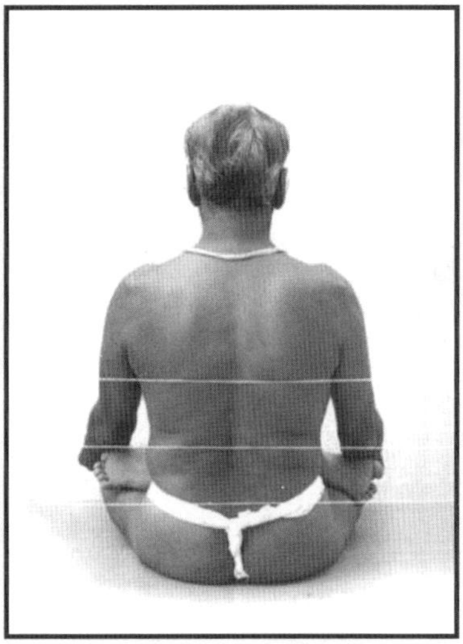

圖2-33：身體的關鍵位置

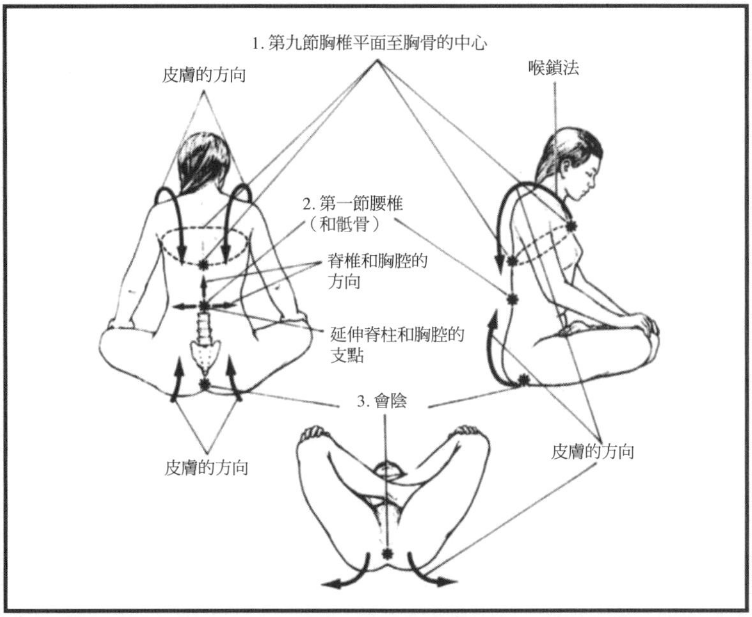

圖2-34：三個關鍵點

三個關鍵點

牢記下列三個身體中的關鍵位置：

1. 肛門和生殖器之間的會陰。
2. 骶骨和第一節腰椎。
3. 背部第九節胸椎和前胸骨的正中（圖 2-33 和圖 2-34）。

姿勢正確時，頸部和肩膀後側的皮膚會往骨盆的方向延伸，坐骨和臀部肌肉則向上伸展。這兩股伸展力量在第一節腰椎相遇，使其承受最大的壓力。背部第九節胸椎和前胸骨的正中，往下巴的方向伸展，而下巴指向地面，正如在喉鎖中那樣。胸骨中心的皮膚向上延伸，有利於下巴向下伸展，並落於鎖骨之間的空隙處。第一節腰椎發揮支點的作用，使脊柱垂直伸展，胸腔向兩側打開，身體的四個支柱（軀幹的四角）從而富有活力。如果背部或腰椎下陷，肺部就不能正確地擴張。只有背部、軀幹兩側和軀幹前面的皮膚，全都正確地運動和伸展時，頂端的肺葉才能充滿空氣。

軀幹皮膚

就像飛翔的鳥兒張開雙翼，修習者的肩胛骨要下沉，遠離脊柱，向兩側打開。這時，肩胛的皮膚向下，腋窩的後面會比前面稍微低一點，這可以防止背部下垂。身體前面的皮膚向兩側伸展，胸部自腋窩處向上提升（圖 2-35）。

肋間內肌和肋間外肌貫連整個胸腔，掌控對角線式的伸展。一般認為，呼氣時肋間內肌運動，吸氣時肋間外肌運動。瑜伽調息法與一般的深呼吸技巧不同，在調息法中，後側的肋間內肌帶動吸氣，前側的肋間外肌帶動呼氣。在內屏息時（見第 15 章），修習者必須使胸壁的肌肉完全平衡，以釋放大腦的緊張。此外，在調息和禪那時，背部的肌肉和皮膚必須如同緊密交織般地協同行動。

軀幹肌膚的緊張度和放鬆度，顯示了情緒的穩定度，以及一個人的心念是否寧靜安詳。如果胸部上端靠近鎖骨的肌膚內凹、下沉，表示這個人受到情緒傷害。結實穩定的胸部是情緒穩定性的表現。如果胸部和橫膈膜不穩定，背部的肌膚與肌肉的運動不協調，呼吸時就不會體驗到安適。如果它們彼此協調，你就會有勇氣啟迪心靈。

坐的藝術要求背部向前趨向胸部。留意你的衣服，如果移動時，你的後背碰到了衣服，表示你做錯了。身體前面碰到衣服是正確的（錯誤姿勢：圖 2-36、2-37。正確姿勢：圖 2-38、2-39）。

初學者可以坐在一面牆前，臀部貼近牆面，使骶骨底部和肩胛骨上端碰到牆面。如果肩膀碰到牆時，骶骨下端傾向於偏離牆（圖 2-40），就重擺姿勢（圖 2-41），讓肩胛骨向外打開。為了獲得正確的姿勢，可以在身體和牆之間，即胸骨的正後方位置，放一塊肥皂、一塊大小相近的木塊，或一條捲起的小毛巾（圖 2-42）。

顫抖是疲勞、注意力分散或缺乏自信的信號。如果顫抖了，就不要浪費時間練習調息法，應該去練習體位，來強化肺部和舒緩神經。

一開始，調整坐姿可能帶來疼痛和不適，但是，定時和規律的練習會使疼痛和不適感消失。如果疼痛和不適感劇烈難忍，當天就要停止練習。這是軀幹在為調息法調整好姿勢的信號。

學會區分正確和錯誤的疼痛。正確的疼痛只會在調息練習時出現，且做完攤屍式後，疼痛會立刻消失；持續的疼痛是錯誤的疼痛，並且會繼續折磨修習者。正確的疼痛像一位真正的朋友，指導修習者調整和改進姿勢，不斷重塑頭腦和身體。

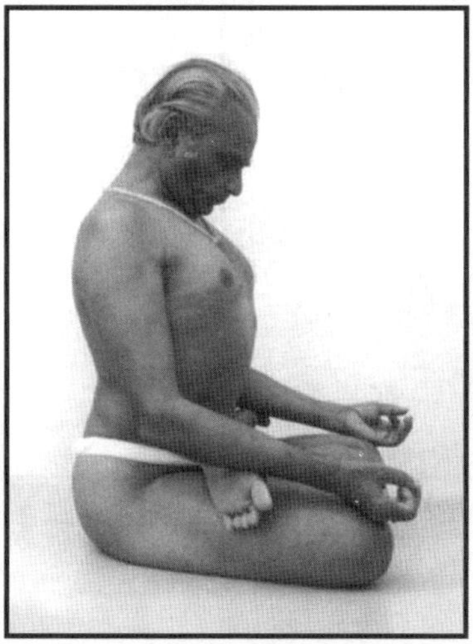

圖 2-35：蓮花坐・肩胛位置

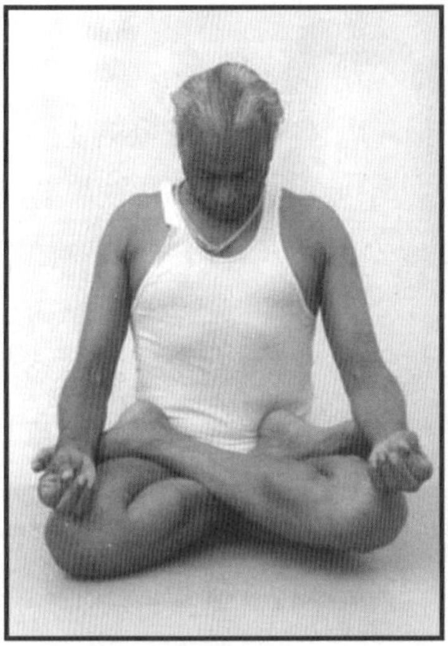

圖2-36：蓮花坐・錯誤姿勢4

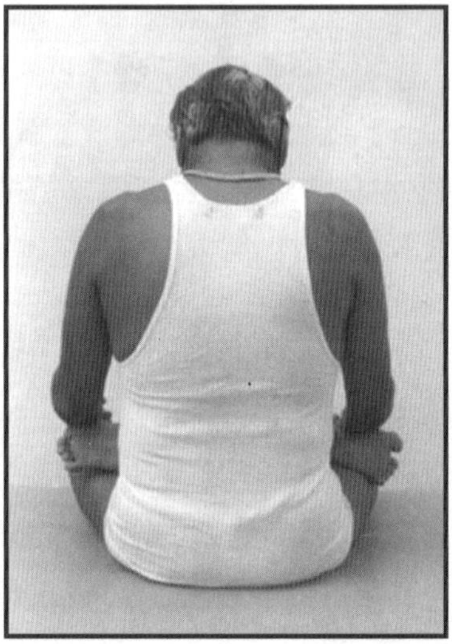

圖2-37：蓮花坐・錯誤姿勢5

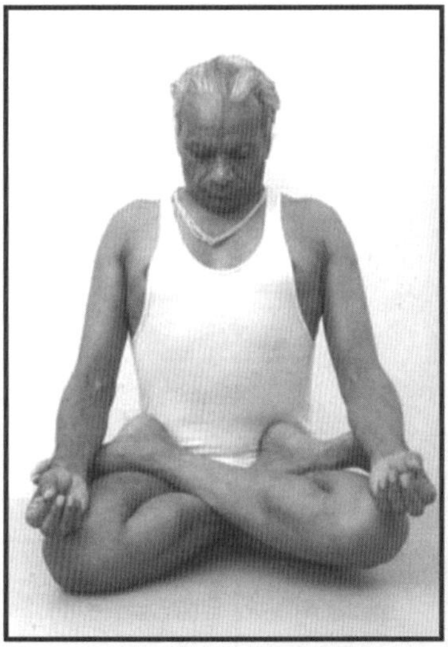

圖2-38：蓮花坐・正確姿勢2

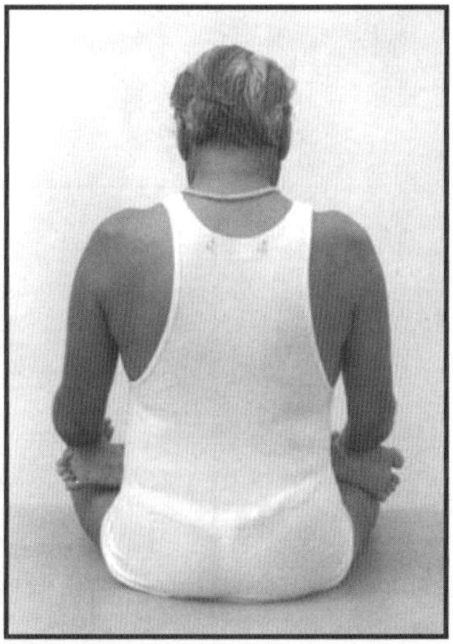

圖2-39：蓮花坐・正確姿勢3

圖2-40：蓮花坐・靠牆錯誤姿勢

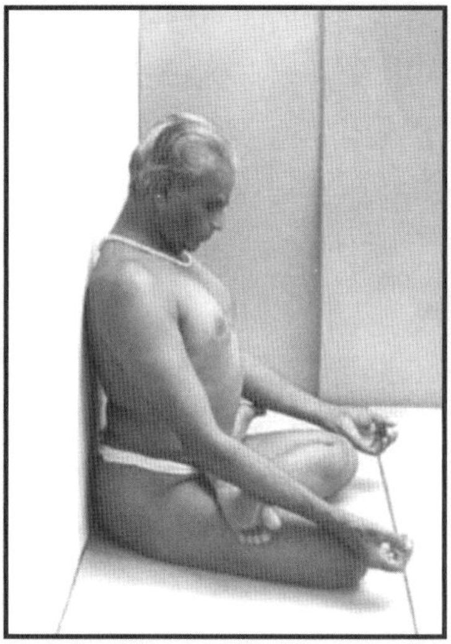

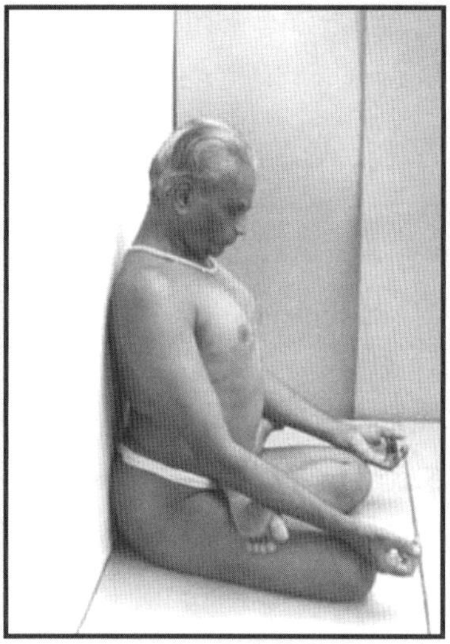

圖2-41：蓮花坐・靠牆正確姿勢

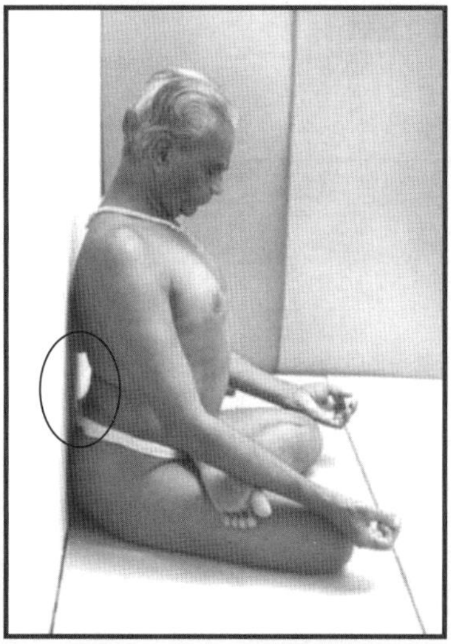

圖2-42：蓮花坐・靠著牆面矯正姿勢的技巧

無法坐在地上

如果由於年齡或虛弱之故，無法坐在地上，可以用一把椅子或一條凳子。雙腳要平放在地上，大腿彼此平行，也與地面平行，小腿垂直於地面（圖 2-43、2-44）。手臂和兩腿放鬆，沒有任何緊張，盡可能地按照本章的要點調整坐姿。

雙腳麻木

採用任何調息坐姿，兩腳都會麻木，因為用同一個姿勢坐著會限制血液循環。不過，改善的方法很簡單。做兩、三分鐘的攤屍式，並且彎曲膝蓋，腳跟靠近臀部（圖 2-45）。然後，先後伸直兩腿（圖 2-46、2-47），伸展小腿後側肌肉、膝蓋後側肌肉、腳跟、足弓，腳趾指向天花板（圖 2-48）。保持這個姿勢一會兒，然後雙腳倒向兩邊（圖 2-49）。這個動作可以促進腿部的血液循環，雙腳的麻痺感會消失。

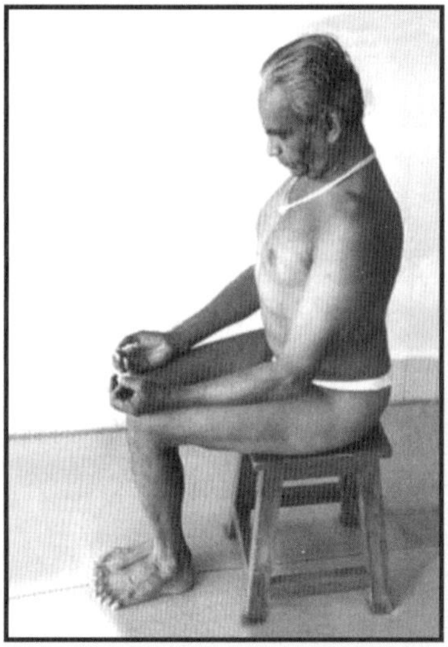

圖 2-43：椅子蓮花坐 1

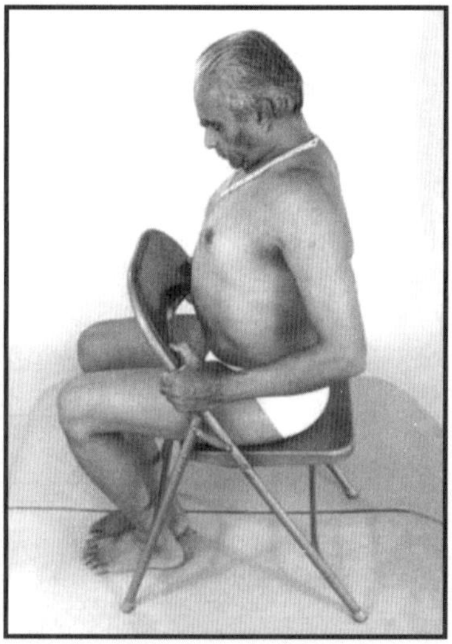

圖 2-44：椅子蓮花坐 2

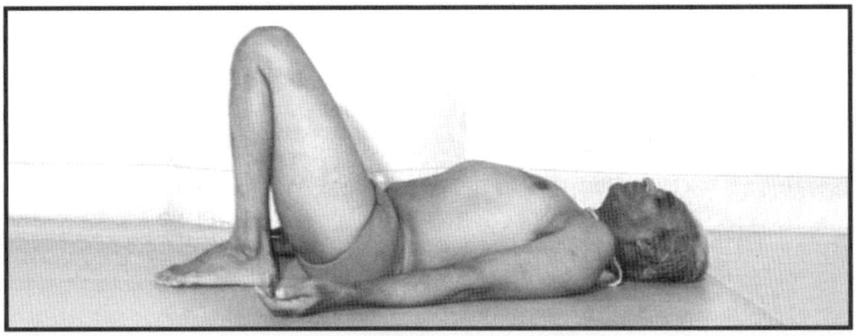

圖2-45：攤屍式・步驟1

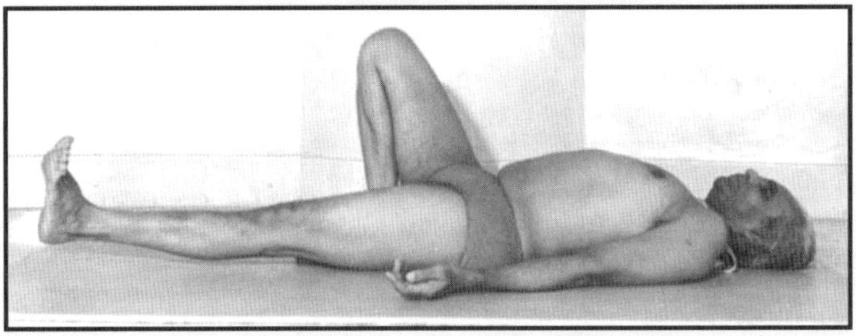

圖2-46：攤屍式・步驟2

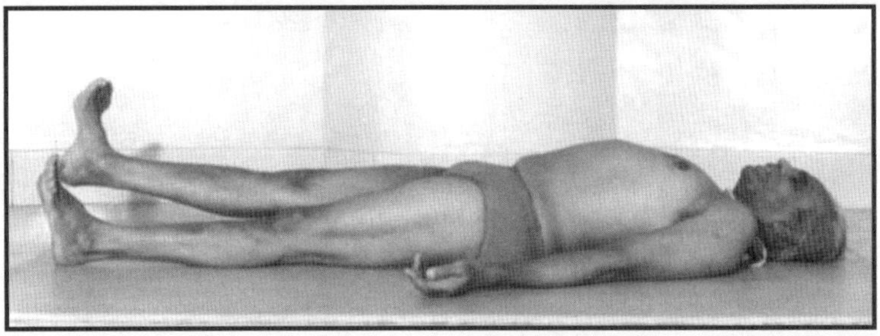

圖2-47：攤屍式・步驟3

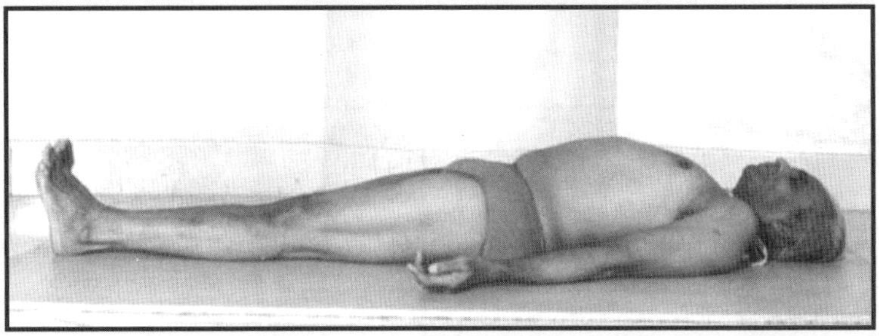

圖2-48：攤屍式・步驟4

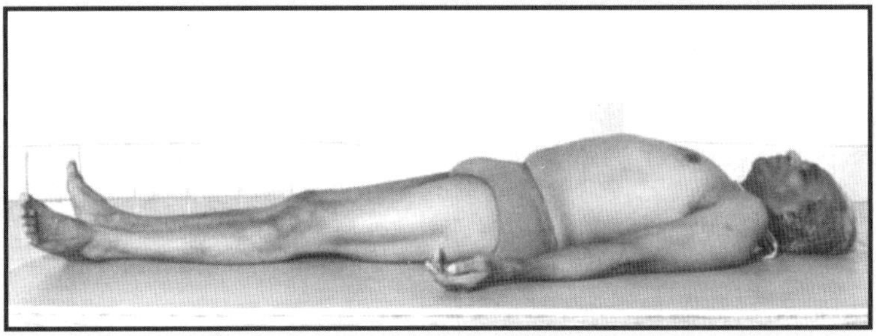

圖2-49：攤屍式・步驟5

手臂和肩膀

左右兩側的肩膀遠離頸部，向外打開。肩膀盡量下沉，遠離耳垂，雙肩與地面平行。腋窩前面的皮膚面向上，後面的肌膚向下。調息練習中，容易聳肩，要有意識地不斷調整肩膀的位置。肘部指向地面，確保上臂的前面和後面的伸展及長度一致。肘部不要張開或向肩膀的方向移動（圖 2-50、2-51）。

下臂的調整，以及某些調息法中手指在鼻子上的位置，將在第 22 章詳細討論。

頭和喉嚨

除了仰躺時之外，頭部永遠不要直立；做好喉鎖，使頭頂不會抬起，在調息練習過程中始終不被打擾，還可以清潔鼻梁兩側的兩條微細通道（氣脈）。鼻梁變窄、喉嚨僵硬和頸部後側緊張，都是頭部位置錯誤的表現。要獲得正確的頭部位置，需要釋放喉嚨的內在壓力，放鬆上唇，眼球向下。

放鬆頭皮，保持神經鬆弛，使大腦安靜而穩定。永遠不要繃緊或上提太陽穴的肌膚。不要閉緊嘴唇，雙唇要鬆弛，嘴角柔軟。

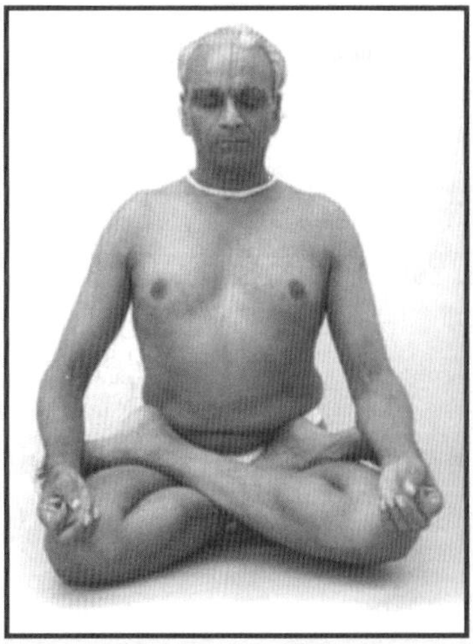

圖 2-50：蓮花坐・肘部錯誤姿勢 1

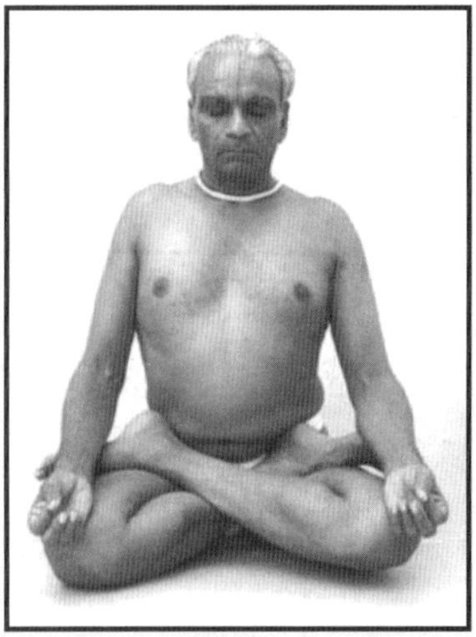

圖 2-51：蓮花坐・肘部錯誤姿勢 2

舌頭

舌頭要放鬆，放在下顎上。注意舌尖不要碰到上顎或牙齒。不要咬緊下巴，也不要在吸氣、呼氣或屏息時擺動舌頭。如果舌頭移動了，就會分泌唾液。不過，當你開始練習調息法時，唾液就會分泌並聚集。不要擔心，在吸氣之前，吞下即可。如果你的舌頭保持放鬆，唾液分泌會漸漸停止。

鼻子

鼻子調整呼吸的氣流和聲音。鼻尖和兩眉之間的鼻梁要指向胸骨，注意，頭不要往任一側偏。吸氣時，鼻尖容易上翹，要格外留心，使鼻梁向下。如果鼻梁或鼻尖上翹，呼吸聲會變得粗糙。

眼睛和耳朵

眼睛控制頭腦的波動，耳朵控制心念。眼睛和耳朵是把頭腦和心念送往靈魂之海的兩條河流。練習調息法時，要閉眼，眼球靜止不動，耳朵接收呼吸的聲音。溫柔地閉上雙眼，上眼瞼在瞳孔上施加一點點壓力，下眼瞼保持放鬆，雙眼會變得柔和。不要使雙眼僵硬乾燥。上眼瞼向眼眶外角移動，釋放鼻梁兩側眼眶內角的任何壓力。瞳孔不動，並且與鼻梁等距。從額頭正中的肌膚開始釋放額頭的壓力，同時還可以撫平兩眉之間的皺紋，使額頭區域放鬆下來。

剛開始，很難掌握坐姿的要領，身體會不自覺地傾斜。所以，要時常短暫地睜開雙眼，檢查一下身體是否陷下去了，頭是抬起的還是低下的，抑或歪向一側了；然後，留意喉嚨是否緊張，臉部肌膚是否繃緊了，尤其是太陽穴附近的肌膚。最後，檢查一下眼球是顫動的，還是穩定的。接下來，調整身體和頭部到正確的位置，放鬆喉嚨，眼睛鬆弛。肌肉的放鬆會帶動皮膚的放鬆。上唇和鼻孔會影響感覺器官的功能。放鬆上唇，這會幫助臉部肌膚和大腦放鬆。在坐姿中練習調息法時，如果太陽穴四周的皮膚往耳朵的方向移動，表示大腦是緊張的；如果向眼睛的方向移動，表示大腦正在休息。不過，在仰躺姿勢中，太陽穴周圍的皮膚應該向耳朵移動，不要向眼睛移動。

把視線引向內，好像在看身後的什麼東西。雖然閉著雙眼，但雙眼又好似大大地張開著，視線向內（圖 2-52、圖 2-53）。隨著吸氣和呼氣，眼球容易跟著上移、下降。盡量控制住眼球，因為眼球的移動會為頭腦帶來波動。

眼瞼一旦鬆散，整個人就會陰鬱遲鈍；眼球一旦開始轉動，人就會分心、心亂。如果上眼瞼收縮，雜念就會像風中的火苗一樣閃爍不已。在徹底的放鬆中，以上的一切都不會發生。

如果上下睫毛不能相交，頭腦就會活躍，無法放鬆。如果眉弓處緊張，眉毛就會豎起，好像生氣的樣子；如果眉頭平展，頭腦也會安息。

兩個耳孔要在同一個高度，與肩膀的距離相等。耳朵要傾聽呼吸的聲音，並且，在整個練習中都感到輕盈。不要咬緊牙關，因為這會使耳朵的四周僵硬，堵塞耳朵，並且耳內會有沉重和癢癢的感覺。

要特別留意一個精微能量通道（氣脈）的匯合點，它位於大腦中心、雙眼之間的後側，控制來自眼睛、耳朵和肺的能量（見第五章），它也是呼吸控制的起點。

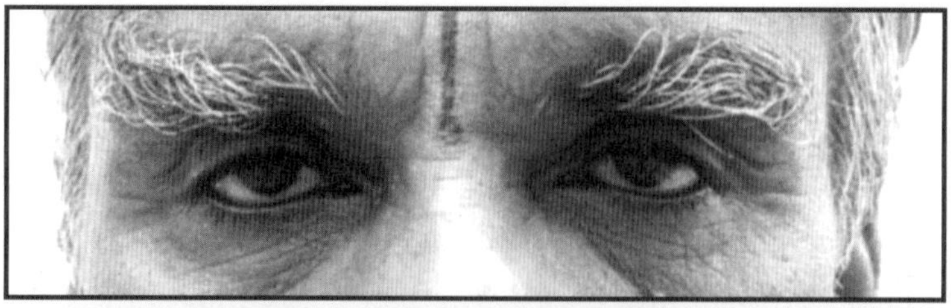
圖 2-52：內視

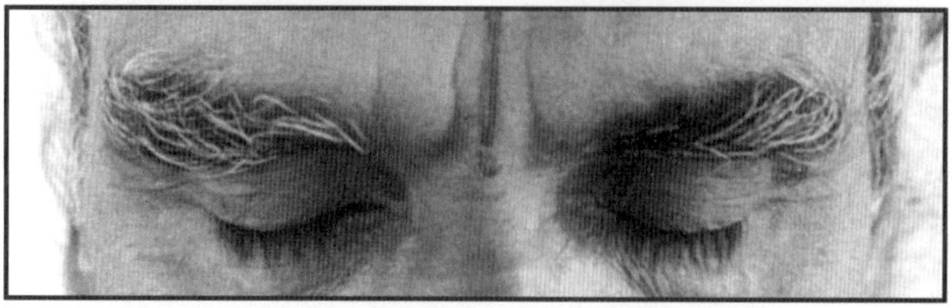
圖 2-53：內視

大腦

大腦是電腦和思維工具。心念有感覺，大腦卻沒有。大腦控制身體和感覺器官，它應該是靜止不動的。在調息法中，大腦是指揮者和旁觀者，不是行動者。肺是行動者，大腦是指揮官。

如果坐姿正確、牢固、穩定、平衡，情緒便可穩定，大腦如飄浮般輕盈。人既不會緊張，也不浪費能量。如果大腦前部向上抬起，會感到怒氣和緊張；如果向一側歪斜，另一側就會感到沉重，失去平衡。

智力出眾的人容易驕傲。智力好似金錢，是一個好僕人，但同時是一個壞主人。練習調息法時，瑜伽士要低下頭，調整好頭部前側和後側的位置關係，使自己謙虛，不因聰明才智而驕傲自大。

瑜伽士認識到，大腦是獲得客觀知識（vidyā）的場所，心念（manas）是體會主觀知識（buddhi）的地方。心念好比包裹，智慧是其內容。心念位於心臟的中心，情緒的起伏也在那裡發生。

當情緒和智力全部靜止，不再波動時，瑜伽士首先體會到感官的平靜，然後體驗到心念的安寧。在這之後，靈性的寧靜是更加稀少的、成熟的經驗，那時瑜伽士已經從世俗的思慮和擔憂中解脫。他知曉那純淨的存在狀態，完全覺知，達到神性的境界。有限融入無限。那即是瑜伽士不斷追求的目標——三摩地（samādhi）。

12

調整心念的藝術

呼吸穩定或不穩定，心智將隨之變化，瑜伽士亦是如此。
因此，應該要好好控制呼吸。
——《哈達瑜伽之光》第 11 章．第二節

生命之樹的根在上，枝葉在下；人也是如此，神經系統的根基在大腦，脊髓如樹幹，向下貫穿脊柱，神經從大腦進入脊髓，如枝枒遍布全身。

第 11 章詳細解釋了練習調息法的坐姿，本章將討論如何調整心念。

動脈、靜脈和神經，負責能量在全身的循環和輸送的管道（氣脈）。體位的訓練，可以使氣脈通暢，普拉那（prāṇa）在其間自由流動。如果氣脈被不潔之物阻塞，能量就無法遍布全身。如果神經糾纏不清，就不可能保持穩定。沒有穩定的神經，調息練習是不可能完成的。如果氣脈被擾亂，一個人就無法發現自我的真相與萬物的本質。

體位練習強健神經系統，攤屍式可以舒緩混亂的神經。如果神經崩潰了，心念也會崩潰。如果神經緊張，心念也會緊張。

除非神經是放鬆的、安靜的及接納的，否則，無法進行調息。

現代世界的人們尋求內心的安寧，因此，他們開始對禪那和古老的調息法感興趣。剛開始，這兩種修習法都特別引人入勝，可是，一段時間後，人們發現，禪那和調息法不僅非常難學，而且練習也非常枯燥和重複，進步非常緩慢。另一方面，瑜伽體位始終都那麼令人著迷，因為練習體位時，智性專注在身體的各個部分，得到滋養，喜悅的感受油然而生。在調息法中，注意力在兩個鼻孔、鼻竇通道、胸、脊柱和橫膈膜上，智性不被轉移到身體的其他部分，所以，只有當身體和心念經過訓練，能夠接納流動的氣息時，練習調息法才會變得迷人。儘管幾個月甚至幾年的練習，可能都沒有顯著進步，但是，透過真誠的、不動搖的努力和堅持，修習者的心念終會接納規律的氣流，那時他開始體會到調息法的美麗和芬芳，多年練習之後，他將領會到調息法的微妙之處。

練習調息法有兩個基本要素：穩固（achala）的脊柱、沉靜（sthira）而警覺的心念。請記住，練習過多後彎的人，其脊柱可能富有彈性，但不能長時間保持穩固；那些練習許多次前屈伸展的人，可能擁有穩固的脊柱，但不一定有沉靜而警覺的心念。在後彎體位中，肺得到伸展；在前屈體位中，肺得不到伸展。修習者必須在兩者之間找到平衡，使脊柱保持穩固，心念保持警覺、不動搖。

不應該機械地練習調息法。頭腦和心念應保持靈敏，不時糾正和調整身體姿勢和氣息。一個人不該憑意志力來練習調息法，不要強硬地管理自己。完全接納的心念和智性是至關重要的。

在調息法中，意識（心念、智性和自我）和氣息的關係，就像母親和孩子。意識是母親，普拉那是孩子。正如母親用愛、關心和奉獻來珍視她的子女，意識也應該珍視普拉那。

氣息好比洶湧的河流，被大壩和運河馴服後，可以供應巨大的能量。調息法教導修習者如何馴服呼吸的能量，獲得生命力和活力。

《哈達瑜伽之光》（第 2 章，16~17）警告修習者，正如馴獸員要慢慢地馴服一頭獅子、一頭大象或一頭老虎，修習者也要漸漸地掌控他的氣息，否則，氣息會破壞他。透過正確地練習調息法，所有疾病都可以被治癒或控制。然而，不當的練習會引起各種不適，如咳嗽、哮喘、頭痛、眼睛痛和耳朵痛。

當穩定的心念和氣息相互作用時，也會使智性穩定。當智性不再波動不已，身體變得強壯，修習者會充滿勇氣。

心念（manas）是感覺器官（indriyas）的主人，而呼吸是心念的主人。呼吸的聲音是呼吸的主人，呼吸的聲音可以保持一致時，神經系統會安靜下來，然後氣息可以順暢地流動，這時修習者就做好了禪那的準備。

眼睛在體位練習中發揮重要的作用，耳朵在調息練習裡發揮重要的作用。全神貫注地學習體位，並且用眼睛仔細觀察，可以學會體位及如何在姿勢中平衡。體位可以透過意志力被掌握，四肢將聽從意志的安排。但是，調息法不能用這種方式。在調息練習中，眼睛是閉著的，心念專注在呼吸的聲音上；耳朵聆聽著呼吸的節奏時，修習者可以調節氣流和呼吸的細微之處，例如放慢氣流的速度，使氣流更加和緩。

體位法的種類多得數不清，有不同的姿勢、不同的動作，做各種體位時，注意力的位置也會變化。調息法的特點是單一。首先，修習者只在同一個姿勢中練習；其次，他要維持一種連貫不變的呼吸聲。練習調息正如在學習旋律以前，先練習音階。

體位練習是從肉體到精微身的練習，調息法是從內在精微的氣息到外在肉體的練習。

灰燼和煙霧會掩蓋一塊燃燒著的木頭，身體和心念的不潔也會遮蔽修習者的靈魂。一縷清風驅散了灰燼和煙霧，木頭又熱烈地燃燒起來，調息法清潔了修習者心念中的不潔，他內在的神性火花發出耀眼的光芒，做好了禪那的準備。

13

手印式和鎖印法

為了學習調息法的技巧，有必要瞭解手印式（mudrā）和鎖印法（bandhas）。梵文詞「mudrā」表示封印或鎖，它代表了關閉身體竅穴的姿勢、手指放置的位置以及特殊的手勢。

「bandha」的意思是束縛、連接、上腳鐐或拿住。它還表示某些器官或身體的某些部分，被緊緊抓住、收縮或控制的姿勢。

電力被製造出後，必須經過變壓器、導體、保險絲、開關和絕緣電線，把電力送到目的地，否則，電流可能會帶來致命的後果。調息法為身體帶來普拉那（prāṇa）時，同樣地，修習者必須運用鎖印法，以防止能量散發，並且把能量送到正確的部位，而對身體沒有任何損害。沒有鎖印法的話，調息練習會擾亂普拉那的流動，損傷神經系統。

在各種哈達瑜伽文獻介紹的鎖印法中，喉鎖（jālandhara bandha）、臍鎖（uḍḍīyāna bandha）和根鎖（mūla bandha），是練習調息法所必需的。它們幫助分配能量，避免過度換氣造成的能量浪費。練習鎖印法是為了喚醒沉睡的拙火，讓拙火能量在調息時沿著中脈一路向上。鎖印法是體驗三摩地境界的必要條件。

喉鎖法（Jālandhara Bandha）

修習者應該先掌握的鎖印法是喉鎖法。「Jāla」的意思是網、織物。在肩倒立（sarvāngāsana）練習中，可以掌握這個鎖印法，因為在肩倒立中，胸骨一直抵著下巴。

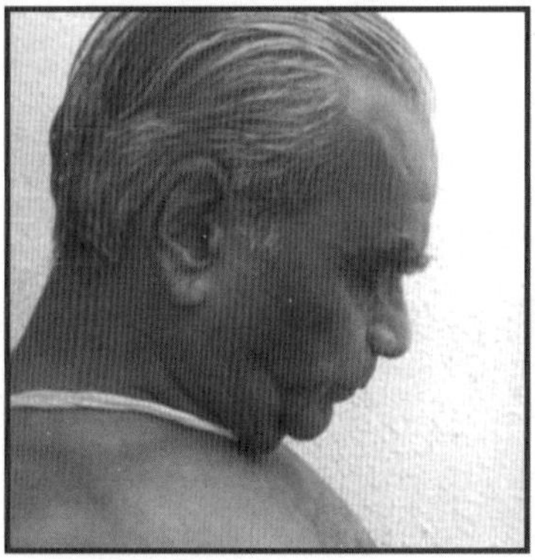
圖2-54：喉鎖法・錯誤姿勢1

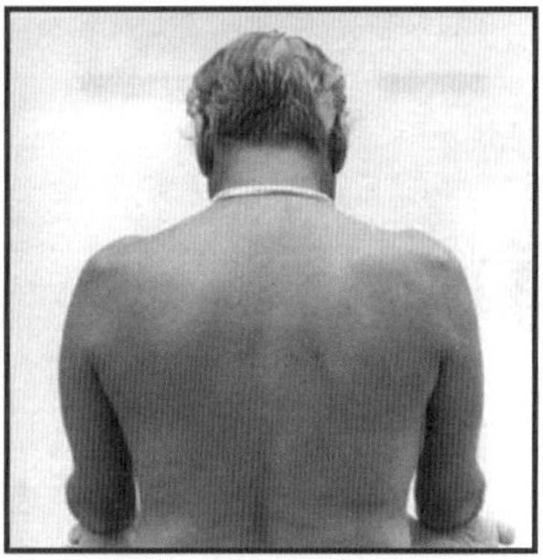
圖2-55：喉鎖法・錯誤姿勢2

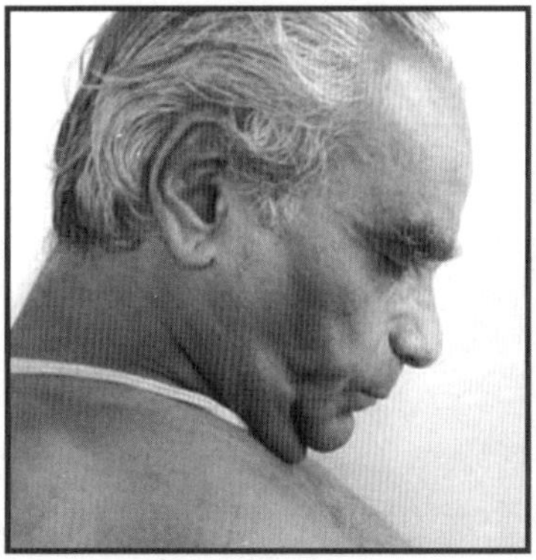
圖2-56：喉鎖法・正確姿勢1

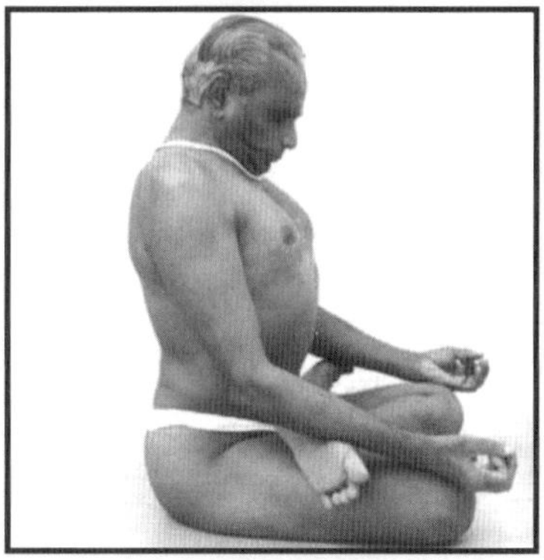
圖2-57：喉鎖法・正確姿勢2

技巧

1. 以至善坐、吉祥坐、單蓮花坐、勇士坐、束角式或蓮花坐，舒適地坐立（見圖 2-1 至 2-12，91~93 頁）。
2. 背部保持豎直。提起胸骨和前側胸腔。
3. 放鬆地延伸頸部的各個側面，把肩胛骨推向身體內部；保持胸椎和頸椎向內凹，頭從頸部後側開始往胸部的方向，向前、向下彎曲。
4. 不要收緊喉嚨或繃緊頸部肌肉。頸部不應被迫地向前或向下沉，也不應向後梗著（圖 2-54、2-55）。頸部和喉嚨肌肉要保持柔軟。
5. 低下頭，使下巴尖和下巴骨兩側，均衡地放在兩根鎖骨之間的凹陷內（圖 2-56、2-57）。
6. 下巴不要向一側伸展（圖 2-58），頸部也不要向一側傾斜（圖 2-59），這會導致頸部長期疼痛和緊張。待頸部有彈性後，前屈的深度自會增加。
7. 不要像圖 2-54 示範的那樣，迫使下巴貼近胸部，應該提升胸部，與低下的下巴相遇，如圖 2-57。
8. 中央和下巴應該與胸骨的中心、肚臍、會陰在一條線上（圖 2-60）。
9. 下巴放在胸部上時，肋骨不要下陷（圖 2-61）。
10. 太陽穴、眼睛和耳朵保持放鬆（圖 2-56）。
11. 這就是喉鎖法。

圖 2-58：喉鎖法・錯誤姿勢 3

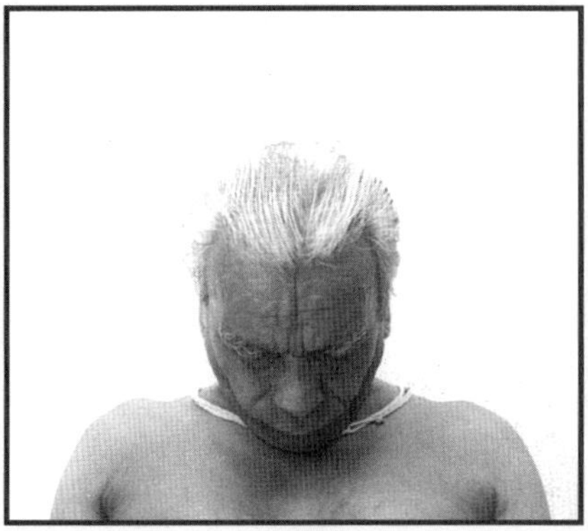

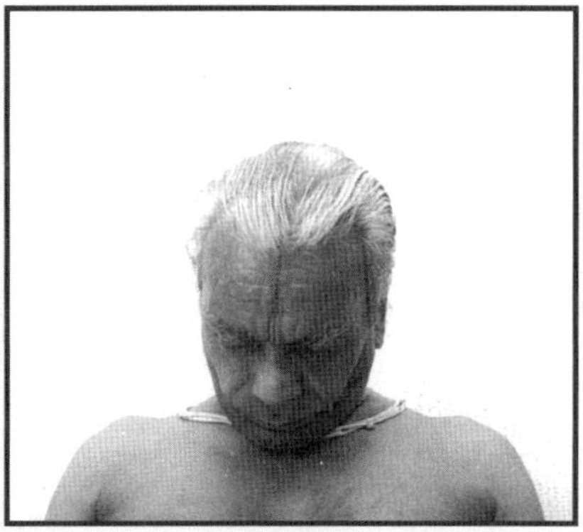

圖 2-59：喉鎖法・錯誤姿勢 4

功效

太陽神經叢位於軀幹正中，根據瑜伽的觀點，它是消化之火（jāṭharāgni）的所在地，消化之火負責消化食物，產生熱量。月亮神經叢位於大腦的中央，製造清涼。練習喉鎖法時，頸部周圍的氣脈被鎖住，月亮神經叢的清涼能量不能向下流動，也不會被太陽神經叢的熱能量分散。這樣，生命的精華被儲存起來，可延年益壽。這個鎖印法還能壓迫左脈和右脈，使普拉那沿著中脈流動。

喉鎖法清潔鼻道，調節流向心臟、頭部以及頸部內分泌腺（甲狀腺和副甲狀腺）的血液與普拉那（能量）。如果不加喉鎖法地進行調息，心臟、大腦、眼球和內耳會立刻感到壓力，導致頭暈。

喉鎖法能放鬆大腦，使智性謙卑。

注意事項

頸部僵硬的人應該在沒有不適的前提下，盡可能低下頭（圖 2-62），或捲起一塊布，放在鎖骨的上端（圖 2-63、2-64）。盡量透過抬起胸部夾住布條，而不是使勁壓低下巴（圖 2-56）。這樣可以釋放喉嚨的壓力，使呼吸變得舒適。

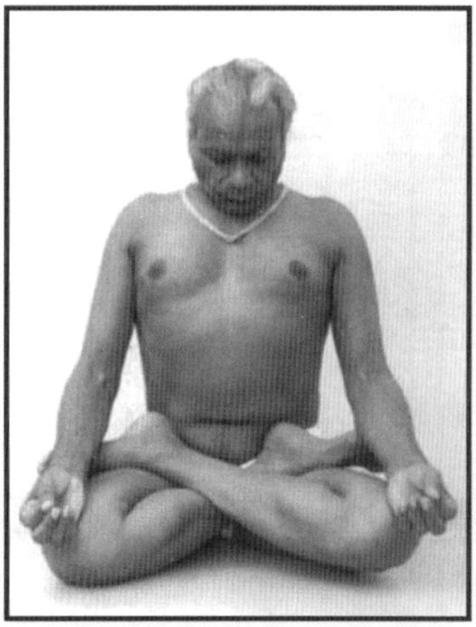

圖 2-60：喉鎖法・正確姿勢 3

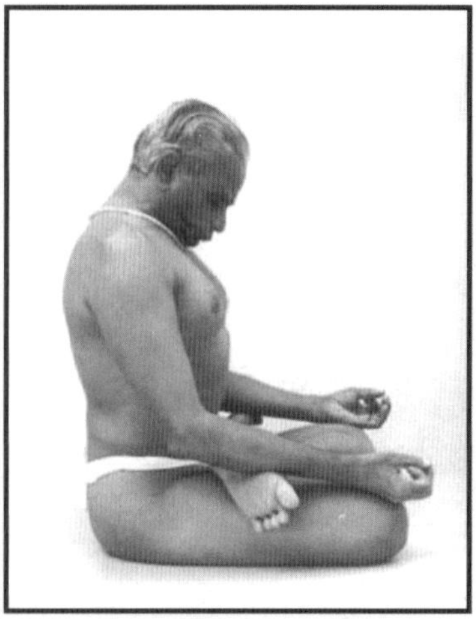

圖 2-61：喉鎖法・錯誤姿勢 5

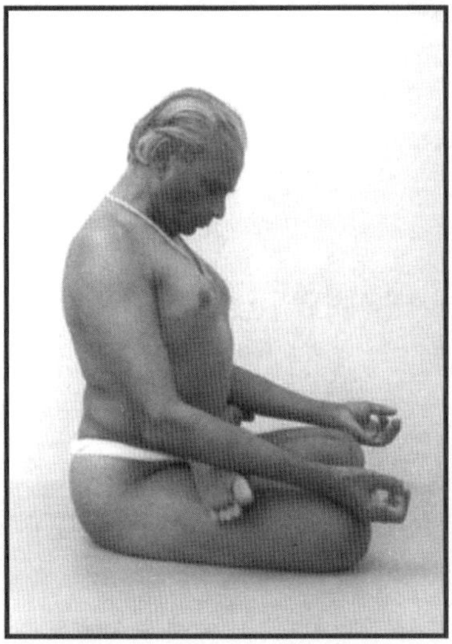

圖2-62：喉鎖法・正確姿勢4

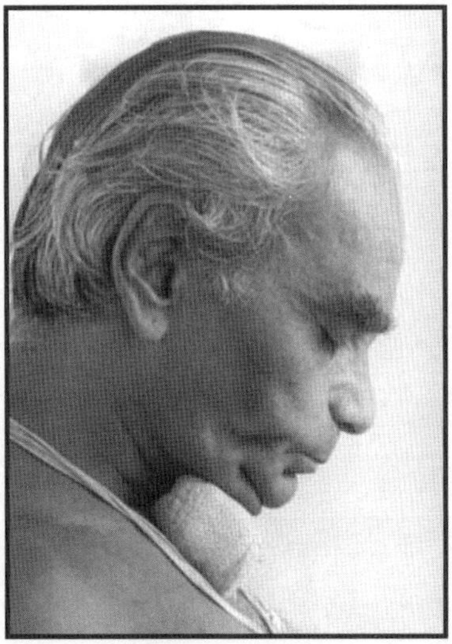

圖2-63：喉鎖法・輔助技巧1

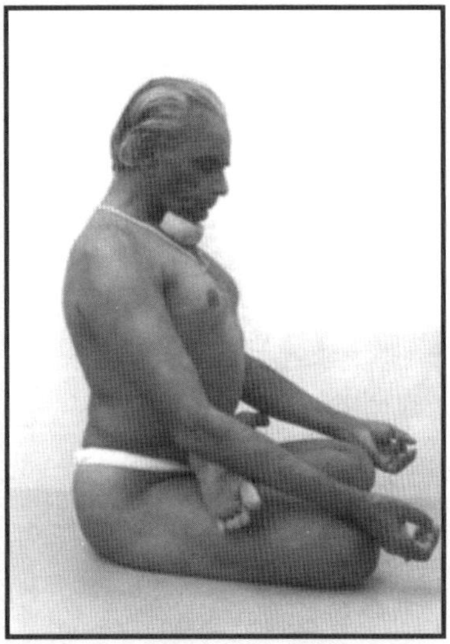

圖2-64：喉鎖法・輔助技巧2

臍鎖法（Uḍḍīyāna Bandha）

「uḍḍīyāna」的意思是飛翔，是腹部收縮。臍鎖法可使普拉那或能量，從下腹部向頭部流動。從下腹部往上提升，使橫膈膜推向胸部，同時腹部器官向後、向上拉，並帶向脊柱。

技巧

首先，以站姿熟練掌握臍鎖法，方法如下所述，之後才能在坐姿調息練習的外屏息階段引入臍鎖，外屏息即徹底的呼氣和開始吸氣之間的間隔期。只有在比較精通調息之後，才可以在調息時做臍鎖練習，而且，不要在內屏息時，即在徹底吸氣和開始呼氣之前的屏息階段做臍鎖，否則會使心臟用力過度。

1. 以山式站立（圖 2-23，105 頁）。
2. 兩腿打開約 30 公分寬。
3. 屈膝，稍稍向前彎身，張開手指，抓住大腿的中部。

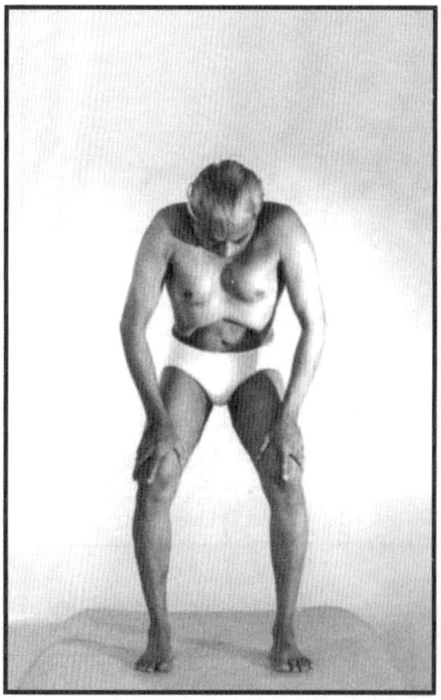

圖 2-65：臍鎖法・正確姿勢

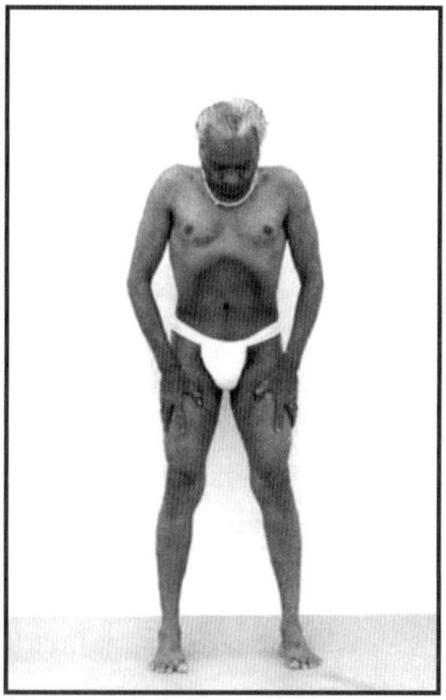

圖 2-66：臍鎖法・伸直背部時

4. 稍稍彎曲兩肘，盡量放低下巴，做喉鎖法。
5. 深深地吸氣，然後快速地呼氣，使氣體迅速從雙肺呼出。
6. 屏氣不吸。整個腹部區域向脊柱的方向拉，同時上提（圖 2-65）。胸部不要凹陷。
7. 腰椎和背部的脊柱要向前、向上提。腹部器官同時向脊柱的方向擠壓，使之貼緊脊柱。
8. 保持住腹部的收縮，雙手抬離大腿，放在骨盆邊緣上面一點的位置，以更加穩固地收縮腹部。
9. 伸直背部，不要放鬆腹部收縮或抬起下巴（圖 2-66）。
10. 盡你所能地保持住收縮，從 10 至 15 秒都可以。不要為了延長保持時間，而超越自己的承受力，隨著腹部收縮變得更加舒適，漸漸地延長保持的時間。
11. 先放鬆腹部肌肉，下巴和頭部不要動，否則，心臟和太陽穴區域會立刻感到緊張。
12. 讓腹部回到正常的位置，然後慢慢吸氣（圖 2-67）。
13. 在本技法第 6 至 12 項之間，不要吸氣。
14. 呼吸幾次，然後，重複本技法第 1 至 12 項的循環，最多進行六至八輪。隨著能力的提高，漸漸增加收縮的時長或循環的輪數，也可以在一位經驗豐富的老師

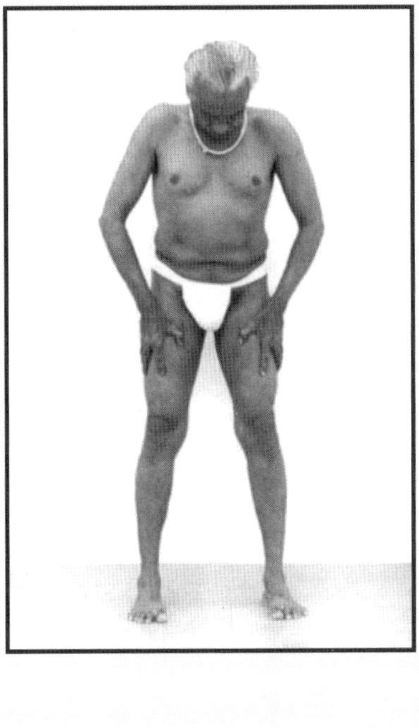

圖 2-67：臍鎖法．回復動作

或上師的指導下，增加練習的強度。

15. 臍鎖循環每天只能練習一次。
16. 當臍鎖法做得更加堅實後，漸漸地，可以把它加進各種調息法練習中，但是，一定只在外屏息時做臍鎖。

注意事項

1. 只能在空腹時練習。
2. 氣息呼出之後，才可以收縮腹部。
3. 如果太陽穴緊張，或吸氣時感到費力，表示沒有在個人能力範圍內做臍鎖。
4. 在臍鎖放鬆之後，需等到腹部器官回到原來的放鬆狀態後，才可以吸氣。
5. 腹部器官被壓縮時，不要收縮肺部。

功效

據說，臍鎖法使偉大的鳥兒普拉那不得不沿著中脈向上飛翔，中脈是神經能量的主要通道，位於脊神經管（merudaṇḍa）內。臍鎖是最好的鎖印法，按照上師的教導，持續練習臍鎖的人，會重獲年輕。臍鎖法是獅子，殺死了名為死亡的大象。臍鎖只應在徹底的呼氣和下一次吸氣之間進行。它鍛鍊了橫膈膜和腹部器官。提升橫膈膜，能溫和地按摩心肌，從而調節心肌的功能。做臍鎖還能滋養腹部器官，增加消化之火，排除消化道的毒素。臍鎖法也被稱為「薩克蒂查拉那調息法」（śakti chālana prāṇāyāma）。

根鎖法（Mūla Bandha）

「mūla」的意思是根、源頭、起源、原因、根據或地基。它指的是肛門和生殖器之間的區域。收縮這個區域的肌肉，向肚臍的方向垂直提升。同時，肚臍下方的小腹前側肌肉向後、向上擠壓脊柱。這將改變下行氣的流動方向，下行氣會向上流動，與胸部區域的命根氣匯合。

剛開始，應該在吸氣後的內屏息階段嘗試根鎖法。臍鎖法和根鎖法都需要吸住腹部，但是，這兩種鎖印法有所不同。臍鎖法中，從肛門到橫膈膜的整個區域，向脊柱的方向拉，同時上提。但是，在根鎖法中，只有會陰和肛門到肚臍之間的下腹部收縮，往後方的脊柱方向拉，同時向橫膈膜方向上提（圖 2-68）。

練習收縮肛門括約肌（馬氏式，aśvini mudrā）可以幫助你掌握根鎖法。「aśva」的意思是馬，這個動作由將馬關進馬廄的含義而得名。在做各式各樣的體位時，來學習做馬氏式，尤其是山式（taḍāsana）、倒立式（śīrṣāsana）、肩倒立（sarvāngāsana）、向上式（ūrdhva）、弓式（dhanurāsana）、駱駝式（uṣtrāsana）和坐姿背部伸展前彎式（paśchimottānāsana）（參考《瑜伽之光》）。

自學臍鎖法和根鎖法是不安全的。若臍鎖法做得不當，會造成無意識的遺精，流失生命力；根鎖法練習不當，會嚴重地削弱修習者，使之缺乏男子氣。即便是正確地練習根鎖法也有危險，根鎖法會增加性持久力，而修習者可能把持不住而濫用性能力。如果他屈服於性的誘惑，所有沉睡的欲望都會被喚醒，正如去撥動一條沉睡的毒蛇。掌握這三種鎖印法的瑜伽士，猶如站在命運的十字路口，一條路指向世俗享樂（bhoga），另一條路指向瑜伽或與至上靈性的結合。然而，瑜伽士會更受他的創造者的吸引。一般情況下，感官會向外打開，被各種客體所吸引，跟隨世俗享樂的

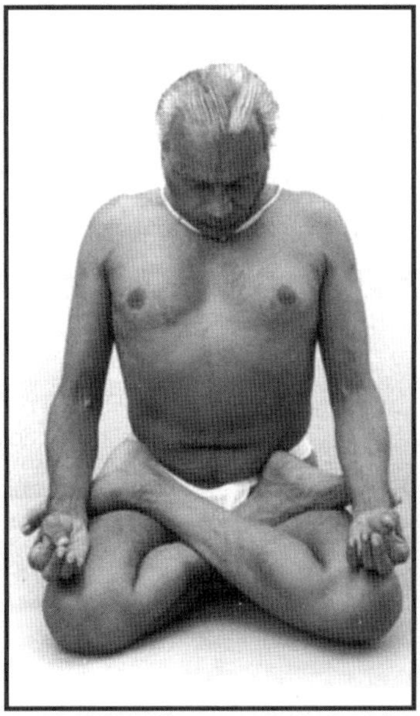

圖 2-68：根鎖法

道路。如果換一個方向，感官將轉向內，它們會走在瑜伽之路上。瑜伽士的感官是轉向內在的，追求與萬源之源的相遇。

當有志者精通了三種鎖印法時，是否有上師的指導成了最重要的事，因為，在恰當的指導下，有志者增加的精力和力量會得到昇華，去追求更高、更神聖的目標。那時，修習者就成為潔身自好者（ūrdhvareta），他自然而然地駕馭了性衝動，不再浪費性能量。雖然他精力旺盛，但他能完美地掌控自己（bhava vairagī）。然後，他獲得靈性和道德的力量，如太陽一般放射光芒。

練習根鎖法時，瑜伽士嘗試碰觸一切造物的真正源泉。他的目標是完全地掌控或收束意識，包括心念（manas）、智慧（buddhi）和我執（ahaṁkāra）。

14

吸氣與呼氣的藝術

吸氣（pūraka）是個體為了成長和進步，而吸取宇宙能量的過程，它是行動之路（pravṛtti mārga）。在吸氣中，無限與有限結合。吸氣時，吸收了生命的氣息，仔細地，溫柔地，正如聞到一縷花香後，芬芳均勻地遍布全身。

做瑜伽體位時，修習者的心念和氣息好似一個熱情四溢的孩子，隨時準備發明、創造和彰顯自己的能力，然而，調息法中的氣息如稚嫩的嬰兒，需要母親格外的關注和照顧。正如母親熱愛她的孩子，願意為了孩子的幸福獻上自己的生命，意識也要如此養育氣息。

若要理解吸氣的藝術，最基本的是要理解它的方法、正確和錯誤的作法、粗鈍和精微的層面，然後一個人才能體會調息法的精華。我們該注意到，意識（chitta）和普拉那（prāṇa）之間的關係，就如同一個母親和她的孩子之間的關係。為了達到這種關係，肺部、橫膈膜和肋間肌必須在體位中被訓練和磨練，氣息才能有節律地移動。

呼吸過程中，意識的行動就像一個在遠處觀看孩子玩耍的母親。雖然表面上是放鬆的，但是她的心念是警覺的，也就是一邊仔細地觀察著孩子，一邊徹底地放鬆。

母親第一次把孩子送到學校去時，她陪伴著孩子，拉著他的手，指引他通向學校的路，還要叮囑孩子在學校要和同學們友好相處，要認真學習。母親放下自己，全心全意地關注孩子，直到他習慣了學校的生活。同樣地，意識也要轉變自己，與氣息的步伐一致，像母親似的跟隨著氣息，引導氣息有節律地流動。

母親訓練孩子要小心謹慎地走路和過馬路。同樣地，意識也要帶領氣息流過呼吸通道，使細胞能吸收它。孩子逐漸有了自信，也適應了學校的生活，這時，走到學校的大門口，媽媽就會放開手。相似地，當氣息精確地、有節律地流動，意識就會觀察氣息，使氣息與身體和真我（Self）結合。

吸氣時，修習者嘗試把頭腦轉變為普拉那的接收和分配中心。

吸氣時不要鼓脹腹部，因為這會阻礙肺部充分擴張。吸氣和呼氣都不能過分用力或太快，否則，心臟會因用力過度而受傷，大腦也會受損。

呼氣（rechaka）是吸氣後釋放氣息的過程。呼氣時排出不潔的空氣或二氧化碳。呼出的氣息溫暖乾燥，修習者感受不到氣息的芬芳。

呼氣是個體能量（jīvātmā）的流出，與宇宙能量（Paramātmā）結合的過程。呼氣使大腦沉靜。它表示修習者的小我（ego）向真我臣服，並且融入真我。

呼氣時，身體的能量漸漸與心念的能量結合，再與修習者的靈魂融合，最終化入宇宙能量。呼氣是從身體邊緣往意識源泉回轉的息念之路（nivṛtti mārga）。

有意識地抬起胸部，使呼出的氣流穩定流暢。

有條不紊地吸氣和呼氣，密切留心呼吸的節奏，就像蜘蛛對稱地織網，沿著蛛網來回穿梭。

有些人的吸氣比呼氣長，有些人的呼氣則比吸氣長。吸氣和呼氣長短不同的原因，來自我們生活中不得不面對的挑戰，以及我們對挑戰的回應。這個挑戰與回應的過程，改變了氣息和血壓。調息法的目的，是消除氣息和血壓的不平衡與紛亂，使人不受干擾，也不受個性的牽累。

吸氣的技法

1. 以一種舒服的姿勢坐好。
2. 胸部、浮肋和肚臍，一起提升脊柱，讓脊柱保持豎直。
3. 現在，盡量低下頭（圖 2-62 或 2-63，129 頁）。頸部後側有一定彈性後，做喉鎖法（圖 2-56，126 頁）。
4. 在瑜伽中，我們認為心念是情緒的起源，它位於肚臍和心臟之間的區域。背部要始終與情緒的中心保持聯繫。向上、向外伸展身體的前側，同時不要失去和意識中心的聯繫。
5. 吸氣時，向上、向外擴展胸部，不要向前、向後或向兩側傾斜。
6. 不要繃緊或顫動橫膈膜頂部，要放鬆它。從橫膈膜的基底部開始吸氣。深吸氣的關鍵，是從兩側浮肋下方的肚臍帶開始吸氣（圖 2-69）。

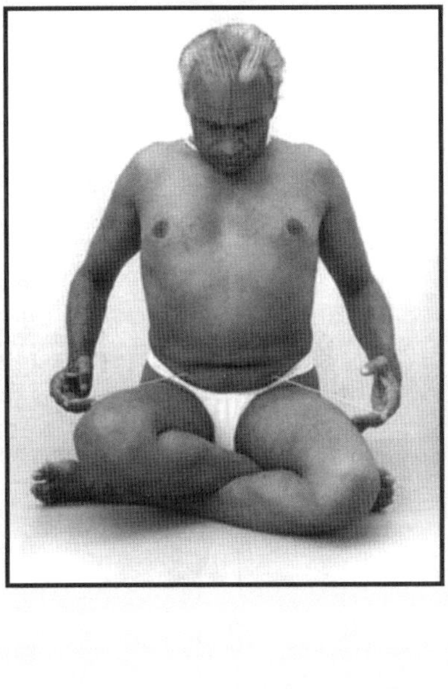

圖 2-69：吸氣姿勢

7. 吸氣過程中，雙肺要保持放鬆、不抵抗，以接收和吸收能量。使氣息的流動和肺部的擴張同步。
8. 正如從下向上灌滿水壺，也要從下向上充滿肺部，直到鎖骨頂端和腋窩內。
9. 訓練新人時，需要特別的照顧和關注。相似地，肺葉需要仔細的訓練，才能滿滿地吸入氣息。所以，在溫和的深吸氣時，延伸肺部的神經纖維，小心地探索肺部的潛力。
10. 支氣管從氣管分出，到達肺的周邊，在那裡，支氣管又分為無數小支氣管。每一次吸氣都要到達每個支氣管的末梢。
11. 吸入的氣息被體內的細胞吸收，就像水滲入土壤，你會感受到宇宙能量滲入身體帶來的愉悅感。
12. 吸氣的能量由鼻子進入體內，被因果身或靈性鞘吸收。吸氣時，意識從肚臍（臍輪）上升到胸部的頂端（喉輪）。修習者自始至終都要保持因果身和精微身的統一聯繫（見第二章），使意識從其起源處向上升。這樣的聯繫會使身體、氣息、意識和真我（Self）相結合。從而，身體（kṣetra）和阿特曼（Ātmā, kṣetrajña）合二為一。
13. 為了吸收普拉那能量，軀幹肌膚的每一個毛孔都應該是智慧的眼睛（jñāna chakṣu）。

圖2-70：吸氣姿勢矯正技巧1

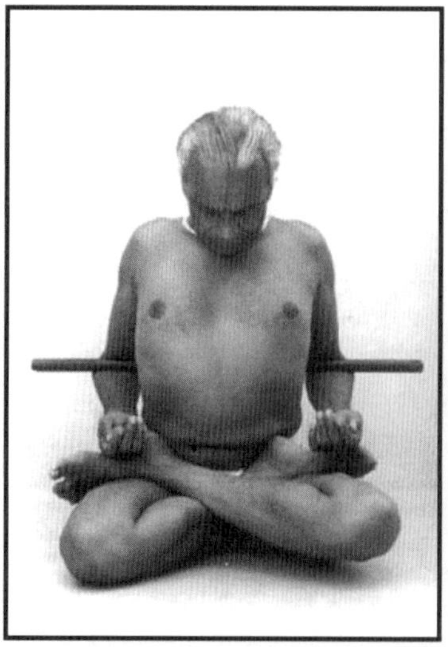

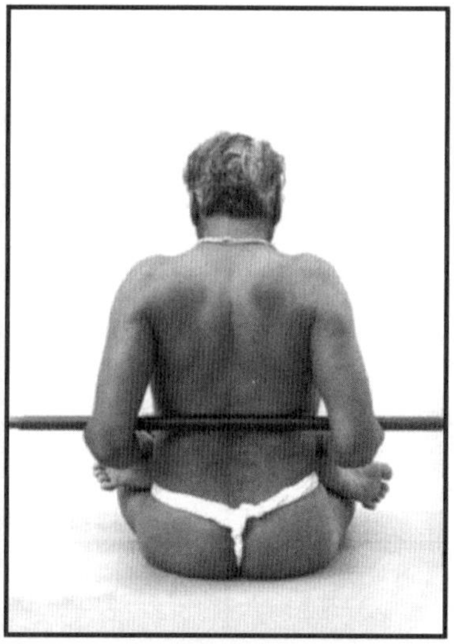

圖2-71：吸氣姿勢矯正技巧2

14. 如果吸氣時動作太猛，手掌會感到僵硬。調整你的氣息，使手掌一直保持柔軟。
15. 如果吸氣時，肩膀抬起了，肺的上部就不會被充分填滿，頸項後側也會緊張起來。要留意聳肩的傾向，一旦發現，就立刻放下肩膀。為了使肩膀保持下沉，胸部上抬，拿一根棍子或其他重物，如圖 2-70 到圖 2-73 所示的那樣使用。
16. 放鬆喉嚨。舌頭放在下顎，不要碰到牙齒。
17. 閉上並放鬆雙眼，但積極內視（圖 2-53，118 頁）。吸氣時，眼睛易上翻，應避免（圖 3-17，170 頁）。
18. 耳朵、臉部肌肉和前額的皮膚，要保持放鬆。
19. 正確的吸氣可以消除懶惰，激勵身體和心念。

呼氣的技法

1. 按照吸氣技法第 1 至 4 項做。
2. 吸氣時，身體是吸收氣息能量的設備。呼氣時，身體是動態的，緩慢釋放氣息。肋間肌和浮肋要保持緊扣，否則無法穩定流暢地呼氣。
3. 呼氣時，起點是胸部的頂端。胸部頂端不要鬆掉，慢慢地、完全地呼氣，直到肚臍下方的氣息被呼盡。這時，身體將融入真我。

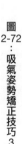

圖 2-72：吸氣姿勢矯正技巧 3

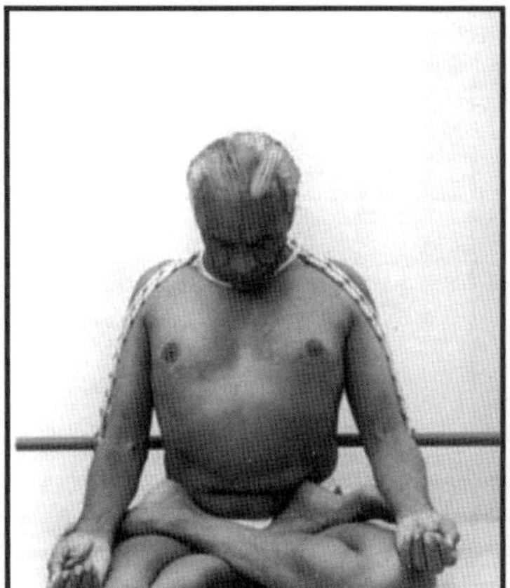

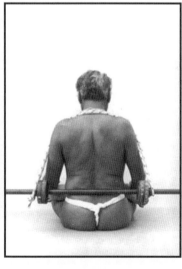

圖 2-73：吸氣姿勢矯正技巧 4

4. 當你呼氣時，不僅脊柱要保持上提，脊柱的左右兩側也要向上，軀幹如樹幹般穩固。
5. 身體不要抖動，這會擾亂氣息、神經和心念。
6. 慢慢連貫地呼氣，胸部不要塌陷。如果呼氣變得粗糙，表示已經喪失對身體的平穩關注和對氣息的觀察。
7. 吸氣時，軀幹的皮膚拉緊；呼氣時，皮膚變得柔軟，但是不要丟失身體內在結構的穩定性。
8. 胸部和手臂的皮膚不應緊緊地碰著腋窩（圖 2-74）。腋窩和胸部與手臂之間應該有空間（圖 2-75），但是不要過度張開雙臂，如圖 2-50、2-51（116 頁）所示。
9. 呼氣是鎮靜神經和大腦的藝術。呼氣帶來謙遜，小我變得平靜。

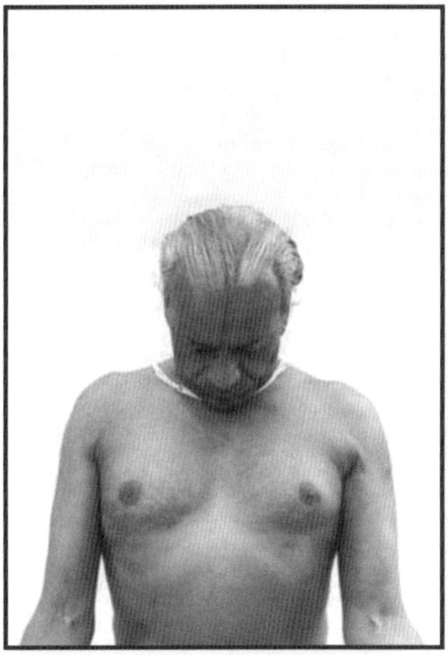
圖 2-74：呼氣姿勢・手臂錯誤位置

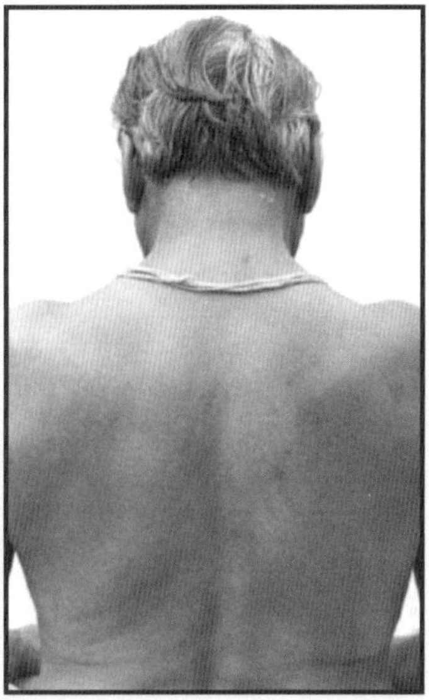
圖 2-75：呼氣姿勢・正確示範

15

屏息的藝術

屏息（Kumbhaka）中的「kumbha」，意思是陶罐，可以是空的，也可以是滿的。屏息有兩種：一種是在一次吸氣和一次呼氣之間的停頓，另一種是在一次呼氣和一次吸氣之間的停頓。屏息是在懸停的狀態下，保留氣息的藝術。

屏息也意味著把智性從感覺器官和行動器官中抽出，專注放在阿特曼（Ātmā，即純粹意識〔puruṣa〕）和意識中。屏息使靈性尋求者在身體、道德、心念和靈性層面靜止不動。

屏息不應該讓大腦、神經和身體再次緊張起來。這種再次緊張會導致緊張過度。做屏息時，大腦要保持放鬆，才能為神經系統補充活力。

屏息時，氣息靜止了，感覺和心念也會靜止下來。氣息是身體、感覺和心念之間的橋梁。

屏息有兩種方式：和諧（Sahita）屏息法和自發（Kevala）屏息法。有意、故意的屏息是和諧屏息法。「和諧屏息法」指的是：1. 完全吸氣之後，呼氣開始之前，或 2. 完全呼氣之後，吸氣開始之前的呼吸停頓。「kevala」的意思是「自發地」或「絕對的」。「自發屏息法」是呼吸中的停頓，既不吸氣，也不呼氣，好比一個全然投入的藝術家或虔敬的皈依者不吸不呼。在自發屏息狀態之前，身體常常顫抖和恐懼，像一個人正要被完全出乎意料的事物所帶來的震撼給淹沒，耐心和堅持會克服這種感受。自發屏息是本能性的、直覺性的。在這種狀態中，人徹底地被一個對象吸引，與世隔絕，體會到不可思議的愉悅與和平。個體與無限和諧一致。（見《哈達瑜伽之光》II, 71）。

內屏息（Antara Kumbhaka）是以宇宙能量或普遍能量的形式，握住至上（Lord）。這一能量與個體能量匯合，是至上（Paramātmā）與個體靈魂（jīvātmā）相結合的境界。

外屏息（Bāhya Kumbhaka）是瑜伽士以氣息的形式向至上臣服的狀態，並且融入宇宙氣息（Universal Breath）之中，這是最高尚的臣服，瑜伽士的自我身分完全與至上融合。

在《薄伽梵歌》（IV, 29~30）中，克里希那向阿朱那解釋各式各樣的祭祀（yajñas）和瑜伽士。屏息是一種祭祀，分為三類：吸氣—屏息，呼氣—屏息（這兩種都是和諧屏息）和絕對屏息（自發屏息）。瑜伽士的身體是聖壇，吸入的氣息是祭品，呼出的氣息是火焰。屏息即是身為祭祀品的吸氣，在呼氣的火焰中燃燒，祭品與火焰成為一體。瑜伽士獲得了控制呼吸（prāṇāyāma vidyā）的知識。胸部的上半部分是命根氣的居所，下半部分是下行氣的居所。當兩者在吸入時結合，就是內屏息的狀態。當下行氣與命根氣相遇，然後經呼氣流出體外，那個空的狀態就是外屏息。瑜伽士在經驗中吸取屏息的知識，呼吸控制的知識成為他的智慧（buddhi）的一部分。最終，瑜伽士獻上自己的知識、智慧、獨一無二的生命氣息和他的真我（Self）做為祭品（Ātmāhuti），這便是自發屏息，或稱為「絕對臣服」，彼時，瑜伽士全神貫注在對至上的崇拜之中。

正如母親保護孩子遠離每個災禍，意識（chitta）也保護身體和呼吸。脊柱和軀幹是活躍好動的，就像孩子一樣；而意識是警覺而具有保護性的，像母親一樣。

屏息時，身體的振動就像在行駛過程中停下來的動力機車，車上的司機敏銳，隨時準備出發，同時保持放鬆。相似地，普拉那（prāṇa）在軀幹中振動，但意識保持放鬆，隨時準備好呼氣或吸氣。

軀幹皮膚的敏感度、握緊和伸展，就像一個被規訓的孩子，既勇敢又謹慎。

屏息的時長可以視為交通信號燈。如果一個人闖紅燈，可能導致交通事故。屏息也是一樣，如果一個人超過自己的能力範圍，神經系統會受損傷。身體和頭腦中的緊張，顯示意識無法在屏息中把握住普拉那。

不要靠意志力來保持氣息。大腦緊張、內耳僵硬、眼睛變紅、感到沉重或易怒，這些都表示修習者超越了自己的能力範圍。要留意這些警告信號，它們顯示危險即將來臨。

屏息的目標是保持屏住氣。當氣息被把握住，言語、感知和聽覺也被控制了。在這種狀態下，意識從熱情與仇恨、貪婪與欲望、驕傲和嫉妒中解脫了。普拉那和意識在屏息中合而為一。

屏息激勵出潛伏在身體中的神性，身體是阿特曼的居所。

內屏息的技法

1. 在掌握深吸氣和深呼氣之前，不要嘗試在吸氣後屏息。在掌握內屏息之前，不要嘗試在呼氣後屏息。
2. 「掌握」的意思是能訓練有素地進行巧妙的調整，能控制氣息的運動。嘗試屏息之前，先使吸氣和呼氣等長。加入屏息之前，先閱讀第 13 章關於鎖印法的內容。
3. 慢慢地一步步學習做內屏息。一開始只屏息幾秒鐘，並且不要鬆懈內在身體。留意觀察身體、神經和智性的情況。需要一段時間，你才能在屏息時理解、體會，並且保持肋間肌和橫膈膜的內在緊握。
4. 剛開始學習內屏息時，每次屏息之後，就休息一會兒，使雙肺回到常規、自然和生氣勃勃的狀態後，再做另一次嘗試。例如，三到四輪常規或深呼吸之後，可以跟一輪屏息循環交替，直到練習結束。

5.如果初學者在每一次吸氣之後都做屏息，會造成肺部過度用力、神經僵硬、頭腦緊張，練習的進步會異常緩慢。
6.隨著練習的進步，縮短常規呼吸循環和內屏息循環之間的間隔。
7.在內屏息時，增加保持氣息的時長，但是不要超越個人的能力範圍。
8.如果吸氣和呼氣的節奏被屏息打亂了，表示你已經超越了個人的能力範圍，所以，要減少保持內屏息的時間。如果呼吸的節奏沒有被打亂，那麼你的練習是正確的。
9.鎖印法的知識對於恰當地練習屏息來說，是至關重要的。鎖印法是分配、調節和吸收能量時的安全閥，還能防止能量浪費。如果電壓太高，電動馬達就會燒壞。同樣地，當肺部被氣息充滿，而能量又沒有被鎖印法限制住，雙肺就會受損，神經會緊張，大腦會過度繃緊。如果一個人同時做喉鎖法，就不會發生不良情況。
10.永遠不要站著做內屏息，因為你可能失去平衡，然後跌倒。
11.在仰躺姿勢中，頭下方一個枕頭，使頭高於軀幹，頭部就不會感到緊張（圖 2-76）。
12.內屏息時，不要抬高鼻梁。如果鼻梁抬高，頭腦就會被束縛住，也就不能關注軀幹了（圖 2-77）。
13. 在整個調息法練習中，頭部和頸椎彷彿處於一軸上向前、向下。胸椎和胸骨向上（圖 2-75，140 頁）。這能幫助頭腦和頸椎往胸骨移動，並且使前額放鬆。此時，頭腦的能量會向下，靠近真我的居所。
14. 每個內屏息的過程中，要穩定住橫膈膜和腹部器官。無論是無意識地還是刻意地，為了使屏息的時間更長，我們會傾向於繃緊橫膈膜和腹部器官，再放鬆它們。不要這麼做，因為這樣會使能量耗散。
15. 如果肺部或心臟感到緊張，可以先呼氣，然後做幾次深呼吸或常規呼吸，雙肺將恢復精力，之後再重新開始做內屏息。如果感到緊張後，你仍然繼續做內屏息，就打亂了身體和智性的協調運行，會導致心念混亂。
16. 當你能夠至少保持內屏息 10 至 15 秒，可以加入根鎖法。在初期，於吸氣的尾段做根鎖，屏息的過程中保持著根鎖。
17. 內屏息時，把腹部器官向內向上拉，同時脊柱下部向前（圖 2-68，133 頁）。軀幹始終保持有力，頭部、手臂和雙腿放鬆。
18. 從骶骨區域開始保持脊柱上提，肝臟和胃的底部也要向上。
19. 脊椎管的外層和內側，有節奏均衡地向前、向上。脊柱向前移動時，將脊柱附近的皮膚捲入軀幹裡。

20. 如果胸部包裹肋骨的皮膚鬆懈了，表示肺部的氣息不知不覺地洩露了。
21. 不要過度伸展或內凹胸部。要從前側、後側和左右兩側，向上提升胸部。肋骨的內部要穩固，外部要輕盈。這樣可以使身體平衡，增加屏息的持久性。
22. 要留意後側和前側肋間肌，以及左右兩側的內層和外層肋間肌，應該既獨立又一致地運動。
23. 從後向前調整腋窩的皮膚。不要壓迫腋窩的肌膚，要提升它。如果腋窩和肩膀的肌膚抬起來了，這是緊張的信號。要放鬆皮膚，把它放下。
24. 在吸氣的尾段和屏息的開始，修習者感到神性的火花。他感到身體、氣息和自我合一。在這種狀態裡，感覺不到時間的流逝。修習者超脫於因果。他應該在屏息的過程中保持這個狀態。
25. 一個密封瓶中的揮發性液體不會洩露，哪怕是來回搖動瓶子亦然。當帶著鎖印法做屏息時，修習者的生命能量也不會逃逸。透過收縮肛門和會陰，從底部密封了軀幹，並且從根輪開始向上提升肛門和會陰。修習者從而充滿了精力和生命力精髓。
26. 初學者在掌握呼吸的節律之前，不要做臍鎖法和根鎖法。高級的學生可以在掌握了屏息時單獨做某個鎖印法的技巧之後，同時做所有鎖印法。

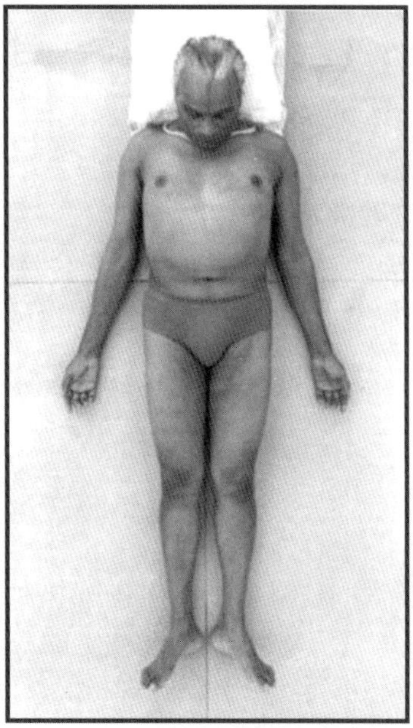

圖2-76：仰躺姿勢

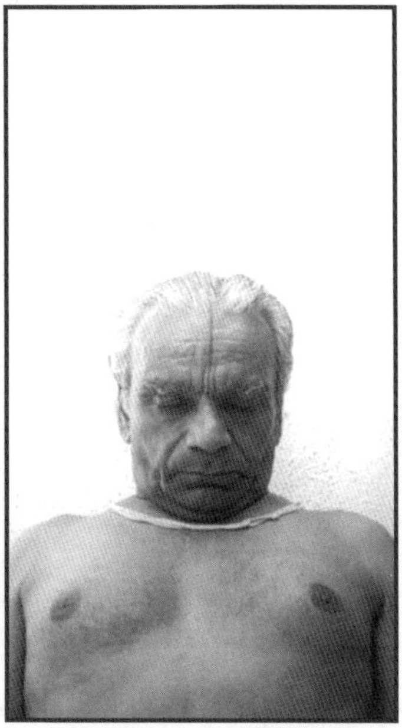

圖2-77：仰躺姿勢・錯誤示範

外屏息的技法

1. 外屏息（徹底呼氣後，屏住氣息）分為兩種：沉思的或動態的。沉思的外屏息，不帶臍鎖。它可以使人寧靜，可以隨時做。動態的外屏息，帶著臍鎖，按摩腹部器官和心臟，避免能量散失。
2. 開始時，做沉思的外屏息循環。然後，帶著臍鎖，專注在外屏息上。
3. 一開始，每一次動態的外屏息後，都休息一會兒，使肺部和腹部器官回到一般的位置。
4. 帶著臍鎖的外屏息，需要量力而行。如果強迫自己練習，就會氣喘、失去腹部器官的穩定，還會感到肺部乾燥。
5. 慢慢地，開始做帶著臍鎖的外屏息，並且每個循環中，臍鎖的保持時間是相等的。一天做六至八個循環。
6. 做幾輪常規的呼吸或深呼吸，然後做一個帶著臍鎖的外屏息。例如，三至四輪常規呼吸後，可以做一次帶著臍鎖的外屏息。重複這個順序，隨著穩定性的增長，降低常規呼吸的輪數。
7. 練習時，按照「內屏息的技法」中的 2、4、5、6、8、12、13、16、19、20、21、23 所講的技法去做。用「外屏息」代替其中的「內屏息」。（詳見右頁）
8. 正如一個人用鑷子拔掉手上的刺，立刻就免除了痛苦，修習者也應該把智慧當成鑷子，來去除練習中像刺一樣的錯誤動作和行為。
9. 眼瞼本能地會阻止異物進入眼睛，修習者應該一直保持警覺，避免錯誤的緊握感、動作和習慣，進入他的調息練習中。
10. 如果臉紅、眼睛發熱、感到怒氣，表示你的屏息做錯了。永遠不要在睜開雙眼時做屏息。如果你有心臟或胸部的問題，或者感到不適，不要練習屏息。
11. 身體是王國。皮膚是它的邊疆。身體的統治者是阿特曼，它遍在的眼睛（jñāna chakṣu）能觀察一切，注意著調息時的每一個細節。
12. 山上的激流衝開岩石，鑿出峽谷，但是當流水的能量和岩石的能量靜止不動、互相平衡時，兩者都失去了各自的身分，結果形成一座湖，反映了山峰的沉著之美。情緒就是激流，堅定的智性構成岩石。在屏息時，兩者都在平衡之中，靈魂以原始淳樸的狀態呈現自身。
13. 意識隨著氣息波動，而屏息能使意識靜止，使其遠離欲望。雲開霧散，自我如太陽一般熠熠生輝。
14. 調息練習和屏息練習之後，以攤屍式放鬆（見第 30 章）。

外屏息技法第 7 項

2. 「掌握」的意思是能訓練有素地進行巧妙的調整，能控制氣息的運動。嘗試屏息之前，先使吸氣和呼氣等長。加入屏息之前，先閱讀第 13 章關於鎖印法的內容。
4. 剛開始學習外屏息時，每次屏息之後，就休息一會兒，使雙肺回到常規、自然和生氣勃勃的狀態後，再做另一次嘗試。例如，三到四輪常規或深呼吸之後，可以跟一輪屏息循環交替，直到練習結束。
5. 如果初學者在每一次吸氣之後都做屏息，會造成肺部過度用力、神經僵硬、頭腦緊張，練習的進步會異常緩慢。
6. 隨著練習的進步，縮短常規呼吸循環和外屏息循環之間的間隔。
8. 如果吸氣和呼氣的節奏被屏息打亂了，表示你已經超越了個人的能力範圍，所以，要減少保持外屏息的時間。如果呼吸的節奏沒有被打亂，那麼你的練習是正確的。
12. 外屏息時，不要抬高鼻梁。如果鼻梁抬高，頭腦就會被束縛住，也就不能關注軀幹了（圖 2-77）。
13. 在整個調息法練習中，頭部和頸椎彷彿處於一軸上向前、向下。胸椎和胸骨向上（圖 2-75，140 頁）。這能幫助頭腦和頸椎往胸骨移動，並且使前額放鬆。此時，頭腦的能量會向下，靠近真我的居所。
16. 當你能夠至少保持外屏息 10 至 15 秒，可以加入根鎖法。在初期，於吸氣的尾段做根鎖，屏息的過程中保持著根鎖。
19. 脊椎管的外層和內側，有節奏均衡地向前、向上。脊柱向前移動時，將脊柱附近的皮膚捲入軀幹裡。
20. 如果胸部包裹肋骨的皮膚鬆懈了，表示肺部的氣息不知不覺地洩露了。

16

修習者的等級

依據練習調息法取得的進步，我們可以將修習者分為三大類，即：初級（adhama），呼吸是粗糙的；中級（madhyama），呼吸柔和了一半；高級（uttama），呼吸柔和且精緻。

這些類別又可以再分為次類，表現更細微的差別。初級可以被分為最初級（adhamādhama）、中初級（dhamamadhyama）和高初級（dhamamadhyama）。中級和高級也可以按相似的方式分類。每個修習者的最高目標，都是達到最高「高」級（uttamōttama）。

初級修習者使用體力時，缺乏節律和平衡。他的身體和頭腦是僵硬的，而他的氣息是強力的、顫抖的和淺層的。中級修習者在坐姿方面有了一定的掌控力，比初級者的肺容量大。他缺乏保持穩定的身體姿勢或有節律呼吸的能力。中級修習者的練習是中庸的，而更完美的修習者是訓練有素的，他坐得筆直且保持覺知。他的肺部可以更長時間地支援調息。他的氣息是有節律的、柔和的、纖細的，他的身體、心念和智性是平衡的。他隨時準備好調整姿勢或糾正自己的錯誤。

理解和練習經常是不同步的。一個修習者可能擅長理解，而另一個修習者可能擁有更好的練習技巧。無論如何，他們都要培養技巧和智慧的一致性，並且和諧地運用在調息練習中。

帕坦伽利提到地點（deśa）、時間（kalā）、環境（saṁkhyā，包含內在的和外在）對調息練習的重要影響。它們可以被調節、延長或精微化（《瑜伽經》II, 50）。他的軀幹是地點，他的年齡是時間，他的環境是慢慢達到的、穩定的平衡和均勻的氣息。

初級者可能只使用肺的上部，而中級修習者會注意到橫膈膜或肚臍，以及靈巧地運用骨盆區域。修習者要學習帶動整個軀幹去參與調息。

時間代表每個吸氣和呼氣的長度，以及細節，包括被控制的氣流和氣息的精細度。

環境代表吸氣、屏息、呼氣及再屏息的數量和時長。修習者應該決定某一天的數量和時長，還必須遵守一個規律的日程表。最佳的環境是每個呼吸循環都有柔和精細的氣流。

修習者可以做一個 10 秒的呼吸循環，再做一個 20 秒的，然後再做一個 30 秒的。他可以在三個層面上練習，一是純身體層面，身體做為工具；二是情緒層面，只使用心念的種種功能；三是智性層面，用智慧控制氣息。如果一個初級者的練習循環，雖然非常短，但是柔和而精緻，那麼他的練習是完美的；反之，如果一個調息法的熟練者，以他的呼吸循環的長度為傲，但氣息粗糙，那麼他就被降級為初學者。

修習者應該發展身體的穩定性，保持心念和情緒平和，同時智性清明。然後，他就能夠觀察到精細的氣息流，並且感受到身體系統正在吸收它。他的身體、呼吸、心念、智性和自我，不再具有各自的特性，而能融合為一。能知、知者和知識變成了一。（《瑜伽經》I, 41）

音樂家表現出一首樂曲的所有微妙之處（音樂的符點、旋律與和諧）時，他會陷入狂喜，那樂曲是他擅長的，並且從中體驗到了至高意識。他可能意識到，也可能意識不到，他正在和觀眾分享他的體驗。這就是音聲的探求（nādānusandhāna）。修習者也陷入狂喜，但是他對於調息的體會是純主觀的。他獨自傾聽著自己的呼吸的精細柔和之聲。這就是真我的探求（Ātmānusandhāna）。

吸氣是吸收宇宙能量的過程；內屏息是宇宙真我與個體自我的結合；呼氣是個體能量的臣服，之後的外屏息是個體與宇宙真我融合。這就是無分別的三摩地（nirvikalpa samādhi）。

17

種子調息法

重複念誦（Japa）是什麼？

雖然靈魂是脫離因果和喜怒哀樂的，但是靈魂被縛在騷動的心念中。梵咒重複念誦（mantra japa）的目的，是把不安的心念集中在一點和一個念頭上。梵咒是一種吠陀讚歌或音樂韻文，不斷重複梵咒就是「重複念誦」（Japa），或稱為「祈禱」。必須要帶著真誠、愛和奉獻，來做梵咒重複念誦，這可以發展人與其創造者的關係。一到 24 個音節之間的梵咒重複念誦，就是一個「種子」（bīja）梵咒，其關鍵字可以解開靈魂的鎖。覺悟的上師已經贏得神的恩典，他接納並把關鍵字給予他的得意學生，打開了學生的靈魂。種子梵咒是學生研習自我的種子，還將引領他走向瑜伽的所有面向。

思想是心念的表現形式，所以，好思想意味著好心念，邪惡的思想意味著邪惡的心念。重複念誦可以把心念從閒談、嫉妒和流言中放開，使心念轉到關於靈魂和神的思想上。這使得胡思亂想、紛亂的心念，專注在一個想法、行動或感受上。

梵咒就是以理由、目的和對象，做重複連續的發聲。持續不斷地重複念誦一個梵咒，同時反思它的含義（artha-bhāvana，artha 指含義，bhāvana 指反思），可以帶來覺悟。透過持續重複和反思，修習者的思想被攪動、潔淨和淨化。他看到他的靈魂映在心念之湖上。

重複念誦轉變了修習者，也改變了他的小我，使他謙虛。他獲得內在的寧靜，變成征服了感官（jitēndriyan）的人。

進行調息練習時，在心裡默默地重複梵咒，不動口舌但與其聲音的流動同步。這可以使心念專注，還能幫助增加呼吸三個階段的時長，即吸氣、呼氣和屏息。呼吸的氣流和心念的成長，將變得順暢和穩定。

調息練習可以分為兩種：種子調息法（Sabīja，加入種子梵咒）和沉默調息法（Nirbīja，不加入種子梵咒）。種子調息法包括重複一個梵咒，傳授給四種修習者，他們處在不同的心念發展階段，即愚癡（mūḍha）、分心（kṣipta）、散亂（vikṣipta）和專一（ekāgra）（見第 2 章）。

不要為了完成一輪調息法，而快速地重複梵咒。應該有節奏地重複梵咒，吸氣、呼氣和屏息的氣息節奏，應該是一致的。然後，感官會沉默下來。當一切臻於完美，修習者無需梵咒的支持，也可達到自由和純淨的狀態。

沉默調息法（Nirbīja Prāṇāyāma）要教給第五種修習者，他們擁有最高的心念發展水準，被稱為「拘謹」（niruddha）。沉默調息法不用梵咒的支持，修習者呼吸、生活，並且體會「你即是那」（tattvamasi）的境界。

種子調息法，猶如一顆種子長出思想、念頭和想像力，而沉默調息法像一粒烤過的種子，不能長出什麼。種子調息法有開始和結束；它有形狀、形式和內涵，就像燈與光，或光與火焰。沉默調息法沒有條件，沒有開始，沒有結束。

種子調息法把修習者的心念和智性轉向至上（Lord），至上是無所不知的，是一切存在的根源。表示他（Him）的字，是那神祕的音節—— ĀUṀ（praṇava）。至上被帕坦伽利形容為：不受行動和反應、原因和結果、苦惱和愉悅觸動的那一位。

據說，在《唱誦奧義書》（*Chāndogya-Upaniṣad*）中，創造真神普拉扎帕提（Prajāpati）孵出眾世界。從中萌生出三部吠陀——梨俱（Ṛg）、夜柔（Yajur）和娑摩（Sāma）。三部吠陀誕生時，從中生出三個音節—— bhuḥ（大地）、bhuvaḥ（空氣）和 svaḥ（天）。三個音節誕生時，從中生出音節 ĀUṀ。正如枝條把樹葉攏在一起，一切言語都歸於 ĀUṀ。

ĀUṀ 傳達了「全知全能」和「無處不在」這兩個概念。它包括所有吉祥的事物，也包括所有令人敬畏的事物。它是寧靜、安詳和威力的象徵。ĀUṀ 是永存的精神，最高的目標。如果徹底知曉了它的內涵，所有願望都會被滿足。ĀUṀ 是最可靠的拯救之路，也是最高的幫助。它意味著人類生命、思想、經驗和崇拜的最圓滿狀態。它是不死的聲音。進入 ĀUṀ，在其中求庇護的會變成不朽的人。

奧義書提到各式各樣靈魂的三和弦，用三重的 ĀUṀ 來表示敬拜。在性方面，ĀUṀ 象徵了女性、男性、中性，及其超越性別的創造者。ĀUṀ 擁有力量和光，它象徵了火、風和太陽，以及他們的創造者。ĀUṀ 是至上的形式，它被敬拜如創造者梵天（Brahma），被敬拜如守護者毗濕奴（Viṣṇu），被敬拜如毀滅者魯陀羅（Rudrā），它合成一切生命和物質所具有的力量。對於時間，ĀUṀ 代表過去、現在和未來，還有那超越時間的全能者。關於思想，ĀUṀ 代表心念或意（manas），智性或理解（buddhi），以及自我或小我（ahaṁkāra）。ĀUṀ 也代表三德，即悅性、激性和惰性，以及任何超越於三德的人。

三個字母 A、U、M，以及 M 上的一點，是人類沿著知識、行動和奉獻這三條道路，探尋真理的象徵，也是一顆偉大的靈魂演變為獲得平衡的靈魂，其智性已經達到穩定的境界，成為擁有般若智慧和定力的人（sthita prajñā）。如果他跟隨智慧的道路（jñāna-mārga），他的欲望（ichhā）、行動（kriyā）和學識（vidyā），將全部被掌控。如果他跟隨行動的道路（karma-mārga），他要經受苦行（tapas）的考驗，才能實現自我研習（svādhyāya）的人生目標，然後將行動的果實獻給神（Īśvara-praṇidhāna）。如果他跟隨奉獻的道路（bhakti-mārga），他將被浸入神的名字（Śravaṇa），冥想神的特質（Manana），思考神的榮耀（Nididhyāsana）。他的狀態超越睡眠（nidrā）、夢幻（svapna）或清醒（jāgṛrti），因為儘管他的身體似乎在沉睡，他的心念似乎在夢中，他的智性似乎完全警覺，他實際上在第四種超然的境界，即圖里亞瓦剎（turīyāvasthā 之音譯）之中。

認識到ĀUṀ的多重含義的人，會從生活的各種枷鎖中解脫。他的身體、呼吸、感覺、心念、智性，和 ĀUṀ 合而為一。

ĀUṀ 是所有吠陀頌揚的詞語，是一切自我犧牲所要表達的。它是所有神聖學習的目標，是神聖生命的象徵。火潛伏在乾木頭中，反覆摩擦可以產生火焰。潛伏在修習者心中的神性，被 ĀUṀ 激發、顯現。將智性覺知在神聖的 ĀUṀ 上研磨，令他看到了隱藏在自身之中的神性。

透過冥想 ĀUṀ，修習者保持穩定、純淨和虔誠，他變得偉大。正如眼鏡蛇脫掉舊皮，修習者脫掉一切邪惡，他在至高靈性中找到和平，那裡沒有恐懼、腐朽或死亡。

ĀUṀ 擁有無上威力，它的力量必須透過一個神祇的名字被傳播，使這個組合成為調息練習中的一個種子梵咒。例如，八音節的「ĀUṀ NAMŌ NĀRĀYANĀYA」，或五音節的「ĀUṀ NAMAḤ ŚIVĀYA」，或 12 音節的「ĀUṀ NAMŌ BHAGAVATE VĀSUDEVĀYA」，或 24 個音節的伽耶特黎梵咒（GĀYATRI MANTRA）。

18

行動調息法

行動調息法（Vṛtti Prāṇāyāma）中的「vṛtti」，意思是行動、移動，一套舉止或方法。

行動調息法分為兩種：同比例調息法和不同比例調息法。如果每個吸氣、呼氣和屏息的時間是相等的，則是同比例調息法；如果長度不同，則是不同比例調息法。

同比例調息法（Samavṛtti Prāṇāyāma）

「sama」的意思是相等的、相同的或同樣方式的。在同比例調息法中，修習者試圖使呼吸中四個過程的持續時間統一，即吸氣、內屏息、呼氣和外屏息。如果吸氣的時間是 5 秒或 10 秒，那麼，呼氣和屏息的時間也是 5 秒或 10 秒。

1. 開始做同比例調息法時，先使吸氣和呼氣持續的時間相等。
2. 要保持完美的、輕柔的吸氣和呼氣的節奏，使時長統一。
3. 然後，才嘗試吸氣後的屏息。一開始，你無法做到使內屏息與吸氣、呼氣的時間相等。

4. 逐步開始練習內屏息。一開始，吸氣、內屏息和呼氣的時間比例應是 1：¼：1，慢慢地增加到 1：½：1。當這個比例做起來很容易了，再增加內屏息的比例至 1：1：1。
5. 做到 1：1：1 之前，不要嘗試徹底呼氣後的屏息。
6. 然後，逐步開始練習外屏息。一開始，吸氣、內屏息、呼氣和外屏息的時長比，是 1：1：1：¼。慢慢地，比例增加到 1：1：1：½。牢固地掌握了這個比例之後，嘗試 1：1：1：¾，最後，增加比例，達到 1：1：1：1。
7. 首先，單獨練習內屏息，在三或四輪常規呼吸之間，增加一個內屏息。重複這樣的內屏息循環五或六次。當這麼做變得容易且舒適了，就降低常規呼吸的輪數，待這樣的練習也變得容易後，做連續的吸氣、內屏息和呼氣。
8. 能夠輕易地保持吸氣、內屏息和呼氣的統一比例之後，每三到四輪呼吸中，加入一個外屏息。
9. 逐漸降低兩個外屏息之間的呼吸輪數，然後，連貫地做吸氣、內屏息、呼氣和外屏息。

不同比例調息法（Viṣamavṛtti Prāṇāyāma）

「viṣama」的意思是不規則的。不同比例調息法的吸氣、內屏息、呼氣和外屏息的時長不同，故得此名。因此，這種調息法的節奏是斷斷續續的，除非修習者擁有強健的神經和健康的肺臟，否則比例的不同會帶來困難和危險。

1. 首先以 1：2：1 的比例做吸氣、內屏息和呼氣。漸漸地，比例增加到 1：3：1，之後到達 1：4：1。然後，調整比例到 1：4：1¼、1：4：1½、1：4：1¾、1：4：2。熟練做到 1：4：2 以後，才漸漸加入外屏息，從 1：4：2：¼、1：4：2：½、1：4：2：¾ 到 1：4：2：1。這四個比例的調息，構成一輪不同比例調息法。
2. 一開始，學生會發現很難在呼氣－外屏息－吸氣之間保持節奏，還會氣喘。但是，長期不間斷的練習會使之變得容易。
3. 在不同比例調息法中，理想的比例是：如果完全地吸氣需要 5 秒，則內屏息用 20 秒，呼氣用 10 秒，外屏息用 5 秒，比例為 1：4：2：1。
4. 做到這個比例之後，把順序調過來。用 10 秒吸氣，屏息 20 秒，再呼氣 5 秒，比例為 2：4：1。然後，加入外屏息，比例是 2：4：1：¼，漸漸地，增加外屏息的比例到 2：4：1：½、2：4：1：¾ 和 2：4：1：1。

5. 時長可以有所變化。例如，如果吸氣是 20 秒，屏息 10 秒，呼氣 5 秒，縮短外屏息的時間到 2½ 秒，這樣，比例為 2：4：1：½。
6. 不同比例的不等長調息的時長可以不同，如 1：2：4：½、2：4：½：1、4：½：2：1 和 ½：1：4：2。不同比例調息法的排列和組合法數不勝數，沒有人能在一生把它們練完。第 27 章關於太陽貫穿調息法和月亮貫穿調息法，提供了一個不同比例調息法的排列與組合的例子。

注意事項

不同比例調息法之路潛藏著危險。所以，如果沒有一位經驗豐富的上師監督，不要獨自練習。

由於吸氣、內屏息、呼氣和外屏息的不同比例，身體的所有系統，尤其是呼吸器官、心臟和神經，將會負擔過重、用力過度。這會引起大腦和血管的壓力，反過來造成高血壓、不安和易怒。

關於不同比例調息法和屏息練習的警告，在同比例調息法上的影響沒有那麼大。牢記斯瓦特瑪拉摩在《哈達瑜伽之光》中說的話：「要比馴服獅子、大象和老虎，更謹慎地馴服普拉那（prāṇa），否則它會殺死修習者。」

第三部

瑜伽調息技法

The Techniques of

PRĀṆĀYĀMA

19

勝利調息法

勝利調息法（Ujjāyī Prāṇāyāma）的「ujjāyī」之字首「uḍ」，意思是向上或擴展。它還傳達了傑出和力量的概念。「jaya」的意思是征服或成功，另外，從另一個角度看，也表示克制。在勝利調息法中，肺部完全擴展，胸部像強大的征服者一樣挺起。

這個調息法除了屏息之外的所有階段，都可以在任何時間練習。不過，如果心臟感到沉重或疼痛，抑或橫膈膜僵硬，並且你很興奮或心律不整，就把兩塊木板（每塊木板的面積大約是 30 平方公分、4 公分厚）放在地上，然後，躺在兩塊木板上。後背放在木板上，臀部在木板外，雙臂向下伸展（圖 3-1 至 3-3）。你也可以躺在一個瑜伽抱枕上，如圖 3-4 所示。為了舒適和放鬆，把重量放在腿上，如圖 3-5 所示。也可以用兩個墊子代替木板（圖 3-6）。如果由於虛弱或疾病，雙腿無法伸直，就屈膝，把腿放在一個瑜伽抱枕或一個板凳上（圖 3-7 至 3-8）。

後背放好之後，由骨盆肌肉帶動吸氣，這會釋放所有壓力，柔軟橫膈膜。肺部和呼吸肌順利地運轉，呼吸變得深長。這個調息法對心室過大和先天性心臟病患者，有

圖3-1：輔助道具

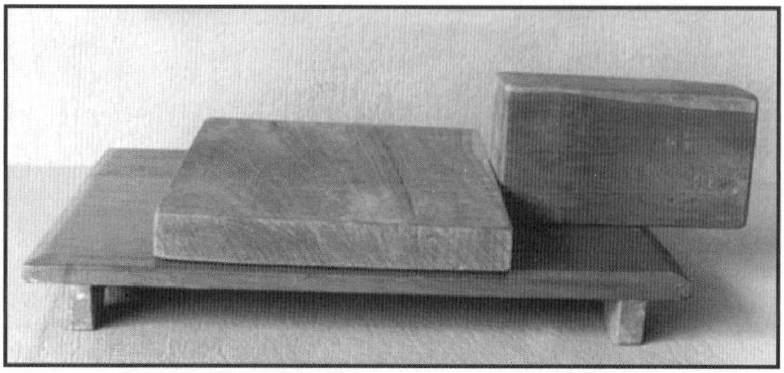

圖3-2：仰躺示範1

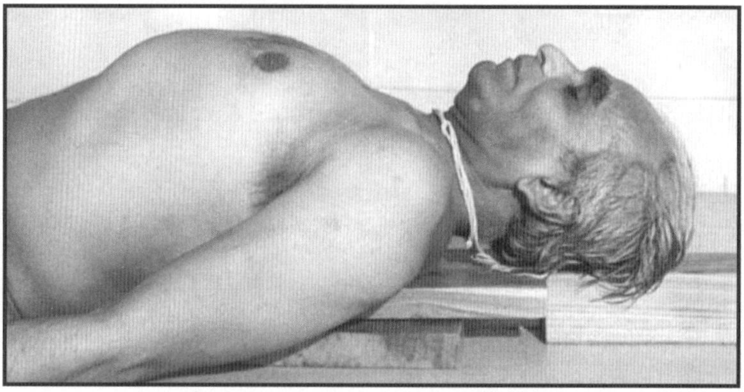

圖3-3：仰躺示範2

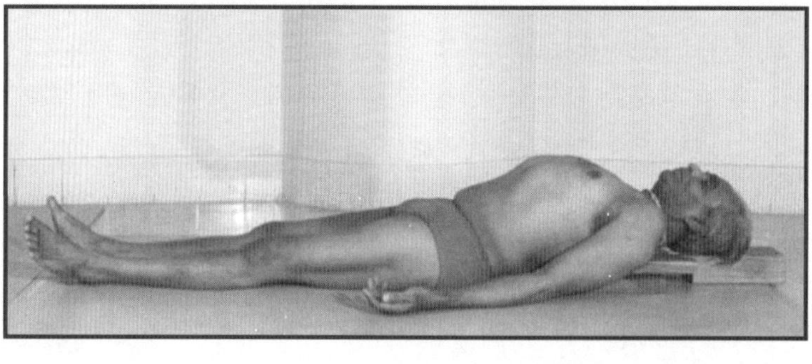

圖3-4：仰躺示範3

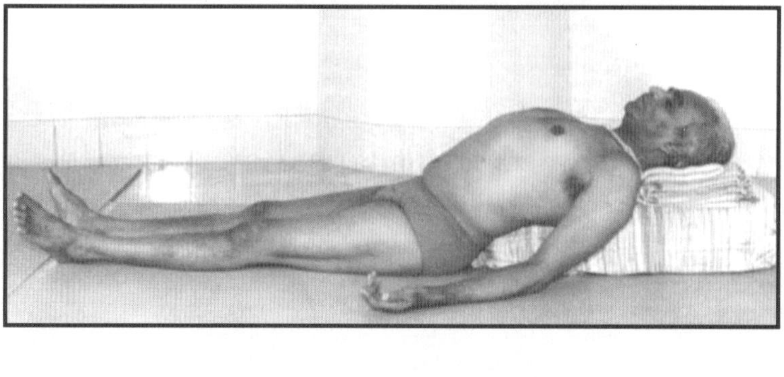

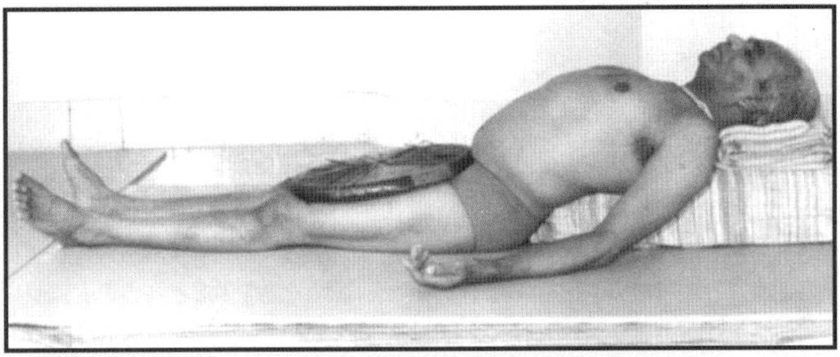

圖3-5：仰躺示範4

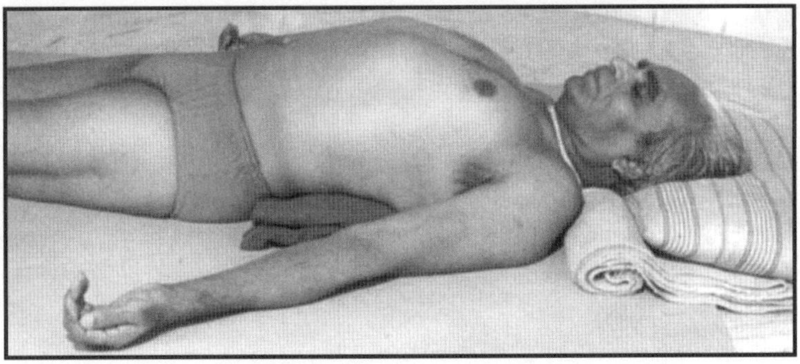

圖3-6：仰躺示範5

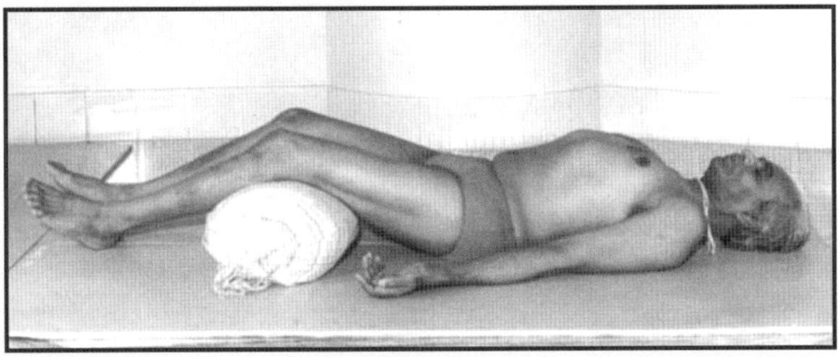

圖3-7：仰躺示範6

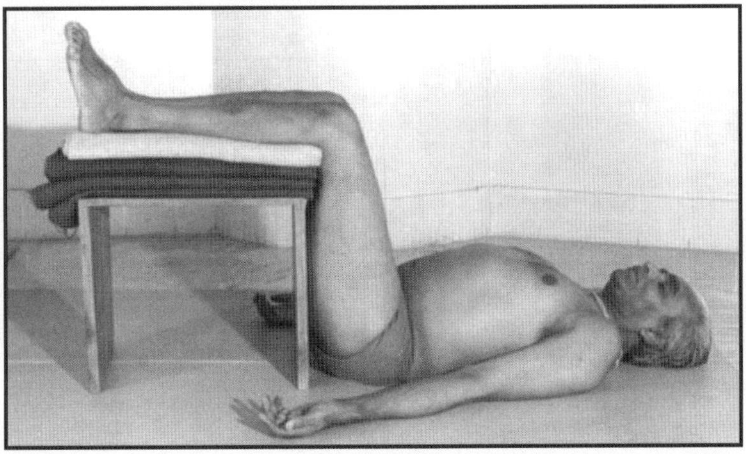

圖3-8：仰躺示範7

極大的舒緩功效。此外，有些心臟病患者因擔心情況惡化而不敢做運動，這個調息法能緩解這種恐懼。

注意事項

1. 所有調息法都是從呼氣開始，以吸氣結束。首先，你必須呼盡肺部的氣體，然後開始做調息法。不要以呼氣結束，這樣會使心臟過勞，應該在調息法的末尾，做一個常規的吸氣。不要用蠻力。
2. 鼻竇內負責吸氣和呼氣的通道是不同的。吸氣時，氣息接觸鼻竇底部的內表面（圖3-9）。呼氣時，氣息接觸鼻竇上端的外表面（圖3-10）。
3. 所有吸氣伴隨著「嘶嘶嘶嘶」的聲音，所有呼氣伴隨著「呵呵呵呵」的送氣音。
4. 一開始以坐姿做調息法時，臀部下方放一個坐墊，參考第11章「蓮花坐」（圖2-41、2-42，113頁）。
5. 雖然建議做完每段調息法後，都要做攤屍式。不過，如果你想做一段以上的調息，或者做多種調息法，那麼應該在整個練習結束時做攤屍式。

圖3-9：吸氣通道

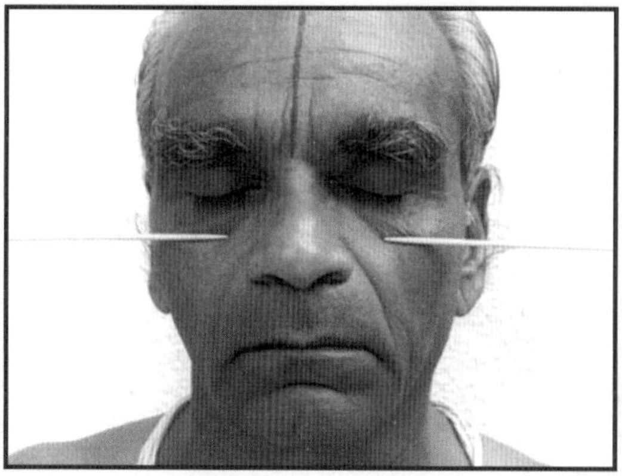

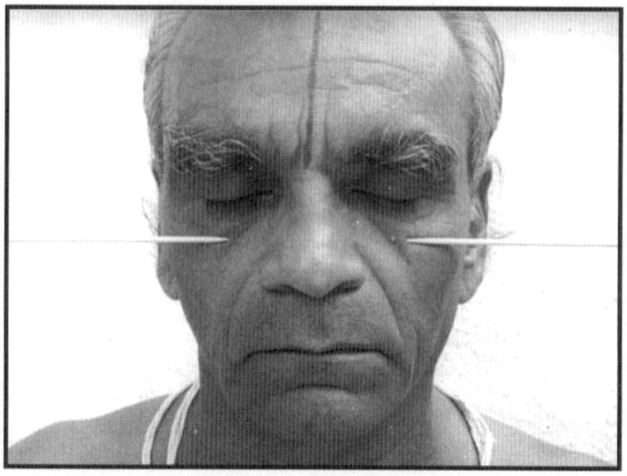

圖3-10：呼氣通道

第一階段

這一階段訓練修習者體會雙肺的感覺，使呼吸均勻。

技法

1. 打開一條毯子，沿著長邊折起，放在地上。取出另一條毯子，對折三次或四次，放在第一條毯子上，邊緣對齊，使它正好位於頭和軀幹的下方（圖 3-11）。
2. 平躺在對折的毯子上，身體呈一直線。胸廓不要凹陷。閉上眼，靜靜地躺著一或兩分鐘（圖 2-49，115 頁）。為了快速地放鬆臉部肌肉，把一條軟布蓋在眼睛上（圖 3-12）。
3. 正常地呼吸。有意識地觀察氣息的流動。
4. 吸氣時，確保雙肺均勻地被填充。感覺胸部向上、向外擴展。肺部和胸部的動作要同步。
5. 靜靜地呼氣，均衡地排空兩側肺部。如果肺部的運動不均勻，要立刻調整。
6. 繼續做這個練習 10 分鐘，保持雙眼閉上。

功效

上面的練習可使人專注，還能提神，使雙肺鬆軟，為深呼吸做好準備。

圖 3-11：第一階段姿勢示範 1

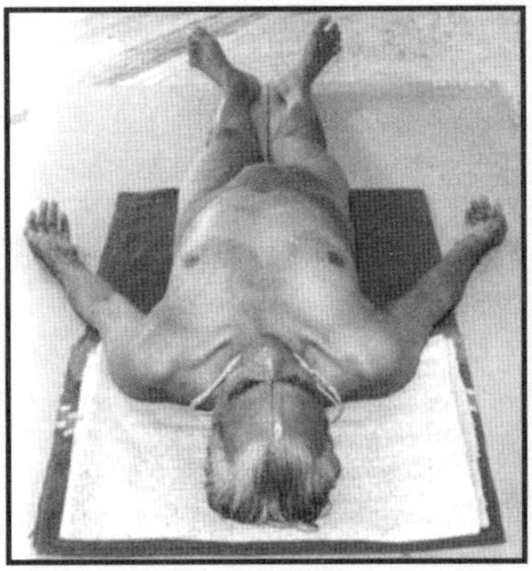

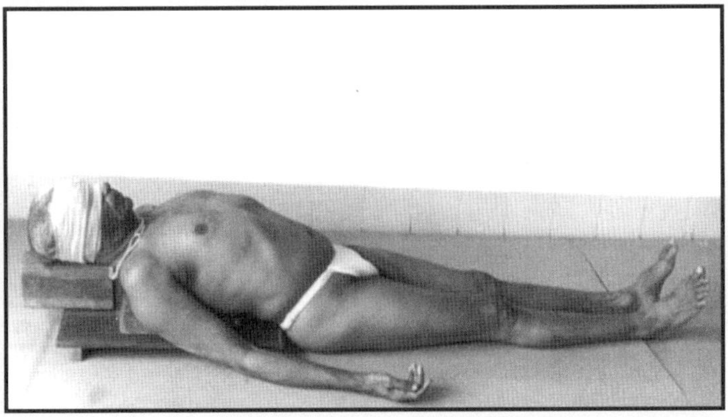

圖 3-12：第一階段姿勢示範 2

第二階段

這一階段訓練修習者延長每個呼氣的時間，學習呼氣的藝術。

技法

1. 躺下，跟隨第一階段技法第 1 和 2 項的指導（圖 3-11）。
2. 閉上雙眼，不要繃緊眼球，眼球保持放鬆而具有接納性，目光向內注視（圖 2-53，118 頁）。
3. 內在的耳朵保持警覺，且具有接納性。
4. 首先靜靜地呼氣，直到感覺肺部已經排空了，但是不要擠壓腹部器官（圖 3-13）。
5. 用鼻子常規地吸氣。這是吸氣。
6. 慢慢地、深深地、穩定地呼氣，直到感覺肺部已經排空。這是呼氣。
7. 繼續做這個練習 10 分鐘，然後放鬆。這個練習的重點是緩慢、深長、穩定的呼氣。

功效

這個階段可舒緩神經，鎮靜大腦。緩慢、穩定、深長的呼氣，對於受心臟毛病困擾的人和高血壓患者來說，是非常理想的。

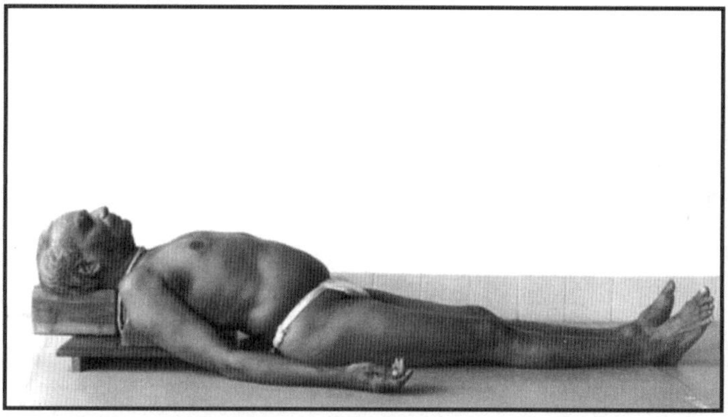

圖 3-13：第二階段姿勢示範

第三階段

這個準備階段，可訓練修習者延長每個吸氣的時間，並且學習吸氣的藝術。

技法

1. 躺下，如第一階段技法第 1 和 2 項所述。然後，跟隨第二階段技法第 2 至 4 項的指導。
2. 放鬆橫膈膜，吸氣時，向兩側伸展它，同時不要鼓脹腹部（圖 3-14）。為了避免鼓脹腹部，不要讓橫膈膜捲起或高於浮肋（圖 3-15、3-16）。
3. 透過鼻子緩慢、深長、穩定地「嘶嘶」吸氣。確保雙肺均勻地被填充。
4. 聆聽吸氣的聲音，始終保持住吸氣的節奏。

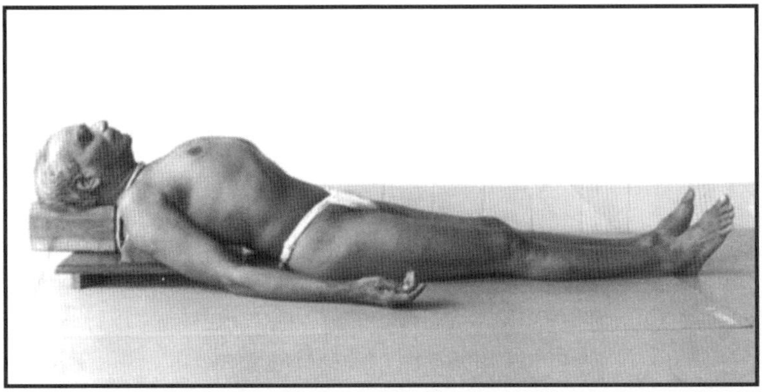

圖 3-14：第三階段姿勢示範

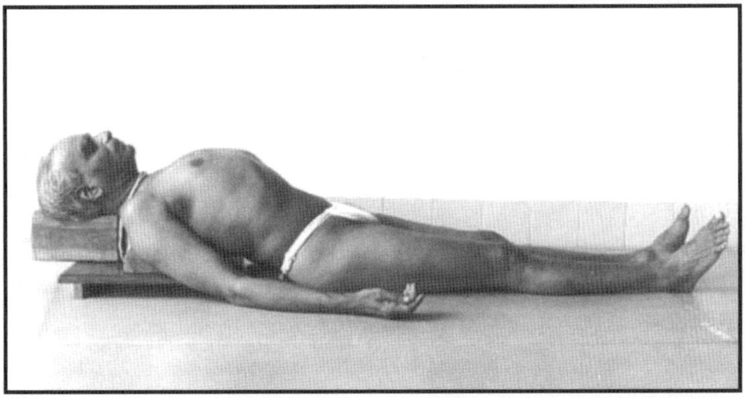

圖 3-15：第三階段錯誤姿勢 1

5. 徹底地填滿肺部，直到聽不見吸氣的聲音。
6. 深吸氣時，眼球容易向上（圖 3-17）。有意識地把眼球向下拉，注視雙肺（圖 2-53，118 頁）。
7. 呼氣開始時，固定橫膈膜，然後，慢慢地呼氣，但是不要很深。在這裡，呼氣只要稍稍比常規的呼氣長一點就可以了。
8. 以同樣的方式繼續練習 10 分鐘，然後放鬆。

重點是緩慢、深長、穩定的吸氣，並且聆聽吸氣的聲音，保持吸氣的節奏。為了將有節奏的深呼吸做得更好，建議在背部下方放兩個木塊，如本章開頭形容的那樣（見圖 3-2 到 3-8，164~165 頁）。

功效

這個預備練習有利於血壓低、哮喘和沮喪的人。它能振奮神經系統，增強自信。

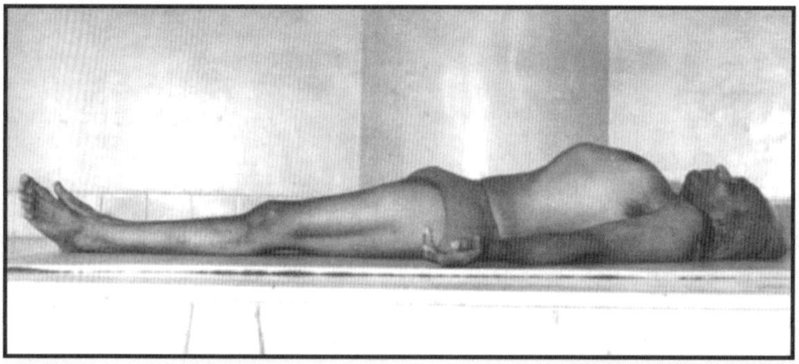

圖 3-16：第三階段錯誤姿勢 2

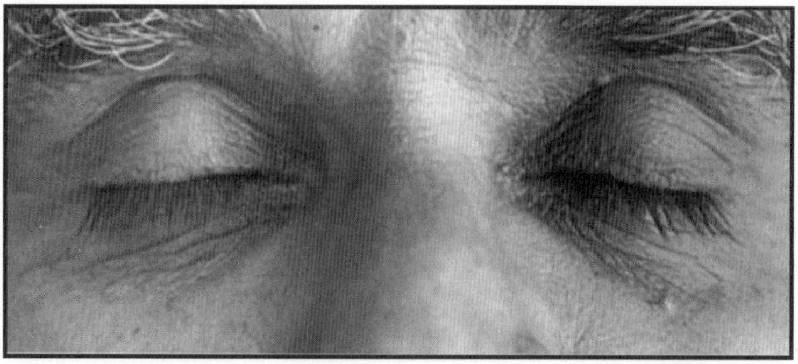

圖 3-17：眼球錯誤位置

第四階段

這個準備階段可訓練修習者延長每個吸氣和呼氣的長度，幫助掌握深吸氣和深呼氣的藝術。

技法

1. 仰躺，如第一階段技法第 1 和 2 項所述。然後，跟隨第二階段技法第 2 至 4 項的指導。
2. 現在吸氣，跟隨第三階段技法第 2 至 5 項的指導。
3. 收縮橫膈膜，然後漸漸放鬆，緩慢、深長、穩定地呼氣，直到感覺肺部被排空了。
4. 這是一個回合，重複做 10 至 15 分鐘。

功效

這個階段可以給予能量，舒緩並強化神經。第一階段到第四階段是勝利調息法的準備階段，以仰躺的姿勢練習。

第五階段

第五階段的呼吸與第一階段相似，不過，要在坐姿中完成。它能訓練修習者的觀察力，把呼吸引向均勻。

技法

1. 以蓮花坐、至善式、吉祥式、勇士坐，或其他任何方便舒適的姿勢坐好。
2. 安靜地坐一會兒，背部和脊柱保持穩定，但是，為了調整軀幹，脊柱附近的肌肉要柔軟靈活。脊柱的堅實要和背部肌肉的靈活達到平衡，背部肌肉隨著吸入和呼出氣息，進行擴展和收縮。吸入氣息的過程，應該和背部的運動相協調。背部的運動越緩慢，氣息吸收得越好。
3. 向軀幹的方向低下頭，向上提升胸部的內層，讓胸腔靠近低垂的下巴。下巴放在胸骨上面的凹槽裡。這是喉鎖法（圖 2-56，126 頁）。如果你不能完全做到喉鎖，就盡量低下頭（圖 2-62，129 頁），但不要過度用力，然後，繼續調息練習。

4. 雙臂放下，手背放在膝蓋上（圖 2-30，108 頁）或者食指與大拇指相碰，其餘三指延伸（智慧手印〔jñāna mudrā〕，圖 2-11，93 頁）。
5. 不要繃緊眼球，如圖 3-17 所示，要使眼球鬆弛且具有接納性。閉上雙眼，向內注視（圖 2-53，118 頁）。
6. 保持內耳警覺，且具有接納性。
7. 首先靜靜地呼氣，盡量深長，不要壓低腹部器官（圖 3-18、3-19）。注意軀幹上的圓點，它們表示呼氣、吸氣和屏息時皮膚的動作。
8. 按照第一階段技法第 3 至 6 項，觀察氣息的流動。做這個練習 10 分鐘，然後以攤屍式（圖 4-36，294 頁）休息幾分鐘。

第六階段

第六階段的呼吸與第二階段的相似，不過，以坐姿進行。它訓練修習者延長每個呼氣的長度，學習呼氣的藝術。

技法

1. 以任何舒服的姿勢坐好，按照第五階段技法第 1 至 7 項來做。呼出肺裡的全部氣

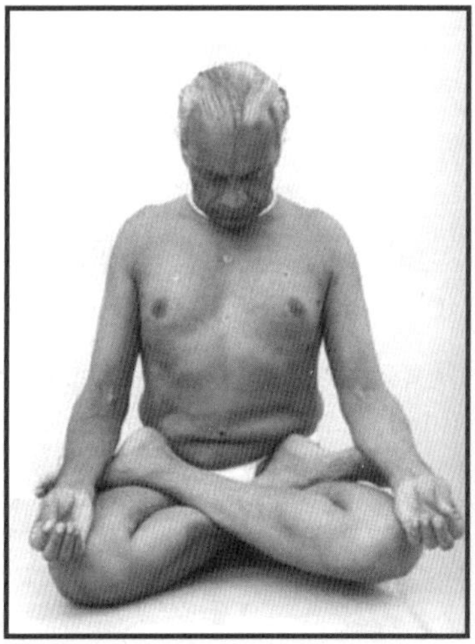

圖 3-18：坐姿示範 1

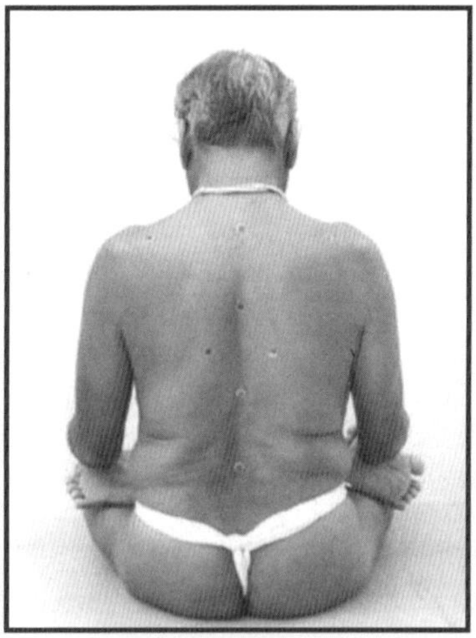

圖 3-19：坐姿示範 2

體（圖 3-18）。
2. 透過鼻子吸氣。
3. 緩慢、深長、穩定地呼氣，直到清空肺部。
4. 呼氣時，注意自己的姿勢，仔細聆聽呼氣的聲音。始終保持住呼氣的節奏和流暢。
5. 這樣就完成了一個回合。重複這個回合 10 分鐘，吸氣，然後以攤屍式放鬆（圖 4-36，294 頁）。這裡要強調的是緩慢、深長和穩定的呼氣。

第七階段

這個階段的呼吸與第二階段的相似，不過，以坐姿完成。它可訓練修習者延長每個吸氣的長度，學習吸氣的藝術。

技法

1. 以任何舒服的姿勢坐好，按照第五階段技法第 1 至 7 項的指導來練習，然後，呼氣（圖 3-18）。
2. 緩慢、深長、仔細地從鼻孔吸氣，按照第三階段技法第 3 至 7 項來做。
3. 慢慢地呼氣，但不要太深，比常規呼氣的時間稍稍長一點。
4. 這樣就完成了一個回合，重複這個回合 10 分鐘，吸氣，然後以攤屍式放鬆（圖 4-36，294 頁）。

※ 第五階段到第七階段是勝利調息法的準備階段，以坐姿進行。

第八階段

現在，開始做勝利調息法，深長地吸氣和呼氣。

技法

1. 以任何舒服的姿勢坐好，按照第五階段技法第 1 至 7 項的指導來練習，呼出肺裡的氣體（圖 3-18）。
2. 透過鼻子緩慢、深長、穩定地吸氣。

3. 聆聽氣息的嘶嘶聲。控制和調整氣流、音調及節奏，並且使三者同步。氣流由聲音的回音控制，音調由氣流控制。這是成功練習調息法的關鍵。
4. 從下向上填充雙肺，一直到達鎖骨。有意識地把氣流導向肺的邊緣區域（正面：圖 3-19。背面：圖 3-20。側面：圖 3-21）。
5. 要連續地覺知吸入的氣流。
6. 吸氣時，你的身體、肺、大腦和意識應該是接納狀態，而不是興奮狀態。把氣息視為神聖的禮物而接受，不應大力地把氣息拉進身體。
7. 吸氣時不要鼓脹腹部。始終保持橫膈膜在肋骨下方。在所有的調息法中，都要觀察這一點。如果橫膈膜高於浮肋，腹部就會鼓脹起來，胸部反而不會向外擴展。
8. 從恥骨到胸骨的整個腹部區域，往脊柱拉，然後往頭部的方向上提，這樣來完成第 4、6 和 7 項描述的動作，同時自動按摩了內臟器官。
9. 深吸氣時，身體前面的肋間內肌上提。馬上要開始呼氣時，肋間內肌再向上提一點，為呼氣做好準備。
10. 現在開始深吸氣，軀幹和橫膈膜發揮主力的作用。
11. 保持肋間肌的上提，同時還有橫膈膜的上提，然後開始呼氣。使氣息緩慢、深長、穩定地呼出。
12. 幾秒鐘後，軀幹的緊張會自動漸漸放鬆，直到雙肺在放鬆狀態下被清空。呼氣過程中，持續保持覺知。
13. 這樣就完成了一個回合，重複 10 至 15 分鐘，閉上雙眼，四肢放鬆。吸氣，然後仰躺，以攤屍式放鬆（圖 4-36，294 頁）。
14. 誠懇、欣快、喜悅地吸氣，好像你正在接受神的禮物似的接受生命力。以感激的心態呼氣，默默地表達你對至上謙卑的臣服。
15. 軀幹的肌肉進行自我調整時，每個吸氣和呼氣之間有一個停頓。學會感知它。

功效

這個調息法可使雙肺充滿空氣，舒緩調節了神經系統。深呼吸使血液攜帶生命之氣，走向組織的最微細部分。它能消痰，緩解胸部疼痛，嗓音也會變得動聽。

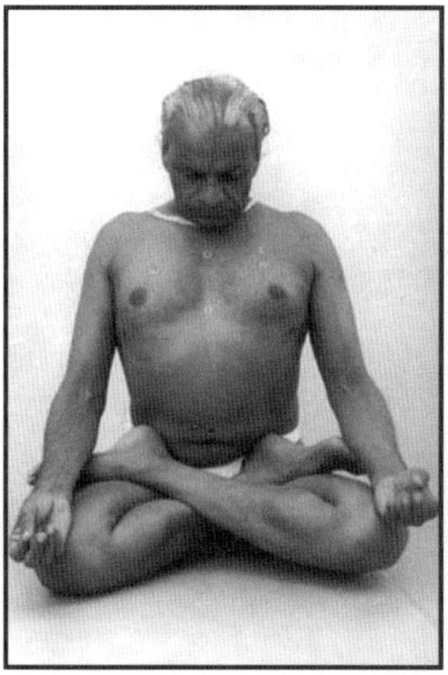

圖3-20：氣流導引—正面圖

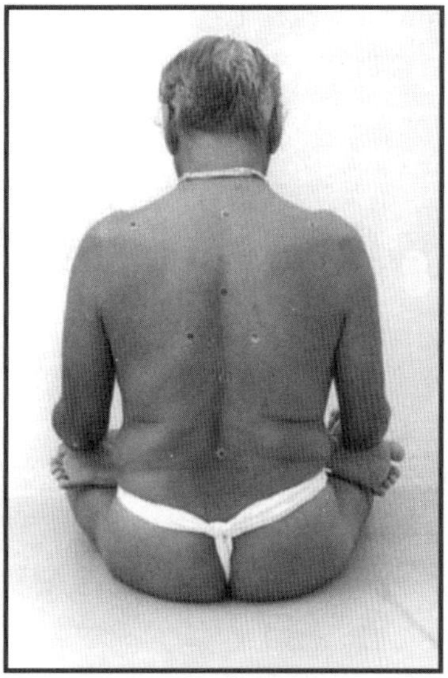

圖3-21：氣流導引—背面圖

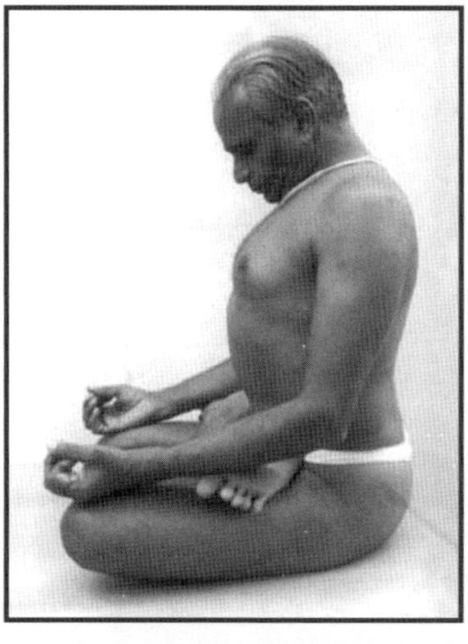

圖3-22：氣流導引—側面圖

第九階段

這是為初學者準備的階段，在肺部被填滿時，加入屏息。它是「有意的內屏息」（sahita antara kumbhaka）。

技法

1. 以任何舒服的姿勢坐好，按照第五階段技法第 1 至 7 項的指導進行，然後呼氣（圖 3-18，172 頁）。
2. 吸氣，然後屏息。軀幹保持穩定警覺（正面：圖 3-23。背面：圖 3-24。側面：圖 3-25）。
3. 屏息時，不要抬起鼻梁、眼睛或頭部。
4. 感知氣息滲入軀幹的每一寸肌膚毛孔的過程。
5. 幾秒鐘後，這種覺察會消失，一旦消失，就正常地呼氣。這是一個回合，練習十至十五個回合。
6. 如果在練習過程中感到任何疲憊，可以與常規呼吸交替進行。
7. 當這個練習變得容易後，強化它，直到你可以舒服地一次屏息 10 至 15 秒。為了增加屏息的長度，往肺的方向提升橫膈膜，穩定地保持住，將腹部往內、往脊柱的方向拉。然後屏息，不要抬起鼻梁（圖 2-77，145 頁）。
8. 如果肺部感到僵硬，或太陽穴及周圍感到壓力，或頭部緊張，表示你超過了自己的能力範圍；若是如此，要縮短內屏息的長度。從內屏息到呼氣的過程應該是順暢的。
9. 慢慢地呼氣，不要失去對軀幹、橫膈膜和肺的控制。完成練習後，做幾次深呼吸，然後以攤屍式休息（圖 4-36，294 頁）。

注意事項

做內屏息時，也可以仰躺，在頭下方墊枕頭來模仿喉鎖法（圖 2-76，145 頁）。

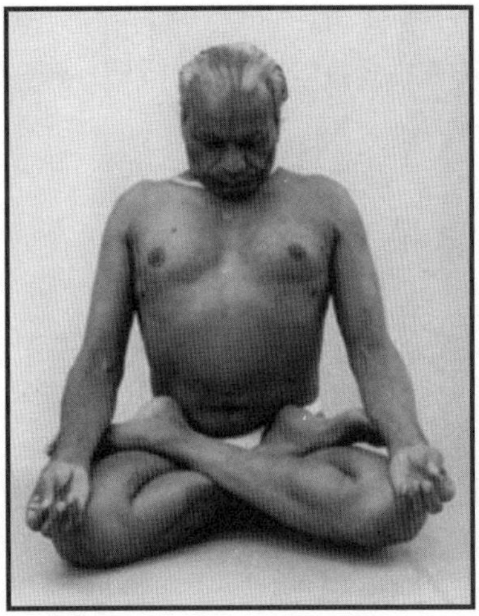

圖3-23：軀幹姿勢—正面圖

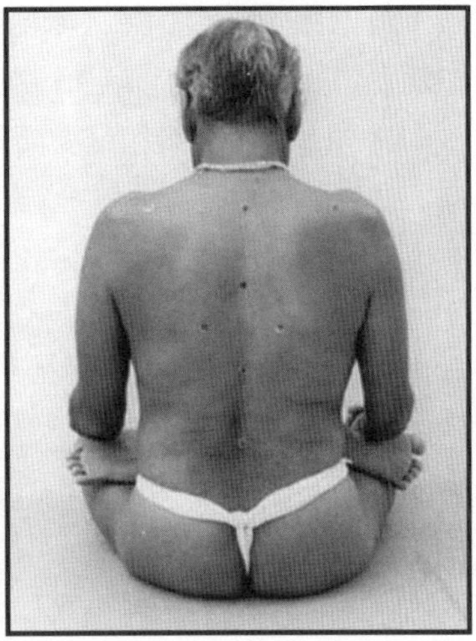

圖3-24：軀幹姿勢—背面圖

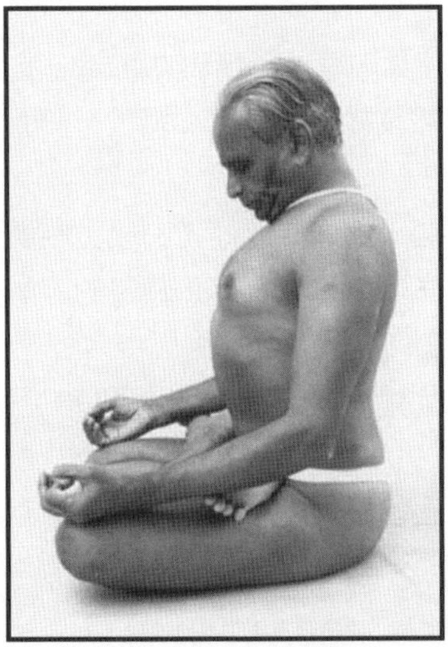

圖3-25：軀幹姿勢—背面圖

功效

有意的內屏息可以發展氣息和肺部、神經和心念之間的和諧關係。如果正確地做內屏息，會給身體一種生機勃勃的狀態，讓身體充滿能量。它可增強一個人的工作能力，消除絕望，創造希望。透過能量的創造，神經系統受到激發，耐力得到增強。內屏息是低血壓、情志消沉、懶惰和疑慮者的理想練習。

但是，內屏息不適合有高血壓和心臟疾病的人練習。

第十階段

這是為初學者準備的一個階段，加入了清空肺部後的屏息。它被稱為「有意的外屏息」（sahita bāhya kumbhaka）。

技法

1. 以任何舒適的姿勢坐好，按照第五階段技法第 1 至 7 項進行，呼盡肺裡的氣體（圖 3-18，172 頁）。
2. 常規地吸氣，穩定、緩慢地呼氣，在不過度用力的條件下，盡量清空肺部。
3. 保持放鬆，盡量屏住氣息，然後常規地吸氣。這是一個回合。重複十到十二個回合，或者練習 10 分鐘。
4. 腹部緊縮、太陽穴緊張或氣喘，都是你已經達到能力範圍極限的信號，此時縮短屏息的長度。從外屏息到吸氣的銜接，應該是順暢的。如果在練習過程中感到任何疲倦，這個階段可以和常規呼吸交替進行。
5. 做幾個深呼吸，然後仰躺，做攤屍式（圖 4-36，294 頁）。

注意事項

外屏息也可以仰躺進行，在頭部下方墊枕頭即可。

功效

外屏息特別有利於神經過度緊張或患有高血壓的人，因為它能舒緩神經緊張。外屏息帶來一種被動的狀態，一種寧靜的感受，好像你是漂浮在水面上的一葉輕舟。但是，外屏息不適合萎靡不振、抑鬱和低血壓的人練習。

第十一階段

這是為高級修習者準備的內屏息練習。

技法

1. 以任何舒適的姿勢坐好，按照第五階段技法第 1 至 7 項進行，然後呼氣（圖 3-18，172 頁）。
2. 有力深長地吸氣，但不要強迫、顫抖或生硬地吸氣，軀幹保持警覺。
3. 保持屏息 10 至 15 秒（圖 3-23 至 3-25）。
4. 幾秒鐘後，身體會鬆懈下來。若要保持住軀幹的位置和感覺，可提升兩側的肋骨。現在從恥骨、會陰和肛門開始，收縮軀幹下部，並且沿著脊柱往胸部的方向提升。這是根鎖法（圖 2-68，133 頁）。
5. 軀幹的提升會給頭部帶來壓力。從頸部後側的底部開始，低下頭。這麼做就是一個很好的喉鎖法，可釋放頭部的緊張和壓力。
6. 感受氣息滲入軀幹上每一寸肌膚的毛孔中，喚起全部的感知力。
7. 眼睛、耳朵和舌頭保持放鬆，大腦平靜。
8. 如果保持屏息的時間太長，喉嚨感到緊張，臉部肌膚和太陽穴繃緊起來，表示你失去了對身體的掌控。所以，要重新為軀幹注入能量，具體作法見本技法第 4 項。
9. 如果頭部和軀幹仍然感到緊張和壓力，而且臉部發燙，表示你沒有正確地掌控身體，或者已經超越個人能力範圍，這樣會損傷神經系統，所以應停止屏息。
10. 正常呼氣或深呼氣，不要鬆懈軀幹、橫膈膜和肺部。
11. 這是一個回合的屏息。練習十到十二個回合，始終如做第一個回合那樣保持覺察力。由於每個人的屏息能力不同，所以無法明確要求屏息的時長。建議在三或四個呼吸的間隔之後，再做內屏息。

12. 完成這個練習後，吸氣，然後仰躺，做攤屍式（圖 4-36，294 頁）。這個階段的重點是屏息，不是吸氣和呼氣。

功效

這個階段適合昏沉、噁心和疲倦的人。它能使身體保持溫暖，去除黏液，還能帶來喜悅和信心，以及更佳的專注力。錯誤的練習會導致怒氣、抽動、急躁和筋疲力盡。

第十二階段

這是為高級修習者準備的外屏息練習。

技法

1. 以任何舒適的姿勢坐好，按照第五階段技法第 1 至 7 項進行，然後呼氣（圖 3-18，172 頁）。
2. 常規地吸氣，然後穩定、徹底地呼氣。盡量清空肺部，不要強迫、顫抖或生硬地呼氣。

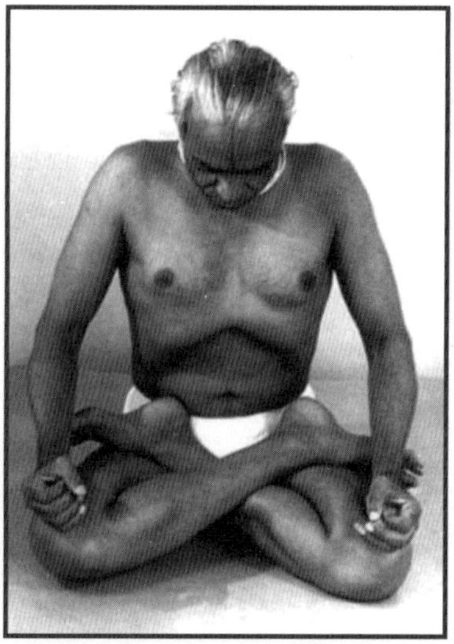

圖 3-26：勝利調息法・臍鎖法

3. 呼氣完成後，不要吸氣，停頓一下，然後整個腹部區域往脊柱的方向拉，同時向胸部上提。這是臍鎖法（圖 3-26）。
4. 盡你所能地保持收縮。當你感到壓力和緊張，就放鬆腹部，使其回到原來的位置，然後吸氣。
5. 這是一個回合。重複八到十個回合，然後吸氣，以攤屍式仰躺（圖 4-36，294 頁）。
6. 隨著練習的進步，增加呼氣後的屏息時間長度。每個人的耐力不同，留意你自己的能力，逐漸提高屏息的耐力。
7. 永遠不要在腹部收縮時吸氣，否則會導致氣喘和拉傷心臟。
8. 一開始，建議在三到四個回合的深呼吸間隔之後，再做外屏息。

功效

這個階段可清潔腹部器官，防止下垂。

第十三階段

這是一個高級階段，把內屏息和外屏息，與二或三個吸氣和呼氣相結合。

技法

1. 首先，呼氣（圖 3-18，172 頁）。
2. 深深地吸氣。完全吸氣後，屏住氣息 10 秒（圖 3-23，177 頁）。
3. 深深地呼氣。徹底呼氣後，屏息，同時做臍鎖法，保持 5 秒（圖 3-26），然後深吸氣。這是一個回合。
4. 呼氣，然後做二或三次深呼吸。接著重複加入屏息的呼吸回合，之後再做二或三次深呼吸。
5. 做五至六個回合，以吸氣結束。然後，仰躺，做攤屍式（圖 4-36，294 頁）。

勝利調息法 · 各階段總表

階段	吸氣		內屏息		呼氣		外屏息	
	常規	深長	無根鎖	根鎖	常規	深長	無臍鎖	臍鎖
· 仰躺								
一	✓				✓			
二	✓					✓		
三		✓			✓			
四		✓				✓		
· 坐姿								
五	✓				✓			
六	✓					✓		
七		✓			✓			
八		✓				✓		
九	✓		幾秒		✓			
十	✓					✓	盡量長	
十一		極深長		10~15 秒	常規或極深長			
十二	✓					極深長		盡量長
十三		極深長		10~15 秒	常規或極深長			盡量長

20

間斷調息法

間斷調息法（Viloma Prāṇāyāma）中，「viloma」的「loma」，意思是毛髮，「vi」表示分離或否定。「viloma」的意思是，反毛髮或與事物的自然規則相反。

間斷調息法中，吸氣或呼氣不是連續的，而是被幾個停頓打斷的。例如，如果一個完整的吸氣持續 15 秒，那麼做間斷調息法時，每 2 或 3 秒就被打斷一次，使一個吸氣的長度到達 25 或 30 秒。相似地，呼氣也由於停頓而被延長到 25 至 30 秒之間。做這個調息法好比爬一個高高的梯子，一個停頓相當於一步。請留意，停頓時，要確保沒有無意識吸氣的或呼氣。下面是間斷調息法的技法，分為九個階段。

第一階段

這一階段在仰躺姿勢中加入間斷的吸氣。它適合初學者或基礎不牢的修習者，或經受疲憊、虛弱、拉傷或低血壓困擾的人。

技法

1. 靜靜地仰躺幾分鐘，如同勝利調息法的第一階段，最好使用木板或墊子，參見第 19 章開頭部分。
2. 按照勝利調息法的第二階段技法第 2 至 4 項進行，呼出肺中的氣體（圖 3-13，168 頁）。
3. 現在開始做間斷的吸氣。吸氣 2 或 3 秒，然後停頓，屏住氣息 2 或 3 秒，然後再吸氣。停頓時，橫膈膜輕輕地保持不動。再次吸氣前，不要讓橫膈膜在每個停頓之後就鬆懈下來。繼續這個方式，直到肺部被完全填滿，這個過程可能伴隨著四或五個停頓。練習的始終，都不應該感到有過度用力的不適感。
4. 現在緩慢、深深地呼氣，如勝利調息法的第二階段，漸漸放鬆橫膈膜。
5. 這是一個回合，重複練習 7 至 10 分鐘，或者以你不感到疲倦為限，能做多久做多久；之後做二至三次常規的呼吸，然後以攤屍式休息（圖 4-36，294 頁）。

第二階段

這一階段在仰躺姿勢中加入間斷的呼氣。它適合初學者、虛弱的人和基礎不牢的修習者，也適合疲憊、緊張、高血壓或有心臟問題的人。

技法

1. 靜靜地仰躺幾分鐘，與勝利調息法的第一階段相似，然後，按照勝利調息法的第二階段技法第 2 至 4 項進行，呼出肺中的氣體（圖 3-13，168 頁）。
2. 不停頓地深吸氣，如勝利調息法，完全充滿肺部，但是不要過度用力。
3. 呼氣 2 或 3 秒，然後停頓，屏住氣息 2 或 3 秒，然後再呼氣。繼續這樣練習，直到感覺肺部被徹底清空了，這可能需要四或五個停頓。漸漸地放鬆對腹部的控制。
4. 這是一個回合，重複練習 7 至 10 分鐘，或者以你不感到疲倦為限，能做多久做多久。吸氣，然後做攤屍式（圖 4-36，294 頁）。

功效

這個練習將給身體帶來安逸輕盈的感受。

第三階段

這個階段在仰躺姿勢裡結合了第一和第二階段。

技法

1. 靜靜地仰躺幾分鐘，與勝利調息法的第一階段相似，然後，按照勝利調息法的第二階段技法第 2 至 4 項進行，然後呼氣（圖 3-13，168 頁）。
2. 現在按照第一階段技法第 3 項，開始做間斷的吸氣。
3. 屏息 1 或 2 秒。
4. 現在按照第二階段技法第 3 項，開始做間斷的呼氣，同時漸漸放鬆對橫膈膜的控制。
5. 這是第三階段的一個回合。重複練習 8 至 12 分鐘，或者以不過度用力為限，能做多久做多久，之後吸氣，以攤屍式休息（圖 4-36，294 頁）。

第四階段

這個階段取坐姿，加入間斷的吸氣，適合初學者。

技法

1. 以任何舒服的姿勢坐好，按照勝利調息法的第五階段技法第 1 至 7 項練習。呼氣，但不過度用力（圖 3-18，172 頁）。
2. 現在開始做間斷的吸氣，技法如下：吸氣 2 或 3 秒，停頓並屏息 2 或 3 秒；再吸氣 2 或 3 秒，停頓並屏息 2 或 3 秒。為了停頓，輕輕收住橫膈膜。每個停頓後吸氣時，不要讓橫膈膜鬆懈。繼續這個練習，直到肺部被充分填滿，可能需要四或五個停頓。自始至終，不應感到過度用力的不適。
3. 輕柔地把腹部器官拉向脊柱，並且向上伸展。然後，緩慢、深長地呼氣，如勝利調息法的第六階段，漸漸放鬆對腹部的控制。
4. 這是一個回合，重複練習 7 至 10 分鐘，或者在不感到疲憊的情況下，能做多久做多久。常規呼吸二或三次，然後以攤屍式休息（圖 4-36，294 頁）。

功效

功效與第一階段相似。

第五階段

這個階段取坐姿，加入間斷的呼氣，適合健康狀況尚可的初學者。

技法

1. 以任何舒適的姿勢坐好，按照勝利調息法的第五階段技法第 1 至 7 項練習，然後呼氣（圖 3-18，172 頁）。
2. 一口氣做一個深長的吸氣，不要任何停頓。讓氣息填滿肺部。
3. 現在開始做第二階段的間斷呼氣，但不要移動橫膈膜：呼氣 2 秒，停頓，控制住橫膈膜，然後屏息 2 或 3 秒，接著重複呼氣。繼續這個練習，直到肺部被徹底清空，可能需要四或五個停頓。然後，漸漸放鬆對橫膈膜的控制。
4. 這是一個回合，重複練習 8 至 10 分鐘，或在不感到疲憊的情況下，能做多久做多久。做二或三次常規呼吸，然後以攤屍式休息（圖 4-36，294 頁）。

功效

這個練習會帶來喜悅和鎮定的感受。

第六階段

這個階段是第四階段和第五階段的組合，以坐姿進行。

技法

1. 以任何舒服的姿勢坐好，按照勝利調息法的第五階段技法第 1 至 7 項練習。呼氣，但不過度用力（圖 3-18，172 頁）。
2. 現在按照第四階段技法第 2 項，開始做間斷的吸氣。

3. 屏息 2 或 3 秒。穩定住腹部，然後按照第五階段技法第 3 項，開始做間斷的呼氣。
4. 這是一個回合，重複練習 10 至 15 分鐘，在不感到疲憊的情況下，能做多久做多久。然後呼吸二至三次，以攤屍式放鬆（圖 4-36，294 頁）。

功效

這個練習能增強耐力，帶來喜悅的感受。

第七階段

這個階段在間斷的吸氣後，加入內屏息，適合中級修習者和已經獲得一定力量和穩定性的學生。

技法

1. 以任何舒服的姿勢坐好，按照勝利調息法的第五階段技法第 1 至 7 項練習。呼氣，但不過度用力（圖 3-18，172 頁）。
2. 現在按照第四階段技法第 2 項，開始做間斷的吸氣。
3. 現在屏息 10 至 15 秒，這是內屏息。穩定住橫膈膜，然後緩慢、深長地呼氣，漸漸放鬆橫膈膜。
4. 這是一個回合，重複練習 10 至 15 分鐘，或者在不感到疲憊的情況下，能做多久做多久。然後呼吸二至三次，最後做攤屍式（圖 4-36，294 頁）。

功效

這個階段可以幫助低血壓的人。肺部細胞充盈著氧氣，肺部獲得彈性，並可以讓你精確、容易、舒適地學習深呼吸的藝術。

第八階段

這個階段加入了外屏息，之後是間斷的呼氣，它適合已經在練習中獲得力量和穩定性的修習者。

技法

1. 按照勝利調息法的第五階段技法第 1 至 7 項，坐一段時間。慢慢地呼氣，直到感覺肺已經清空，注意不要過度用力（圖 3-18，172 頁）。
2. 深吸氣，不要停頓。徹底填滿肺部，但是不要過度用力。
3. 屏息 2 到 3 秒。
4. 現在按照第五階段技法第 3 項做間斷的呼氣。
5. 吸氣前，屏息 5 或 6 秒。
6. 這是一個回合，重複練習 15 至 20 分鐘，或以不感到疲憊為限，能做多久做多久。做二至三次常規呼吸，然後仰躺，做攤屍式（圖 4-36，294 頁）。

功效

這個練習可安撫神經，舒緩大腦。

第九階段

這個階段結合了第七階段和第八階段，包括：間斷的吸氣和呼氣、內屏息和外屏息、收束。它只適合已經練習多年瑜伽的高級修習者。

技法

1. 以任何舒服的姿勢坐好，按照勝利調息法的第五階段技法第 1 至 7 項練習。呼氣，但不過度用力（圖 3-18，172 頁）。
2. 按照第四階段技法第 2 項，開始做間斷的吸氣。
3. 然後屏息，同時做根鎖法，保持 10 至 15 秒，能做多久就做多久（圖 3-23，177 頁）。
4. 現在按照第五階段技法第 3 項，開始做間斷的呼氣。
5. 感到肺部清空後，屏息 5 或 6 秒，同時做臍鎖法，參考勝利調息法的第十二階段第 3 項，但是注意不要過度用力（圖 3-26，180 頁）。
6. 這是一個回合，重複練習 15 至 20 分鐘，或在不感到疲憊的情況下，能做多久做多久。做二至三次常規呼吸，然後仰躺，做攤屍式（圖 4-36，294 頁）。

功效

這個階段的功效結合了第七階段和第八階段。

間斷調息法 · 各階段總表

階段	吸氣		內屏息		呼氣		外屏息	
	無停頓	停頓	無根鎖	根鎖	無停頓	停頓	無臍鎖	臍鎖
· 仰躺								
一		✓			✓			
二	✓					✓		
三		✓				✓		
· 坐姿								
四		✓			✓			
五	✓					✓		
六		✓				✓		
七		✓	10~15 秒		✓			
八	✓					✓	5~6 秒	
九		✓		10 秒		✓		5~6 秒

21

蜂鳴、暈眩和流溢式調息法

蜂鳴調息法（Bhrāmarī Prāṇāyāma）

「bhramara」的意思是黑色的大黃蜂，這個調息法在呼氣時發出柔和的嗡嗡聲，好似黃蜂發出的聲音，故得名為「蜂鳴調息法」。練習蜂鳴調息法的最佳時間，是靜謐的夜間。可以仰躺做蜂鳴調息法，也可以坐著做。

技法

以勝利調息法深吸氣，然後呼氣時發出嗡嗡的聲音。但是，不建議在蜂鳴調息法中屏息。做六頭戰神式（ṣaṇmukhī mudrā）時，也可以做蜂鳴調息法，不過不做喉鎖法，因為沒有屏息。

六頭戰神式（Ṣaṇmukhī Mudrā）

抬起雙手到臉部，抬起手肘到肩膀高度。大拇指尖端放在耳孔裡，阻隔外部的聲音。如果大拇指使耳朵疼痛，就減少壓力，或推動耳屏（耳朵入口處的小突起），覆蓋住耳孔，然後施以壓力。

閉上雙眼，食指和中指蓋在眼瞼上。中指指腹把上眼皮向下拉，食指指腹覆蓋著眼瞼上方的其他空間。眼球保持放鬆並具有接納性，手指輕柔地按壓它們。

現在，以無名指指尖按著鼻孔，使鼻道變窄，呼吸更加緩慢、穩定、有節律和精細。小指放在上唇，感受氣流。

耳朵被大拇指關上後，修習者能夠聽到內在的響聲。眼球上的壓力，使他也能看到多彩的光線，有時如太陽一般。如果做六頭戰神式感到困難，那麼用一塊布纏繞並包裹頭部，蓋住耳朵和太陽穴（圖 3-29）。

做完蜂鳴調息法後，吸氣，然後做攤屍式（圖 4-36，294 頁）。

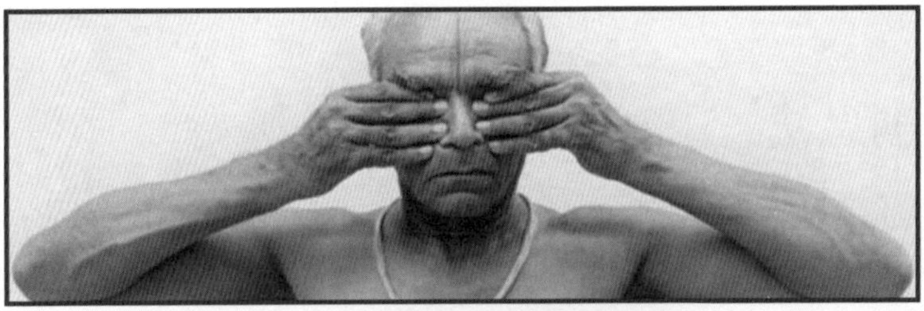

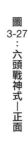

圖 3-27：六頭戰神式—正面

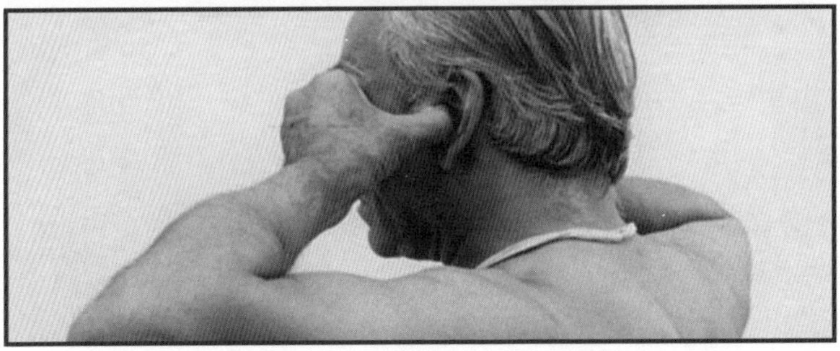

圖 3-28：六頭戰神式—側面

注意事項

做所有其他調息法時，都可以用布包著頭做喉鎖法，並嘗試屏息（圖 3-30）。

功效

嗡嗡的蜂鳴聲能引來睡意，這個調息法能幫助失眠的人。

暈眩調息法（Mūrchhā Prāṇāyāma）

「mūrchhā」的意思是「昏厥的狀態」，這個調息法的做法與勝利調息法相同，但要保持內屏息，直至感到頭暈。它能使心意靜止，使感官安詳。

流溢式調息法（Plāvinī Prāṇāyāma）

「plāvinī」的意思是游泳或漂浮。我們現在對這種調息法知之甚少，據說它能幫助修習者輕鬆地浮在水上。暈眩式調息法和流溢式調息法已經不再流行。

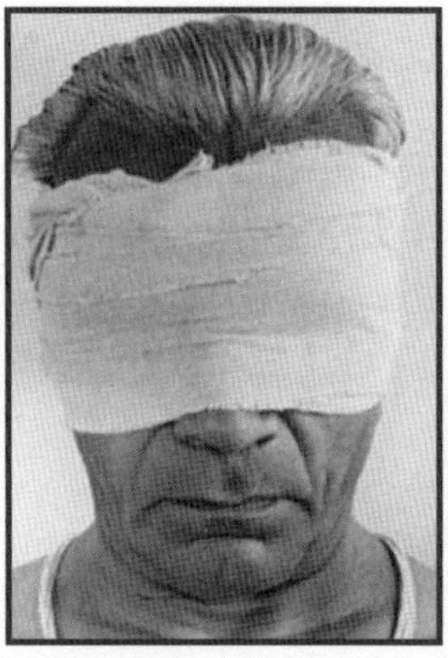
圖 3-29：包頭蜂鳴調息法

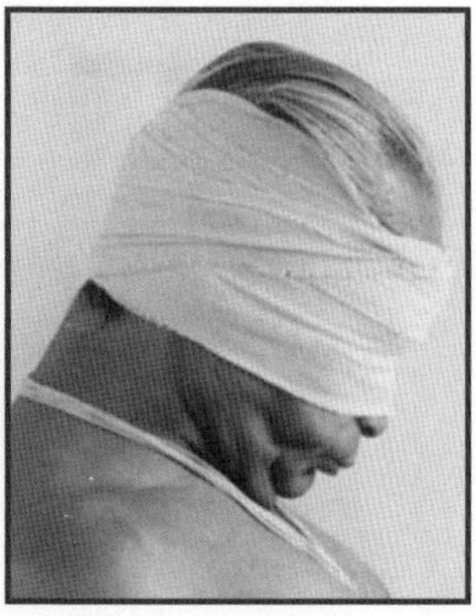
圖 3-30：包頭屏息法

蟬鳴調息法・各階段總表

階段	吸氣		呼氣	六頭戰神式
	常規	深長	深長的蜂鳴聲	
・仰躺				
一A	✓		✓	
一B	✓		✓	✓
二A		✓	✓	
二B		✓	✓	✓
・坐姿				
三A	✓		✓	
三B	✓		✓	✓
四A		✓	✓	
四B		✓	✓	✓

22

手指調息和擺放的藝術

鼻子

鼻子是一個錐形小室，由硬骨和軟骨支撐，外部是皮膚，內部是黏膜，鼻中隔支撐並分隔兩個鼻孔。鼻孔內部形狀不規則，由小洞與頭顱內的鼻竇相通。

進入鼻孔的空氣被過濾，然後沿著氣管進入肺。氣流流入鼻梁一半高位置的寬闊通道時，速度會稍稍放緩。顱骨內的鼻竇由三個螺旋狀的多孔骨支撐，稱為「鼻甲」。形狀如鳥兒的翅膀，它們使氣流呈螺旋形，以複雜多變的形式沖刷鼻黏膜。大拇指和其餘兩指放在鼻子上，施加壓力使鼻道變寬或變窄，可幫助控制氣流的形態、方向和流動。密切監視氣流所需的注意力，可培養內在的覺知力。聆聽氣流的微細震顫聲，也加強了這種覺知力，所以耳朵在調息練習中發揮著重要的作用。

氣流也透過頭顱底部的篩骨影響嗅覺器官。篩骨有小孔，供嗅覺神經纖維穿過，嗅覺神經刺激大腦邊緣系統，把接受的外在刺激轉化為人的嗅覺感受。

吸入的空氣在鼻黏膜之間流通，如果運行不暢，呼吸就會費力且不規則。鼻黏膜區域可能因空氣狀況的變化而堵塞，煙草、煙霧、感染、情緒狀況等，都會影響鼻黏膜的分泌。血液循環的變化，或受傷、疾病、感冒，會使氣流週期性地從一個鼻孔轉向另一個鼻孔。這些變化會改變鼻子、鼻孔和鼻道的形狀和尺寸。

附著在鼻軟骨上的肌肉為輔助肌，可以擴張或收縮鼻孔。它們是臉部肌肉系統的一部分，與嘴唇和眉毛相連，還可以表達情緒狀態，如發怒、噁心或危險，並且顯示人的內在性格。

根據瑜伽文獻 *Śiva Svarodaya*，鼻子是五個基本元素——地（pṛthvi）、水（ap）、火（tejas）、風（vāyu）、空（ākāśa）所在的位置（圖 3-31）。在調息法中，氣息中的生命能量流與五大元素相接。當氣流流經這些元素時，會影響修習者的行為。五大元素的所在位置，每過幾分鐘就會變動。例如，當氣流在右鼻孔掠過地元素時，它還掠過左鼻孔的水元素。模式如下：

右鼻孔	左鼻孔
地	水
水	火
火	風
風	空
空	地

元素從一個地點轉移到另一個地點是漸進性的。需要多年練習才能確定和分辨五大元素（或能量）的位置，並且知道氣息在何時何地正在碰觸何種元素。如果在一位有經驗的老師指導下，可能所需的時間短一些。精確敏銳地調整鼻子上的右手大拇指、無名指和小指，使氣息同時流過兩側鼻孔的同一個位置，頭腦會變得清晰，心意變得穩定。*Śiva Svarodaya* 還認為，禪那（dhyāna）的最理想時機，是氣流流入兩側鼻孔中央的空元素時。

手指擺放的藝術

瑜伽調息法需要的訓練量，相當於成為一個音樂家所需的訓練。神聖的牧牛者克里希那迷惑了他的擠奶女，透過演奏笛子征服了她們的心。他操縱笛子，創造了一個神祕音響的世界。在調息法練習中，修習者「演奏」他的兩個鼻孔，從而克制並征服他的感官。他精巧地運用手指，像吹奏笛子似的操控呼吸模式。

笛子上有好幾個孔，但鼻子只有兩個孔，所以修習者比吹笛人需要更大的技巧，才能控制無限細緻和精微的氣息之調子與節律。一個優秀的音樂家，會研究笛子的結構、形狀、孔、氣流，對它的影響及其他特點。他的手指在不斷練習中獲得精湛技藝，可以精微地調音，他的耳朵可以捕捉最微小的聲音振動，然後他學會協調手指和耳朵的能力。直到那時，他才能夠捕捉音樂的調子、音高、共鳴和節奏。

修習者要研究鼻孔的形狀和結構，鼻孔外面的肌膚紋理，還有鼻子的特殊性，例如鼻道的寬度、鼻中隔偏離的角度等，還包括空氣變化對鼻子肌膚的影響、鼻道的濕度等。

他規律地練習手腕和手指，直到它們變得靈活、精緻。他調整手指，在鼻子外面的

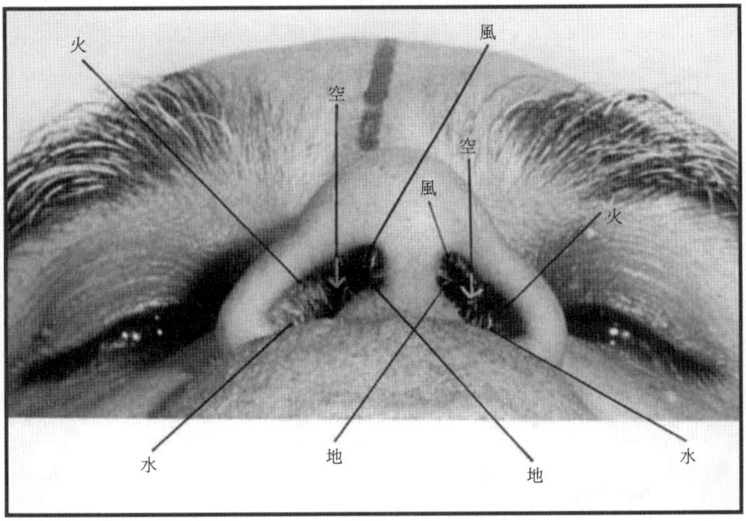

圖3-31：鼻子與五大元素

肌膚上，覆蓋著鼻孔內的五大元素（地、水、火、風和空）的所在地，好比壓住笛子上的孔。他靈巧的手指，把元素所在位置的鼻道變窄或變寬，並且專注地傾聽氣息的聲音，以此調節氣息的流動、節奏和共鳴。

神廟的看門人控制進出神廟的信徒之數量，同樣地，手指調節氣息的體積和流動。呼吸時，手指把鼻道變窄，還可以過濾不潔物。

由於縮窄鼻道，吸氣被控制著，肺部有更多時間來吸收氧氣，另一方面，有控制地呼氣時，尚未使用的氧氣被重新吸收，廢物被排出。修習者用手指來縮窄鼻道，培養了更大的敏感度和感知力。透過練習勝利調息法和間斷調息法，修習者的調息知識更加深入，而他的身體則從練習經驗中收穫了實踐知識。

在瑜伽調息法中，透過手指的控制，修習者把理論知識和實踐知識相結合，這將會點燃知識的火花，直至燃起智慧的火焰，使他充滿決心和能量（vyavasāyātmika buddhi）。

瑜伽調息法大致上可以分為兩類：

1. 不用手指控制鼻孔。
2. 右手的大拇指和另外兩指調節和控制進出鼻子的氣流，這是手指控制調息法。這種調息法也可分為兩類：
   (a) 兩側鼻孔同時吸氣和呼氣，利用大拇指和另外兩指的壓力關閉部分的鼻孔，使氣流平順（圖 3-32）。
   (b) 一個鼻孔用指尖堵住，氣息從大拇指所在的鼻孔進出，反之亦然。例如，如果右鼻孔吸氣，無名指和小指就在不破壞鼻中隔位置的情況下，關閉左鼻孔（圖 3-33），反之亦然（圖 3-34）。要小心謹慎，不讓空氣流入被堵住的鼻孔。

在第一類調息法中，只有身體參與，第二類調息法是更為高級的作法，運用手指的技巧和對手指的精妙控制，來人工調節氣流。

在古印度，如同其他的古老文明，吉祥的儀式典禮上都是用右手。所有用左手的活動和儀式被認為是不吉的。所以，只在右手或右臂失去功能時，才可以用左手做調息法（圖 3-35）。

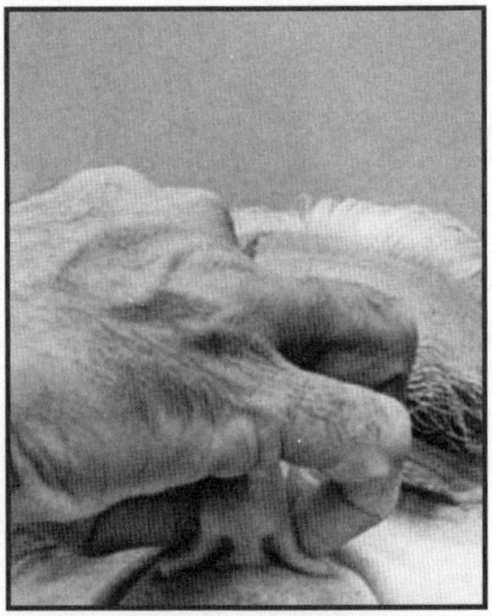

圖3-32：用手指調控進出鼻孔的氣流1

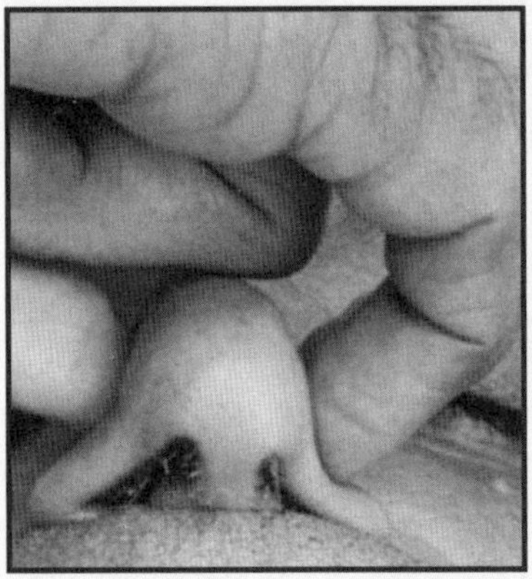

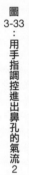

圖3-33：用手指調控進出鼻孔的氣流2

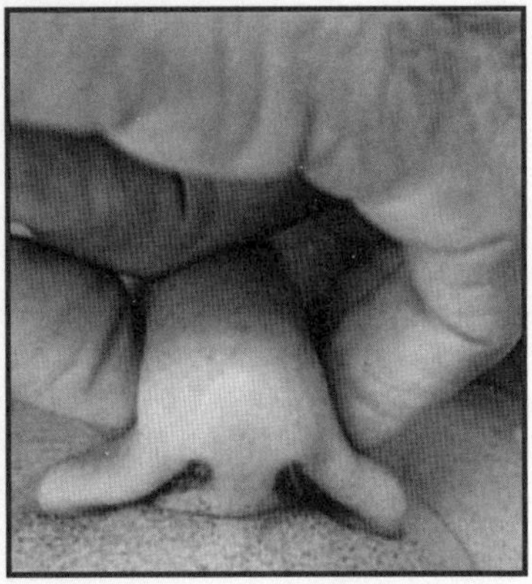

圖3-34：用手指調控進出鼻孔的氣流3

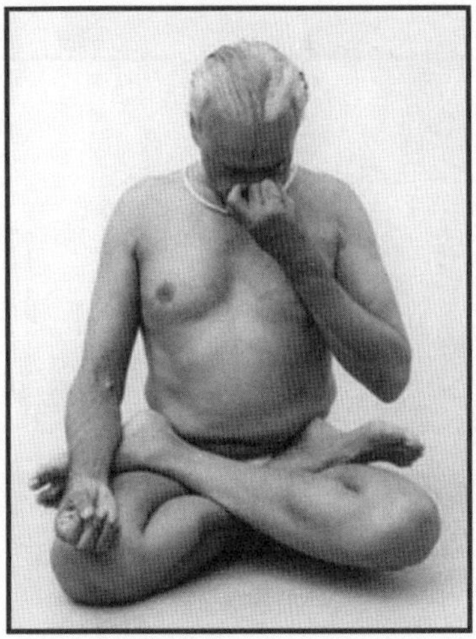

圖3-35：用左手做調息法

各種瑜伽文獻，如《格蘭達本集》（*Gheraṇḍa Samhitā*），建議使用大拇指、無名指和小指，但是沒有明確指出它們的正確位置（圖 3-36）。這些文獻都強調不使用食指和中指。如果使用了食指和中指，前臂和手腕會歪斜、沉重（圖 3-37）。此外，如果使用食指和中指，則不能給鼻子施加正確和精準的壓力，因為鼻子會把手指向下拉，進而失去調息練習的精確度。同樣地，如果把食指和中指放在前額（圖 3-38）或伸直（圖 3-39），會給大拇指、無名指和小指帶來壓力，使手指不平衡地彎曲，氣息不規則。

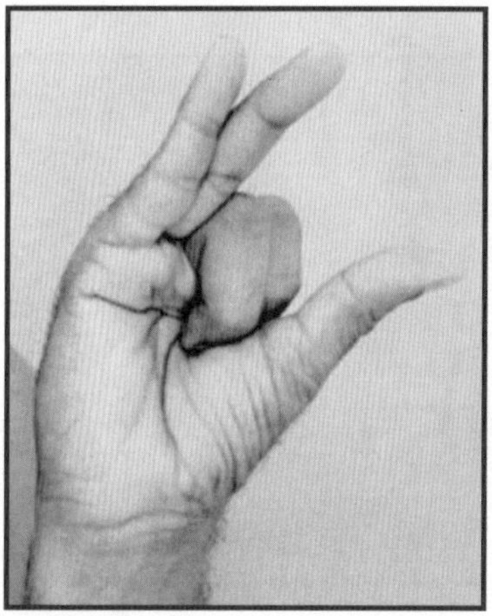
圖 3-36：運用的手指

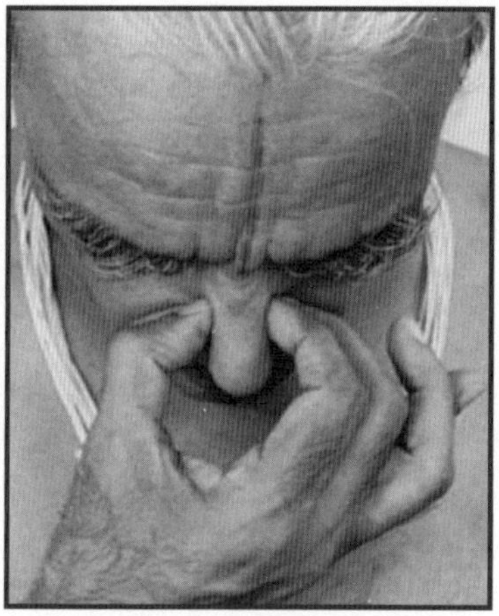
圖 3-37：錯誤指法 1

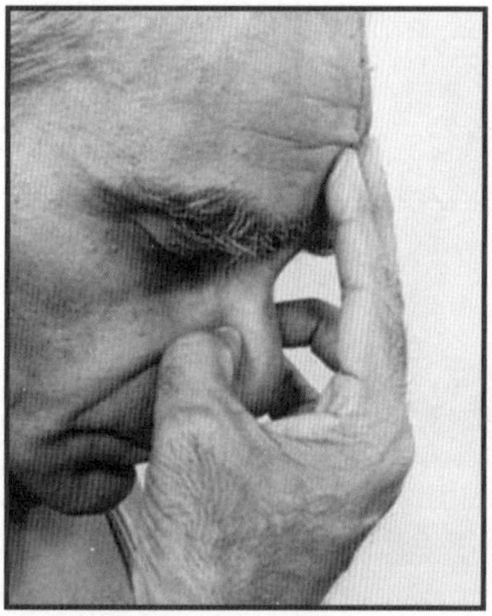
圖 3-38：錯誤指法 2

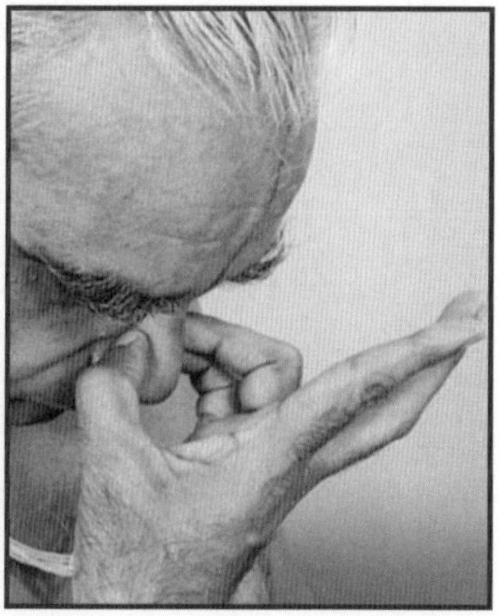
圖 3-39：錯誤指法 3

如果把食指和中指折進手掌的空心裡，讓大拇指處於鼻子右側（圖 3-40），無名指和小指處於左側（圖 3-41），手腕處於正中位置（圖 3-42）。這樣大拇指、無名指和小指可以在兩側自由移動，手掌也會更加對稱平衡。右前臂中部的神經和肌肉，是手指控制氣息的關鍵，因為它能調節手腕和手指的運動。

以坐姿練習**手指控制調息法**時，注意兩肩高度要一致，且與地面平行，下巴放在兩個鎖骨之間的凹槽裡（圖 2-56，126 頁）。

圖 3-40：正確指法 1

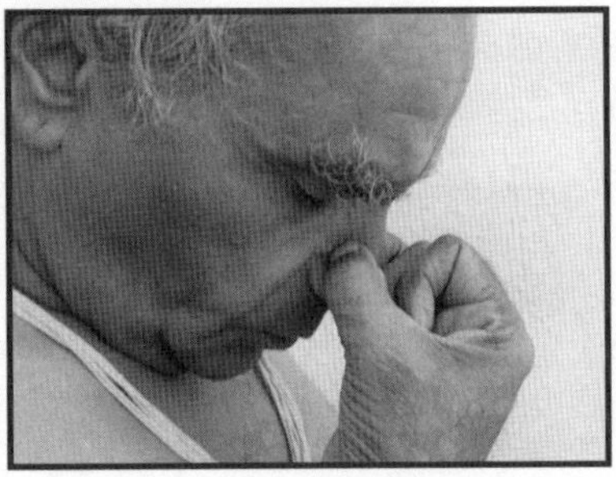

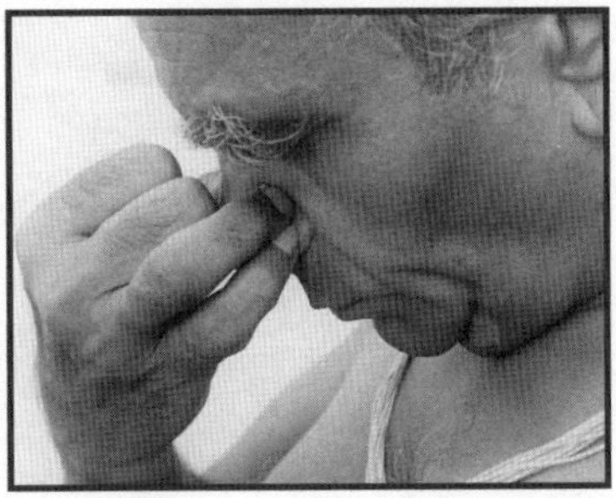

圖 3-41：正確指法 2

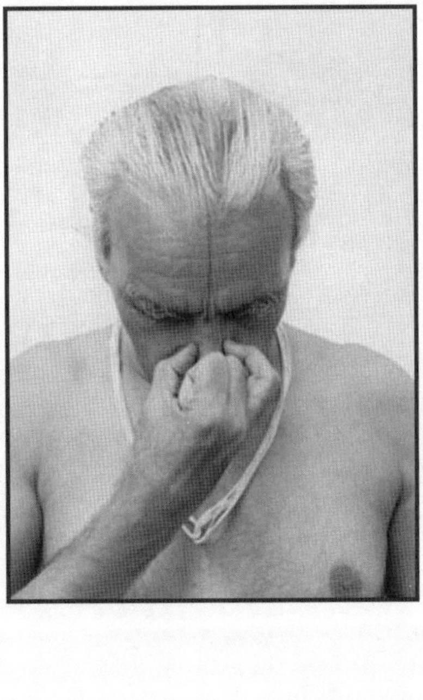

圖 3-42：正確指法 3

左手放在左膝上，彎曲右肘，不要讓肱二頭肌、前臂和手腕緊張（圖 3-43 和圖 3-44）。用穩定性、技巧和覺知力控制鼻道的寬度，不是用緊壓或蠻力。

彎曲著的右手不要碰到胸部（圖 3-45）。不要夾緊腋窩。手臂不要壓在胸膛上。沉肩，除了大拇指、無名指和小指的指尖，手臂的其餘部分要保持放鬆而輕盈的狀態（圖 3-42）。

彎曲食指和中指，放在手掌的空心裡（圖 3-46）。這樣能恰當地調整無名指、小指與大拇指的指尖位置，創造空間，還能保持手掌的柔軟。

無名指和小指的寬度，比大拇指小得多。要使它們的寬度相等，彎曲無名指和小指，指尖併攏，並在指關節處留有空隙（圖 3-47），與大拇指相觸。如果覺得這麼做有些難度，就在無名指和小指的指關節之間，放一個球狀物，如一個大約半英寸（約 1.27 公分）寬的軟木塞（圖 3-48）。手指會漸漸習慣新的位置。大拇指的指腹，應該正對併攏的無名指和小指之間（圖 3-49）。一般情況下，大拇指指尖的皮膚，會比另兩隻手指的皮膚更硬、更厚。大拇指稍稍壓著無名指和小指指尖，這樣可以讓大拇指之間變得柔軟。

圖 3-43：錯誤姿勢 1

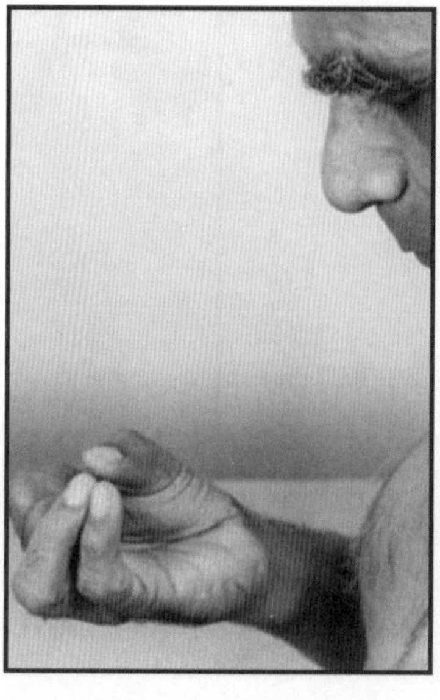

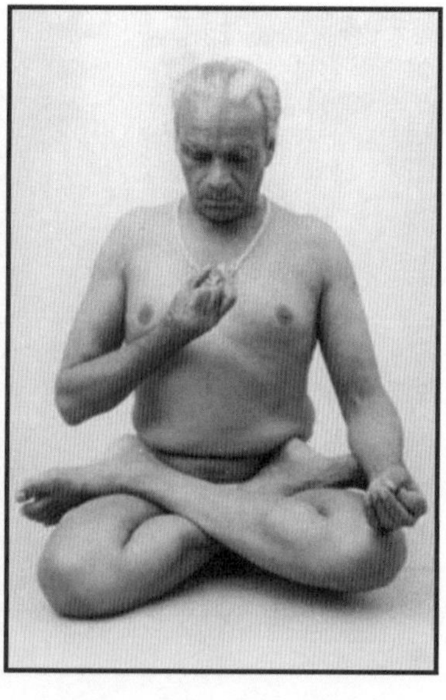

圖 3-44：錯誤姿勢 2

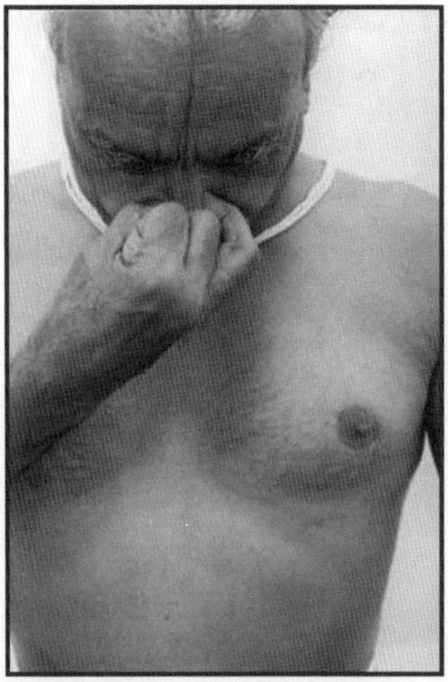

圖3-45：錯誤姿勢3

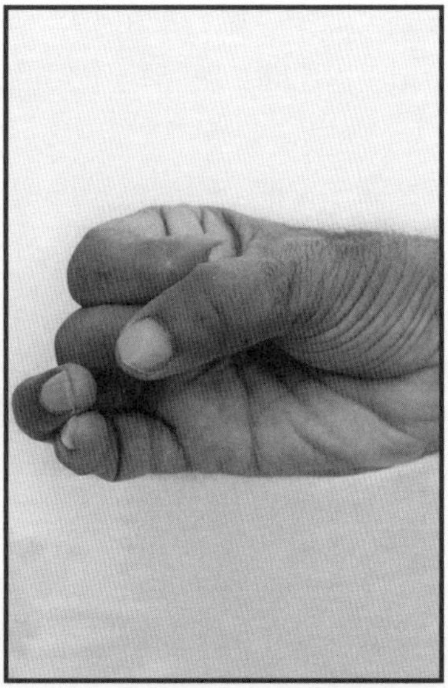

圖3-46：正確指法4

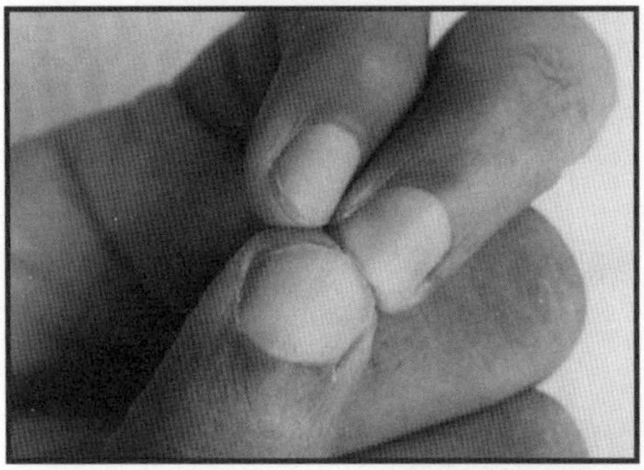

圖3-47：正確指法5

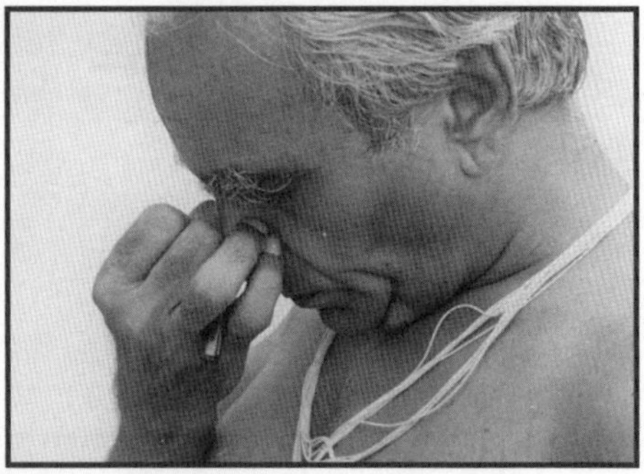

圖3-48：正確指法6

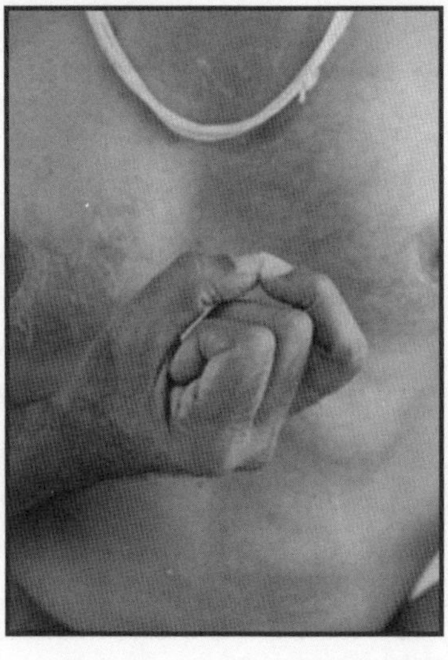

圖3-49：正確指法7

抬起右手腕，直到大拇指、無名指和小指的指尖與鼻子相對。手腕內側遠離下巴，大拇指、無名指和小指之間，與鼻孔呈水平關係（圖 3-50）。

在鼻骨和鼻軟骨之間，有細小的倒 V 形凹槽，凹槽下面的皮膚是凹陷的。大拇指和其他手指的指尖是突起的，所以，把大拇指、無名指和小指均衡地放在凹槽上，如圖 3-51 所示。鼻道壁與鼻中隔保持平行，自始至終，從大拇指、無名指和小指指尖的上端和下端施加壓力。永遠不要像圖 3-52 那樣做，而是在鼻根處將指尖輕柔地旋轉向鼻孔的方向，感受流經的氣息（圖 3-53、3-54）。部分關閉兩個鼻孔的通道，使兩個鼻道內的氣流均勻（圖 3-32，199 頁）。

如果手指不穩健，氣流就會變得不均勻，給神經系統帶來緊張和壓力，使腦細胞沉重。根據氣息的流動及個人需要，隨時用指尖的精巧技藝去調整鼻道的寬度。這種用手指來調節鼻道的寬度，就好比仔細地調節照相機光圈的孔徑，是彩色膠捲恰當曝光的前提。如果光圈調節不精確，拍出來的相片就不能準確地顯示色彩。同樣的，如果不能巧妙地控制鼻道的寬度，調息練習的成果就會受到影響。正確地調節鼻道，就是從外部可測量的鼻孔開始，去控制內部不可測量的氣流的深度。

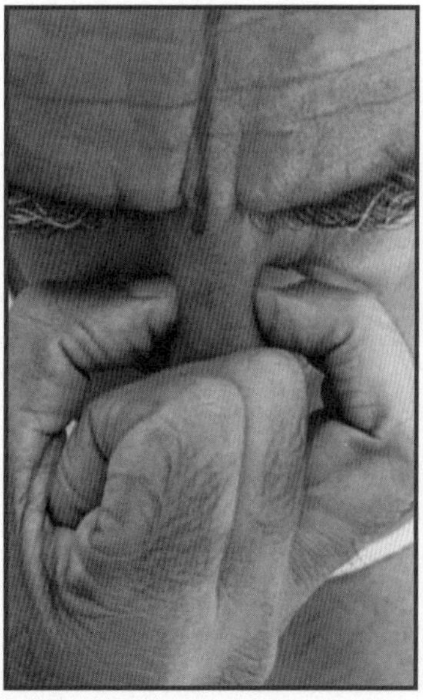

圖 3-50：正確指法 8

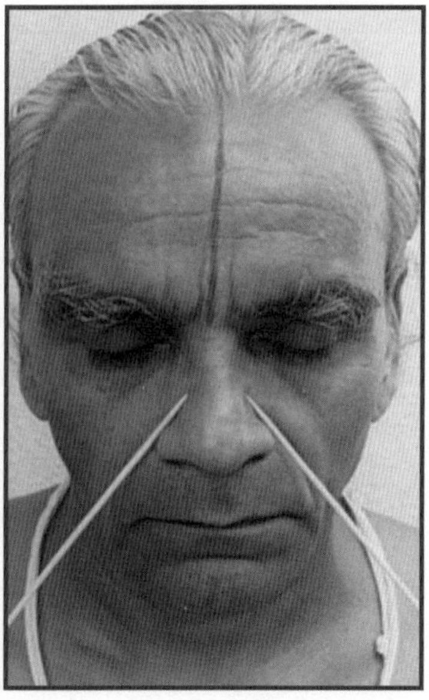

圖 3-51：手指擺放的位置

在手指控制調息法中，右手大拇指和其他兩指像一對鉗子（圖 3-49）。右手大拇指控制右鼻孔，右手無名指和小指控制左鼻孔。這三根手指是獲得最佳練習效果的最好選擇。

一般情況下，鼻子的皮膚比大拇指和其他手指指尖的皮膚柔軟。手指尖放在鼻子上後，手指的皮膚還會變得緊張。為了降低這種緊張，用左手，從指尖到指腹，把右手的手指皮膚向後拉（圖 3-55、3-56）。這時，鼻孔和指尖的皮膚一樣柔軟，鼻黏膜放鬆且具有接納性。進出的氣流可以順暢輕柔地經過鼻黏膜。鼻黏膜的接納性，可幫助大拇指和其他手指學習、感受、檢查、控制，並且延長氣息和氣息的持久性。

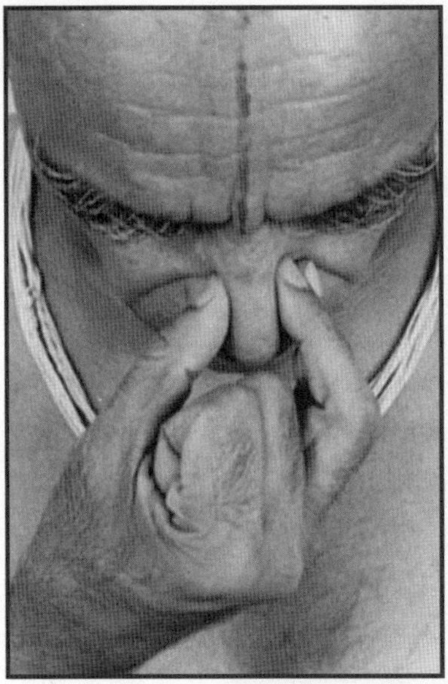

圖 3-52：錯誤姿勢 4

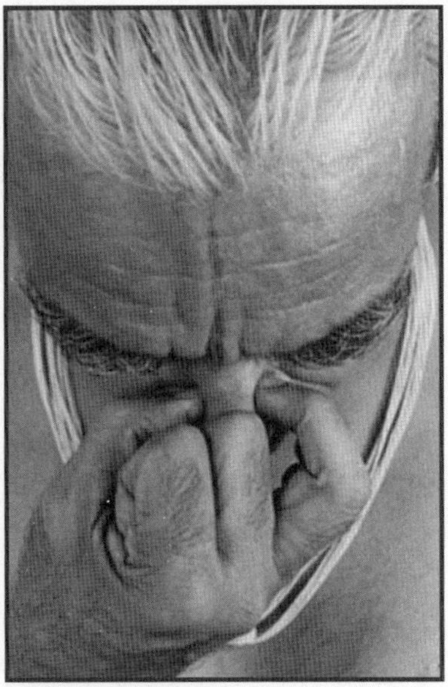

圖 3-53：正確姿勢 1

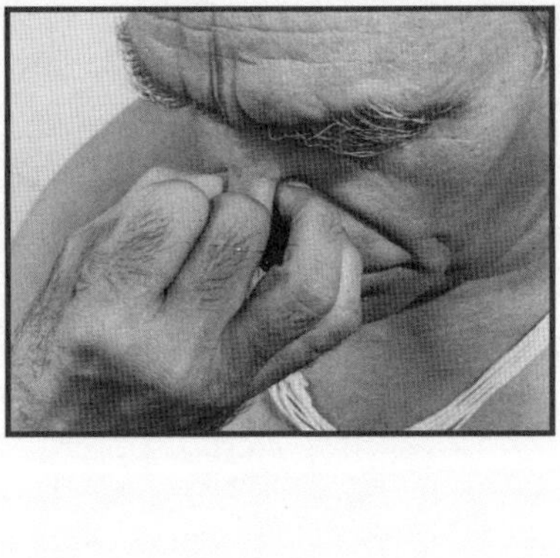

圖 3-54：正確姿勢 2

為了氣流能順暢、輕柔地經過鼻黏膜，要學會巧妙細緻地調整手指。

指尖肌膚越柔軟敏感，就越能精確地控制氣息。用非常輕柔的壓力，透過每個鼻道的寬度，來調節氣流和伴隨的微妙形式的能量。

既不要用力捏或者弄痛鼻子（圖 3-57），也不要移動鼻中隔的位置（圖 3-58），否則不僅會干擾鼻子兩側的氣流，還會使下巴向氣流較強的一側傾斜。手指不要顫抖，它們的動作應該是細緻而精微的，同時具備調節鼻道寬度所需要的靈活性。

無論何時，鼻黏膜感覺乾燥或受到刺激時，就減輕手指在鼻子上的壓力，但不要離開鼻子，以免影響血液流動。這能使鼻子和指尖的皮膚保持鮮活、清潔和敏銳。如果有時感覺到發黏，可以用左手把鼻子上的皮膚向下拉（圖 3-59、3-60）。

右手放到鼻子上時，不要讓下巴向右偏。

當手指的壓力從左向右移動時，使用右手者的下巴和頭容易向右偏，使用左手者容易向左偏。要學會使下巴的中線與胸骨的中央成一條直線。

圖 3-55：用左手放鬆右手皮膚 1

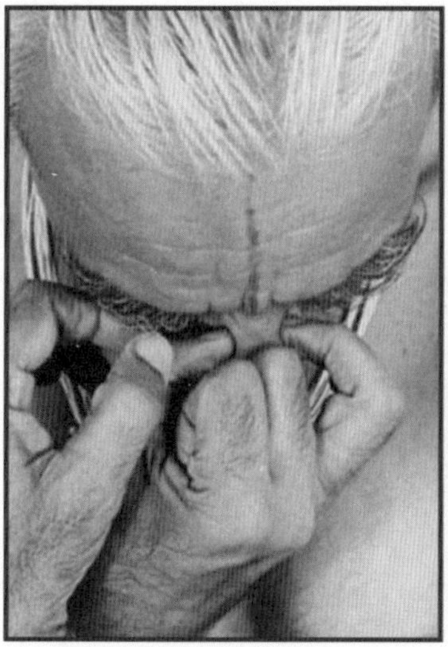

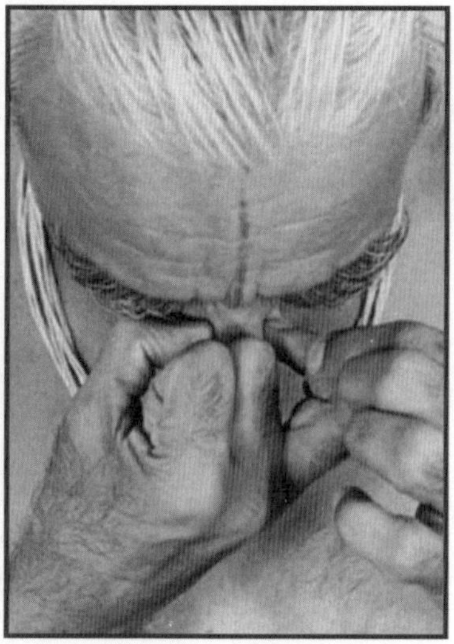

圖 3-56：用左手放鬆右手皮膚 1

圖3-57：錯誤姿勢5

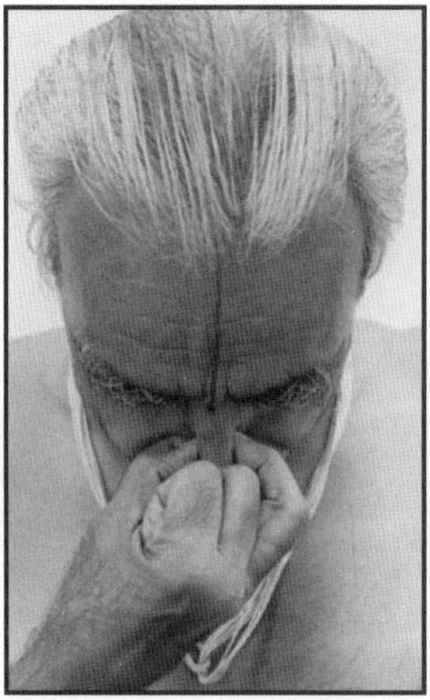

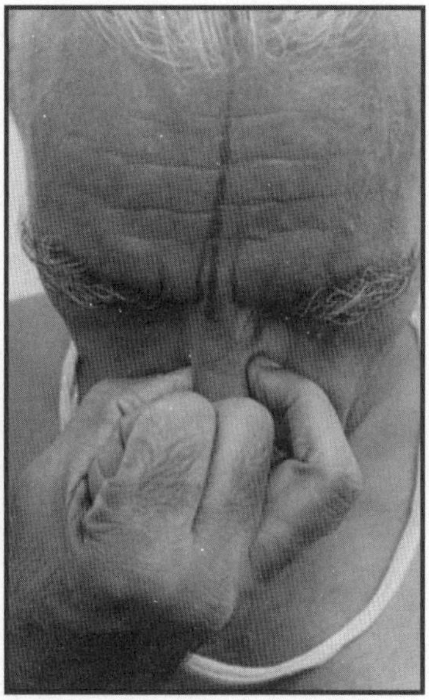

圖3-58：錯誤姿勢6

圖3-59：調整鼻子的皮膚1

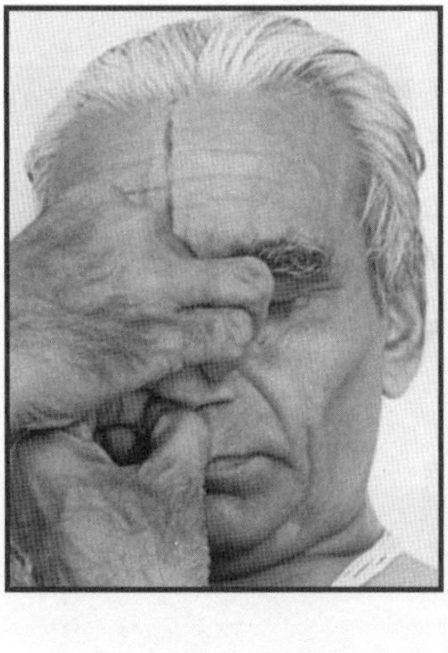

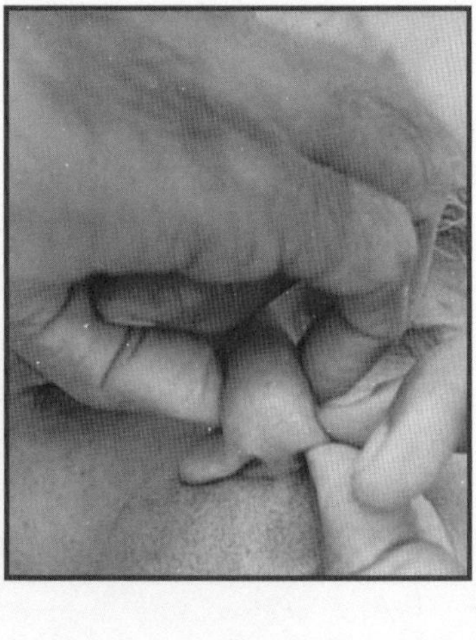

圖3-60：調整鼻子的皮膚2

吸氣時，通過鼻黏膜的氣流向上移動，呼氣時，則向下移動。手指會無意識地跟隨著氣流的方向移動，應注意調整手指，並讓手指往與氣流方向相反的方向上移動。

在調息法中，氣息從鼻中隔兩側的鼻孔中央進入，不費力地滑過鼻道，然後向下進入肺部。離開時，氣息順著靠近臉頰的鼻孔外側流出。所以，大拇指和其他手指的指尖在吸氣和呼氣時，要有所變化。

將指尖分為三部分：外側、中部和內側（圖 3-61）。吸氣時，外指尖控制進入的氣息，中指尖使氣流穩定，內指尖引導氣流進入主支氣管。

吸氣時，指尖頂端（內）輕輕按壓鼻根，縮窄鼻道。手指對氣流的調整，就好像把水從水庫引向周圍的田地。空氣如水庫，指尖如水閘，透過它，水流入灌溉渠，即主支氣管。水閘控制水流，它打斷水流的沖力，穩定水渠內的水位，水渠分成更多的灌溉渠，把水送到田地去滋潤農作物。主支氣管分成許多根支氣管，把吸入的氧氣輸送到肺泡最深處的角落裡。

呼氣時，內指尖控制氣流，中指尖穩定氣流並且打斷氣流的沖力，外指尖引導氣流。呼氣時，如果像吸氣時那樣使用內指尖，就會有憋氣的感覺。減輕內指尖的壓力，使外指尖窄而穩定。這將會使呼出的氣流順暢。呼氣好比河流入海。從肺泡出來的氣流好比山間的溪流，它們匯入小河，即支氣管。小河匯入其他支流，最終，一條

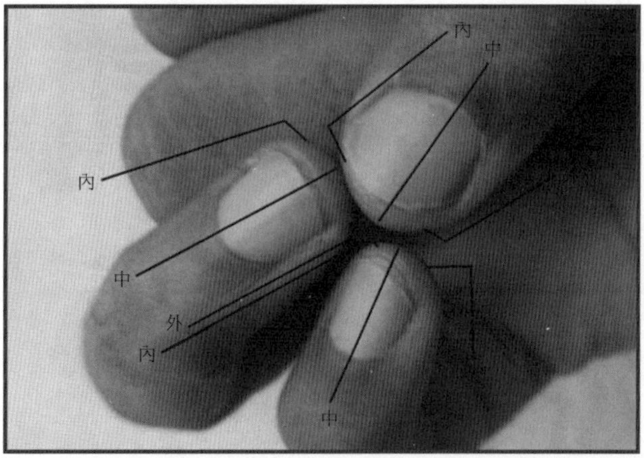

圖 3-61：指尖技巧

大河沖刷出一片三角洲，奔騰入海。支氣管中的空氣流入主支氣管，然後流入鼻腔，也就是三角洲，最後融入空氣的海洋。

如果呼吸的聲音粗重，或者呼吸速度很快，是因為鼻道太寬。如果鼻道被縮窄，氣流會更加順暢。如果氣流是正確而均衡的，指尖會感覺到柔軟的振動。傾聽氣息的共鳴，並且改善它。如果聲音不是共鳴而是刺耳的，表示指尖是垂直於鼻孔的（見圖 3-52，205 頁）。立刻調整手指，使其水平地面對鼻孔。

在充分理解指尖與鼻中隔關係的前提下練習。指尖碰觸，跟隨氣流的情況給予持續且平衡的壓力，僅僅做到這一點，就能使手指控制調息法臻於完美。

就像我們溫柔地吸入一朵花的芬芳，練調息法時，要像吸入空氣的芬芳一樣。

如果吸氣比呼氣長，表示吸氣時鼻道比較堵塞。為了增加呼氣的長度，吸氣時，要輕柔地減少手指的壓力，呼氣時，要增加壓力。如果呼氣比吸氣長，則按相反的方法做。吸氣和呼氣能夠等長一段時間後，縮窄鼻道，使呼吸更深長、順暢和精細。太大或太小的壓力，都會使指尖不敏感。只有透過訓練和經驗，才能獲得正確的敏感度。

測量第一個吸氣的順暢度和時長，呼氣時，努力保持這個順暢度和時長。第一個呼吸永遠是嚮導。當你增加呼吸的時間時，第一個呼吸是嚮導的法則同樣適用，在你的整個調息學習中，這個法則都適用，因為節奏和平衡就是瑜伽的祕密。

我們一直在無意識地呼吸一個祈禱「So ham」：在呼吸中，我（Ahaṁ）是他（Sah），永恆的靈性。吸氣伴隨著「Sah」的聲音，呼氣則伴隨著「Ahaṁ」之聲。無意識地念誦這個祈禱時，我們沒有意識到它的意義（artha）和感受（bhāvana）。練習瑜伽調息法後，我們帶著意義和感受聆聽這個祈禱，直到這種意識成為音修（nādānusandhāna，nāda 指聲音，anusandhāna 指追求、探索），此刻修習者沉浸在自己的呼吸聲音中。他像接受生命的仙丹和神的祝福似的吸入氣息，呼氣時，他臣服於神。

眼睛、下巴、臉頰和太陽穴周圍的皮膚，保持柔軟、放鬆。吸氣時不要抬起眉毛。

用力吸氣和呼氣會助長小我。如果氣息順暢且修習者幾乎聽不到聲響，他將充滿謙卑。這是自我訓導（Ātmā-sādhana）的開始。

如果你的鼻骨曾經骨折，或者鼻中隔不直，就要用不同的方式調整手指。找到鼻骨附近的鼻道開口，將指尖放在開口上方一點點的皮膚上。如果鼻中隔向右彎或者傾斜，大拇指的中指尖應該隨著鼻子的肌膚向上移（圖 3-62）；如果向左彎或者傾斜，無名指指尖應隨著鼻子的肌膚移動（圖 3-63）。

鼻翼是位於鼻尖的多肉曲線部分，可以擴張鼻孔。有時，那裡的皮膚非常柔軟，一點點的壓力都會堵塞鼻孔。如果左鼻孔堵塞了，就插入小指，使鼻孔擴張（圖 3-64）；如果是右鼻孔堵塞了，要向鼻根的方向，往上移動大拇指的內指尖（圖 3-62）。

如果鼻子上的肌膚感覺非常乾，用指尖提起它，吸氣時輕柔地往鼻中隔的方向推。如果鼻孔感覺乾，就放鬆鼻孔上的壓力。如果指尖對氣流不能做出回應，就停止當天的練習。

圖 3-62：指尖位置調整 1

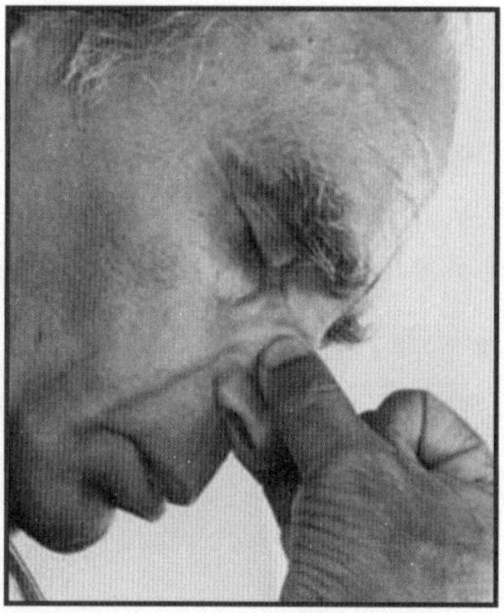

開始時，要測量呼吸的程度和精準度。當氣息量或呼吸的長度開始波動，或外鼻孔變得僵硬、粗糙，就停止當天的練習。

永遠不要在頭痛時練習手指控制調息法，也不要在煩惱、憂慮或不安時練習，鼻塞或流鼻涕時，發燒或剛剛退燒時，同樣也不要練習。在這些時刻，要練習攤屍式（圖4-36，294 頁），同時自然地吸氣，緩慢深長地呼氣。

圖 3-63：指尖位置調整 2

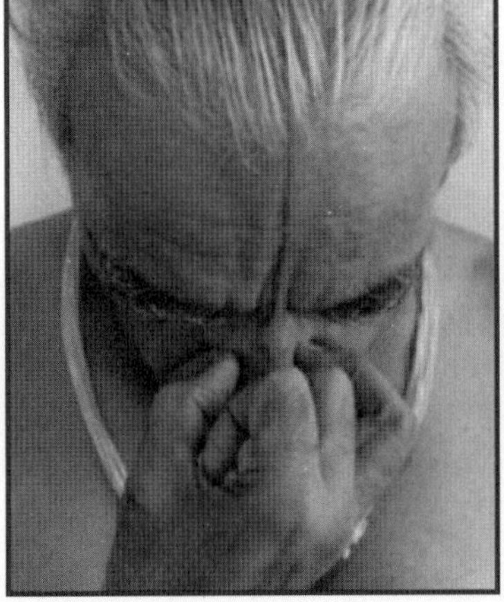

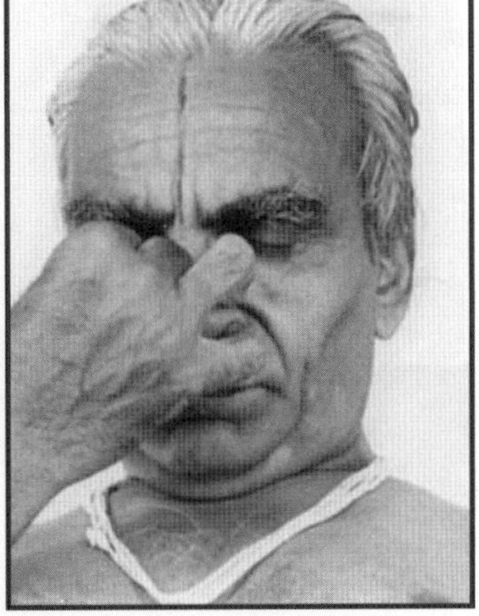

圖 3-64：指尖位置調整 3

23

風箱式和頭顱清明調息法

風箱式調息法（Bhastrikā Prāṇāyāma）

「bhastrikā」的意思是風箱，空氣被用力地吸進和抽出，好似一對風箱。在其他調息法中，吸氣決定了呼氣的速度、模式和節奏，但是，在風箱式調息法中，是呼氣決定力度和速度。在這個調息法中，呼氣和吸氣都是強有力的，發出的聲音就像鐵匠的風箱。

第一階段

兩個鼻孔全部張開。

技法

1. 以任何舒服的姿勢坐好，按照勝利調息法的第五階段技法第 1 至 7 項練習（171 頁），呼出肺裡的氣體（圖 3-18，172 頁）。
2. 用力短促地吸氣，然後猛地呼出。重複吸氣和呼氣，由於前一個呼氣是有力道的，你會發現第二個吸氣比第一個吸氣更快、更有力。
3. 一次快速的吸氣和呼氣，構成一輪風箱式調息。
4. 連續做四至八輪，構成一個回合的風箱式調息，以呼氣結束。
5. 現在做幾次緩慢深長的勝利調息法，或者，如果你願意，也可以屏住氣息 5 至 8 秒，同時做根鎖法（圖 2-68，133 頁）。然後以勝利調息法的方式，緩慢深長地呼氣，肺部和橫膈膜得到了休息，就能夠更有活力地做風箱式調息。
6. 這樣重複做風箱式調息三或四個回合，穿插做勝利調息法，可以加屏息，也可以不加屏息。然後，做一個深呼吸，最後，以攤屍式休息（圖 4-36，294 頁）。
7. 隨著精力的增強，一個回合調息中的呼吸數，以及可以完成的回合數，會漸漸增加。但是，一旦呼吸的微妙調子改變了，就立刻停止練習。

第二階段

兩個鼻孔自始至終關閉一部分。

技法

1. 以任何舒服的姿勢坐好，按照勝利調息法的第五階段技法第 1 至 7 項練習（171 頁），呼出肺裡的氣體（圖 3-18，172 頁）。
2. 按照第 22 章手指控制調息法的指導（201~206 頁），把右手放在鼻孔上。
3. 用大拇指、無名指和小指指尖關閉兩側鼻孔的部分，確保每個鼻孔的左右兩側均衡對稱（圖 3-32，199 頁）。
4. 現在按照第一階段技法第 2 至 7 項，練習風箱式調息法。
5. 重複五或六次，接著做幾次深呼吸，然後以攤屍式仰躺（圖 4-36，294 頁）。

第三階段

這個階段裡，用兩個鼻孔交替做風箱式調息法，穿插一些勝利調息法。高級修習者可以不做勝利調息法，只做風箱式調息。

技法

1. 以任何舒服的姿勢坐好，按照勝利調息法的第五階段技法第 1 至 7 項練習（171 頁），呼出肺裡的氣體（圖 3-18，172 頁）。
2. 按照第 22 章手指控制調息法的指導（201~206 頁），把右手放在鼻孔上。
3. 在手指的幫助下，完全關閉左鼻孔，關閉部分右鼻孔（圖 3-33，199 頁）。
4. 透過右鼻孔用力吸氣和呼氣，連續做四至八個呼吸，確保每個呼吸的力度是一致的。注意，左鼻孔不應漏氣，以強力的呼氣結束。
5. 現在完全關閉右鼻孔，開放部分左鼻孔（圖 3-34，199 頁），透過左鼻孔用力地呼吸，與剛才右鼻孔呼吸的次數相同，每個呼吸的力度一樣大。注意，右鼻孔不要漏氣，最後以一個呼氣結束。
6. 本技法第 4 至 5 項，構成一個回合的風箱式調息法第三階段。
7. 在左右兩側鼻孔重複三或四個回合，做幾次深呼吸，然後以攤屍式仰躺（圖 4-36，294 頁）。
8. 如果你做不到連續幾個回合的風箱式調息，那麼每回合結束後，做幾個勝利調息法，使肺部得到休息。

第四階段

在第三階段裡，先用右鼻孔做一次風箱式調息，然後再用左鼻孔做另一次。在第四階段，兩個鼻孔交替吸氣和呼氣；也就是說，如果用右鼻孔吸氣，就用左鼻孔呼氣。四或五次呼吸構成半個回合。然後，再從左鼻孔吸氣，以右鼻孔呼氣，與前半回合的呼吸數一致。這兩個部分構成一個回合的風箱式調息第四階段。

技法

1. 以任何舒服的姿勢坐好，按照勝利調息法的第五階段技法第 1 至 7 項練習（171

頁），呼出肺裡的氣體（圖 3-18，172 頁）。

2. 按照第 22 章手指控制調息法的指導（201~206 頁），把右手放在鼻子上。
3. 關閉左鼻孔，右鼻孔張開一部分（圖 3-33，199 頁），快速強有力地吸氣一次。然後迅速關閉右鼻孔，左鼻孔張開一半，迅速有力地呼氣一次（圖 3-34，199 頁）。快速地連續做四或五次鼻孔交替的呼吸。這是前半回合。
4. 現在做後半回合，重複上面的步驟，但是用左鼻孔吸氣，右鼻孔呼氣。呼吸數與前半回合一致，呼吸的節奏、調子和氣量也保持一致。
5. 做三或四個完整的回合，接著做幾個勝利調息法，使肺部得到休息，然後以攤屍式放鬆（圖 4-36，294 頁）。

頭顱清明調息法（Kapālabhāti Prāṇāyāma）

有些人把「kapālabhāti」稱為「調息法」，但也有稱它為「清潔法」（kapāla 指頭顱，bhāti 指光或光澤）。這個調息法與風箱式調息法類似，但是更為溫和。在頭顱清明調息法中，緩慢地吸氣，強有力地呼氣，但是每個呼氣後有一個短暫的屏息。如果感覺風箱式調息法太費力，就做頭顱清明調息法。頭顱清明調息法也可以分為幾個階段來進行練習。

風箱式和頭顱清明調息法的功效

這兩種調息法能鍛鍊並強化肝、脾、胰腺和腹部肌肉，促進消化，還能烘乾鼻道中的水分，改善流鼻涕。練習風箱式和頭顱清明調息法，還可以產生一種喜悅的感受。

注意事項和警告

1. 風箱式調息法產生普拉那（prāṇa），啟動整個身體。但正如火燒得太旺會燒壞引擎，由於風箱式調息法是非常強而有力的練習，所以一次練習風箱式調息太久，會危及肺部，磨損呼吸系統。
2. 一旦呼吸的聲音變弱了，就立刻停止，再重新開始練習，或者減少呼吸的次數和輪數，或者停止當天的練習。
3. 如果感到憤怒或用力過度的不適感，就立刻停止練習。
4. 如果呼氣發出的聲音不正確，或者沒有氣流沖出的聲音，就不要練習。哪怕一點點的蠻力，都會導致受傷或鼻子出血。

5. 體質虛弱及肺活量小的人，不要試圖練習風箱式或頭顱清明調息法，否則可能會損傷血管或大腦。
6. 以下的人不要練習風箱式或頭顱清明調息法：
   (1) 女人，強有力的呼氣可能造成內臟器官和子宮脫出，乳房有可能會下垂。
   (2) 有視網膜脫落或青光眼等眼疾，或耳朵化膿等耳疾的人。
   (3) 有低血壓或高血壓的人。
   (4) 鼻子出血、耳鳴或耳朵瘙癢。如果出現上述症狀，立刻停止練習一段時間，然後再次嘗試。如果症狀再次出現，表示風箱式和頭顱清明調息法不適合你。
7. 很多人誤以為風箱式調息可以喚醒薩克蒂拙火。一些權威的瑜伽書籍認為很多調息法和體位都有喚醒拙火的功能，但是這並非真實情況。毫無疑問，風箱式和頭顱清明調息法，能夠使頭腦清醒，激發大腦的活力，但是，如果人們因為相信練習風箱式和頭顱清明調息法能喚醒拙火能量而去練習，將會給身體、神經和大腦帶來災難性的後果。

風箱式調息法 ・ 各階段總表

第一階段 （兩個鼻孔張開）	第 1 種	PR PR PR PR P R P R BH BH BH BH U U U U
	第 2 種	PR PR PR PR P AK R BH BH BH BH U MB U
第二階段 （兩個鼻孔關閉一部分）	第 1 種	PR PR PR PR P R P R BH BH BH BH U U U U
	第 2 種	PR PR PR PR P AK R BH BH BH BH U MB U
第三階段 （右鼻孔關閉一部分／ 左鼻孔關閉一部分）	第 1 種	PR PR PR PR PR PR PR PR PR PR PR PR BH BH BH BH BH BH BH BH U U U U RR RR RR RR LL LL LL LL
	第 2 種	P AK R U MB U
第四階段 （右鼻孔關閉一部分／ 左鼻孔關閉一部分）	第 1 種	PR PR PR PR PR PR PR PR PR PR BH BH BH BH BH BH BH BH UU UU RL RL RL RL LR LR LR LR
	第 2 種	P AK R U MB U

＊代號説明

AK：內屏息

BH：風箱式調息（吸氣短而有力，呼氣迅速有力）

L：左

MB：根鎖法

R：右

PR：呼氣，吸氣

U：勝利調息法

24

清涼和嘶聲清涼調息法

做這兩種調息法時，要用嘴巴吸氣，而且吸氣時不做喉鎖法。

清涼調息法（Śītalī Prāṇāyāma）

這個調息法因能使呼吸系統清涼而得名。

第一階段

在這個階段，透過捲起的舌頭吸氣，屏息和呼氣則按勝利調息法的方式做。

技法

1. 以任何舒服的姿勢坐好，按照勝利調息法的第五階段技法第 1 至 7 項練習（171 頁）。呼出肺裡的氣體（圖 3-18，172 頁）。
2. 頭保持水平，張開嘴，雙唇成 O 形。
3. 伸出舌頭，舌頭兩側向中心捲起，形狀恰似一片即將張開葉子（圖 3-65）。
4. 延伸捲起的舌頭（圖 3-66），透過它吸氣，好似用吸管飲水一樣，完全填滿肺部。氣息透過濕潤的舌面，也變得濕潤了。
5. 完全吸氣後，收回舌頭，閉上嘴。
6. 低下頭，做喉鎖法（圖 2-56，126 頁）。屏息 10 至 15 秒，可以同時做根鎖法，也可以不做（圖 3-23，177 頁）。
7. 按勝利調息法的方式呼氣。
8. 這是一個回合的清涼調息法，重複練習 5 至 10 分鐘。最後一個呼吸結束後，用鼻子做一次自然吸氣，然後躺下，做攤屍式（圖 4-36，294 頁）。

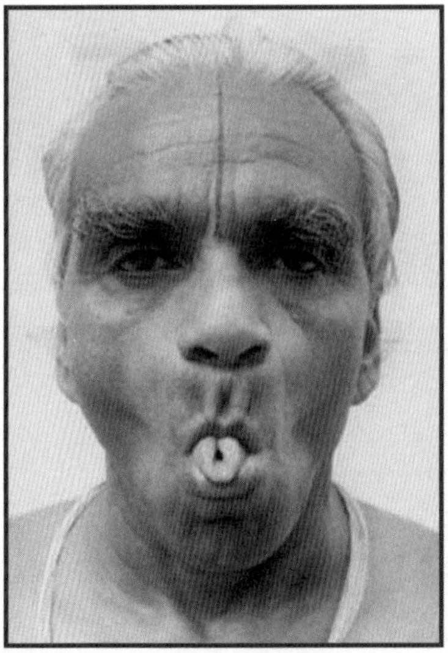

圖 3-65：清涼調息法

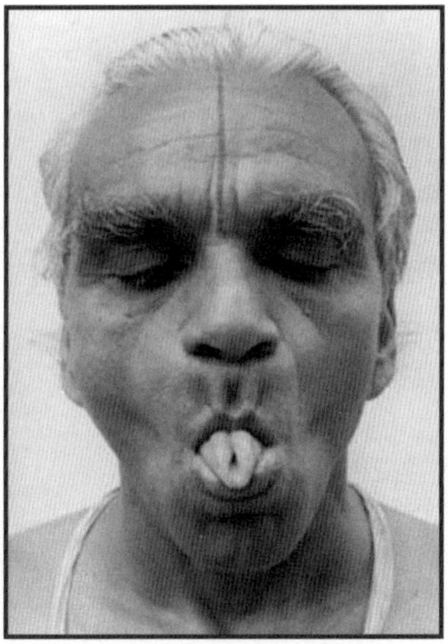

圖 3-66：清涼調息法

第二階段

在這個階段，吸氣的作法和第一個階段一樣，但是呼氣時，兩個鼻孔部分關閉。

技法

1. 以任何舒服的姿勢坐好，按照勝利調息法的第五階段技法第 1 至 7 項練習（171 頁）。呼出肺裡的氣體（圖 3-18，172 頁）。
2. 現在吸氣，按照第一階段技法第 2 至 6 項做（圖 3-66），以根鎖法結束（圖 2-68，133 頁）。
3. 按照第 22 章手指控制調息法的指導（201~206 頁），把右手放在鼻孔上。
4. 用大拇指、無名指和小指的指尖，關閉兩個鼻孔的一部分。兩個鼻孔受到的壓力應該相等，使鼻道的內壁與鼻中隔平行（圖 3-32，199 頁）。
5. 緩慢、穩定、完全地呼氣，不要過度用力。仔細地調整鼻子上的手指，控制呼出氣流的體積，兩個鼻孔呼出的氣流應該是相等的。
6. 肺部完全清空後，放下手，放在膝蓋上。
7. 這是一個回合，重複練習 5 至 10 分鐘。在最後一個回合結束後，用兩個鼻孔常規地吸氣一次，然後躺下，做攤屍式（圖 4-36，294 頁）。

第三階段

在這個階段裡，吸氣時，與第一階段和第二階段的作法相同；呼氣時，兩個鼻孔交替進行，一個鼻孔關閉，另一個鼻孔部分關閉。

技法

1. 以任何舒服的姿勢坐好，按照勝利調息法的第五階段技法第 1 至 7 項練習（171 頁）。呼出肺裡的氣體（圖 3-18，172 頁）。
2. 現在吸氣，按照第一階段技法第 2 至 6 項做（圖 3-66）。結束時，保持內屏息和根鎖（圖 3-23，177 頁）。
3. 按照第 22 章手指控制調息法的指導（201~206 頁），把右手放在鼻孔上。
4. 完全關閉左鼻孔，關閉部分右鼻孔（圖 3-33，199 頁），透過右鼻孔緩慢、穩定、完全地呼氣，不要過度用力。

5. 肺部完全清空時，手放在膝蓋上。按照第一階段技法第 2 至 6 項，再次吸氣。
6. 右手放在鼻子上，完全關閉右鼻孔，關閉部分左鼻孔（圖 3-34，199 頁），然後緩慢、穩定、完全地呼氣，不要過度用力。呼氣完畢後，放下手。
7. 這是一個回合，重複練習 5 至 10 分鐘。在最後一個回合結束時，用兩個鼻孔常規地吸氣，然後躺下，做攤屍式（圖 4-36，294 頁）。

嘶聲清涼調息法（Śītakārī Prāṇāyāma）

「śītakārī」的意思是導致寒涼。它是清涼調息法的一個變體，吸氣時，兩唇之間發出嘶嘶的聲音。

技法

按照清涼調息法的技法和階段來做，但是不要捲起舌頭。兩唇稍稍分開，舌尖只伸出一點點，舌頭保持平展。嘶聲清涼調息法也按照三個階段練習，與清涼調息法的三階段相同。

功效

這兩個調息法令人振奮、高興。他們能使呼吸系統清涼，舒緩眼睛和耳朵。對微熱或膽汁過多的人有所幫助。清涼調息法和嘶聲清涼調息法還能啟動肝臟和脾臟，促進消化，緩解口渴，改善口臭問題。鼻子不通時，也可以練習這兩種調息法。

清涼調息法 · 各階段總表

階段	吸氣		內屏息		呼氣
	頭部直立		喉鎖法		
	深	捲舌	無根鎖	根鎖	深
一	✓	✓	均可（會陰收縮 5~10 秒）		張開鼻孔
二	✓	✓		✓	兩個鼻孔部分關閉
三	✓	✓		✓	兩個鼻孔交替關閉

嘶聲清涼調息法 · 各階段總表

階段	吸氣		內屏息		呼氣
	頭部直立		喉鎖法		
	深	捲舌	無根鎖	根鎖	深
一	✓	✓	均可（會陰收縮 5~10 秒）		張開鼻孔
二	✓	✓		✓	兩個鼻孔部分關閉
三	✓	✓		✓	兩個鼻孔交替關閉

25

自然順序調息法

自然順序調息法（Anuloma Prāṇāyāma）中，「anuloma」的「anu」，意思是「沿著、成一行、一塊兒」，或「有秩序地接連發生」，「loma」的意思是「毛髮」或「按照自然規則」。在這個調息法中，由手指控制鼻孔，使氣流精細地被呼出。

掌握勝利調息法和間斷調息法後，再嘗試自然順序調息法。

做自然順序調息法，在吸氣時，兩個鼻孔張開，中間停頓或不停頓，在高級階段還加上根鎖法。呼氣時，兩個鼻孔部分張開或一個鼻孔完全關閉，另一個鼻孔部分張開；在高級階段，還要做臍鎖。

在所有階段，吸氣都比呼氣短，重點是如何巧妙地延長呼氣的長度。

這個調息法，以及後面介紹的其他調息法，都要以坐姿練習，最好是以第 11 章介紹的一種坐姿進行。

第一 A 階段

在這個階段，鼻孔打開，深深地吸氣，然後關閉兩個鼻孔的一部分，再深深地呼氣。這麼做的目的是延長呼氣，訓練手指尖均衡地控制兩個鼻孔，並且使呼出的氣流更為細膩。

技法

1. 以任何瑜伽坐姿坐好，按照勝利調息法的第五階段技法第 1 至 7 項練習（171 頁）。呼出肺裡的氣體（圖 3-18，172 頁）。
2. 用兩個鼻孔深深地吸氣，直到肺部被充滿（圖 3-20，175 頁）。
3. 屏息 1 或 2 秒，利用這段時間，按照第 22 章手指控制調息法的指導（201~206 頁），把右手放在鼻子上。
4. 現在開始手指控制下的呼氣過程。
5. 用大拇指和其他手指的指尖，打開兩個鼻孔的一部分，使鼻道內壁與鼻中隔平行且等距（圖 3-32，199 頁）。
6. 鼻孔兩側保持同等壓力，做好均勻細緻地呼出氣流的準備。
7. 緩慢、細緻、深深地呼氣，不要用任何蠻力。
8. 用手指堅實而敏銳地調節鼻孔的寬度，監控兩側鼻孔呼出的氣流，確保兩側的氣流量要相等。
9. 肺部完全被清空時，放下手，置於膝蓋上。
10. 這是一個回合，重複練習 15 至 20 分鐘。然後，用兩個鼻孔吸氣，仰躺，做攤屍式（圖 4-36，294 頁）。

功效

這個調息法能清潔鼻道。

第一 B 階段

在這個階段裡，深吸氣時，兩側鼻孔打開；呼氣時，兩個鼻孔交替，也就是說，一個鼻孔完全關閉，另一個鼻孔部分打開。這個調息法在呼氣時，單獨訓練每一個鼻孔的感知力和敏感度。

時刻謹記：無論兩個鼻孔都被關閉部分，還是一個完全被關閉，另一個被部分打開，鼻道內壁始終都要和鼻中隔平行。

技法

1. 以任何瑜伽坐姿坐好，按照勝利調息法的第五階段技法第 1 至 7 項練習（171 頁）。呼出肺裡的氣體（圖 3-18，172 頁）。
2. 按照第一 A 階段技法第 2 和 3 項（圖 3-20，175 頁），吸氣。
3. 現在開始用右鼻孔呼氣。用無名指和小指的指尖完全關閉左鼻孔，不要改變鼻中隔的位置。
4. 用大拇指指尖打開部分右鼻孔，使鼻道內壁與鼻中隔保持平行（圖 3-33，199 頁）。
5. 透過右鼻孔緩慢、仔細地呼氣。利用大拇指指尖保持氣流通暢，注意，左鼻孔不應漏氣。
6. 當肺部被完全清空時，放下右手，置於右膝上。
7. 現在，打開兩側鼻孔，深深地吸氣，直到肺部被完全填滿，屏息 1 或 2 秒（圖 3-20，175 頁）。
8. 現在開始透過左鼻孔呼氣。把右手放在鼻子上。用大拇指指尖完全關閉右鼻孔，不要改變鼻中隔的位置。
9. 利用無名指和小指的指尖，打開部分左鼻孔，鼻腔內壁與鼻中隔保持平行（圖 3-34，199 頁）。
10. 透過部分打開的左鼻孔緩慢徹底地呼氣。利用無名指和小指的指尖控制氣流，注意，右鼻孔不應漏氣。
11. 當肺部感覺被清空了，放下右手，置於膝蓋上。
12. 這是一個回合，重複練習 15 至 20 分鐘。吸氣，然後，以攤屍式仰躺（圖 4-36，294 頁）。

功效

這個調息法可以帶來喜悅的感受，適合高度緊張和血壓高的人。

第二 A 階段

這個階段與第一 A 階段相似，不同之處在於加入了內屏息，適合中級修習者。

技法

1. 以任何瑜伽坐姿坐好，按照勝利調息法的第五階段技法第 1 至 7 項練習（171 頁）。呼出肺裡的氣體（圖 3-18，172 頁）。
2. 按照第一 A 階段技法第 2 項，吸氣（圖 3-20，175 頁）。
3. 肺部被填滿後，屏息，保持 10 至 15 秒，或者保持盡可能長的時間（圖 3-23，177 頁）。
4. 現在按照第一 A 階段技法第 5 至 8 項，呼氣（圖 3-32，199 頁），然後放下右手。
5. 這是一個回合，重複練習 10 至 15 分鐘。吸氣，然後以攤屍式仰躺（圖 4-36，294 頁）。

功效

這個調息法能激發內在覺知力和專注力。

第二 B 階段

這個階段與第一 B 階段相似，但是加入了內屏息。

技法

1. 以任何瑜伽坐姿坐好，按照勝利調息法的第五階段技法第 1 至 7 項練習（171 頁）。呼出肺裡的氣體（圖 3-18，172 頁）。
2. 按照第一 A 階段技法第 2 項，吸氣（圖 3-20，175 頁）。
3. 肺部被填滿後，屏息，保持 15 至 20 秒，或者保持盡量長時間（圖 3-23，177 頁）。
4. 現在，按照第一 B 階段技法第 3 至 5 項，透過右鼻孔呼氣（圖 3-33，199 頁）。
5. 當肺部完全清空後，放下右手，置於膝蓋上。
6. 現在按照本技法第 2 項的指導，從兩個鼻孔同時深深地吸氣，直到肺部被填滿

（圖 3-20，175 頁）。

7. 屏息，與本技法第 3 項中的屏息時間相等（圖 3-23，177 頁）。
8. 按照第一 B 階段技法第 8 至 10 項，透過左鼻孔呼氣（圖 3-34，199 頁）。然後放下右手。
9. 這是一個回合，重複練習 10 至 15 分鐘。吸氣，然後以攤屍式仰躺（圖 4-36，294 頁）。

功效

這個調息法能使修習者獲得精細地控制且延長呼氣的能力。

第三 A 階段

這個階段與第一 A 階段相似，加入了沉靜的外屏息（不帶臍鎖的外屏息）。

技法

1. 以任何瑜伽坐姿坐好，按照勝利調息法的第五階段技法第 1 至 7 項練習（171 頁）。呼出肺裡的氣體（圖 3-18，172 頁）。
2. 按照第一 A 階段技法第 2 項，吸氣（圖 3-20，175 頁）。
3. 現在，按照第一 A 階段技法第 4 至 8 項，透過部分打開的兩個鼻孔呼氣（圖 3-32，199 頁）。
4. 肺部感到完全清空時，放下右手，置於膝蓋上。保持放鬆 5 秒，不要吸氣，這是外屏息（圖 3-18，172 頁）。
5. 這是一個回合，重複練習 10 至 15 分鐘。然後，透過完全打開的兩個鼻孔吸氣，以攤屍式仰躺（圖 4-36，294 頁）。

功效

這個調息法能清潔鼻道，給修習者帶來寧靜、鎮定的感受。

第三 B 階段

這個階段與第一 B 階段相似，不同之處是加入了沉思的外屏息（不帶臍鎖的外屏息）。

技法

1. 以任何瑜伽坐姿坐好，按照勝利調息法的第五階段技法第 1 至 7 項練習（171 頁）。呼出肺裡的氣體（圖 3-18，172 頁）。
2. 按照第一 A 階段技法第 2 項，吸氣（圖 3-20，175 頁）。
3. 現在按照第一 B 階段技法第 3 至 5 項，透過右鼻孔呼氣（圖 3-33，199 頁）。
4. 當肺部完全清空了，放下右手，放在膝蓋上。保持放鬆（不要吸氣）5 秒（圖 3-18，172 頁）。
5. 然後，按照本技法第 2 項，透過張開的兩個鼻孔，深深地吸氣（圖 3-20，175 頁）。
6. 現在，按照第一 B 階段技法第 8 至 10 項，開始透過左鼻孔呼氣（圖 3-34，199 頁）。
7. 當肺部完全清空了，放下右手，保持放鬆 5 秒（圖 3-18，172 頁）。
8. 這是一個回合，重複練習 10 至 15 分鐘，以一個吸氣結束，然後以攤屍式仰躺（圖 4-36，294 頁）。

功效

這個調息法能引領修習者走向內在覺知，更好地控制呼氣。

第四 A 階段

這兩個階段中加入了鎖印法：內屏息時加入根鎖法，外屏息時加入臍鎖法。

技法

1. 以任何瑜伽坐姿坐好，按照勝利調息法的第五階段技法第 1 至 7 項練習（171 頁）。呼出肺裡的氣體（圖 3-18，172 頁）。

2. 按照第一 A 階段技法第 2 項，吸氣（圖 3-20，175 頁）。
3. 肺部被填滿時，帶著根鎖，保持屏息 10 至 12 秒，或盡可能長的時間（圖 3-23，177 頁）。
4. 按照第一 A 階段技法第 5 至 8 項，緩慢地呼氣（圖 3-32，199 頁），同時漸漸放鬆腹部。
5. 肺部被清空時，放低右手，放在膝蓋上，然後做帶著臍鎖的外屏息，保持 5 至 6 秒（圖 3-26，180 頁）。
6. 放鬆臍鎖。
7. 這是一個回合，重複練習 15 至 20 分鐘。吸氣，然後以攤屍式仰躺（圖 4-36，294 頁）。

功效

這個調息法可創造持久力，使心念具有反思性，為禪那做好準備。

第四 B 階段

這個階段與第一 B 階段相似，如第四 A 階段，也加入了根鎖法和臍鎖法。

技法

1. 以任何瑜伽坐姿坐好，按照勝利調息法的第五階段技法第 1 至 7 項練習（171 頁）。呼出肺裡的氣體（圖 3-18，172 頁）。
2. 按照第一 A 階段技法第 2 項，吸氣（圖 3-20，175 頁）。
3. 肺部被填滿時，按照第四 A 階段技法第 3 項，屏息，同時做根鎖（圖 3-23，177 頁）。
4. 透過右鼻孔呼氣，左鼻孔完全關閉（圖 3-33，199 頁）；按照第一 B 階段技法第 3 至 5 項，漸漸放鬆腹部。
5. 肺部被完全清空時，放低右手，置於膝蓋上。然後做帶著臍鎖的外屏息，保持 5 至 6 秒（圖 3-26，180 頁）。
6. 放鬆臍鎖，然後如本技法第 2 項，透過打開的兩個鼻孔深深地吸氣（圖 3-20，175 頁）。

7. 帶著根鎖，保持屏息 10 至 15 秒（圖 3-23，177 頁），或者與本技法第 3 項中保持的時間相等。
8. 現在按照第一 B 階段技法第 8 至 10 項，透過左鼻孔呼氣（圖 3-34，199 頁），右鼻孔完全關閉。
9. 當肺部感覺完全清空時，放低右手，做帶著臍鎖的外屏息，保持 5 至 6 秒（圖 3-26，180 頁）。
10. 放鬆臍鎖。
11. 兩個鼻孔完全打開的吸氣，兩個帶著根鎖的吸氣，兩個單側鼻孔的呼氣和兩個帶著臍鎖的外屏息，構成了一個回合，重複練習 10 至 15 分鐘，以吸氣結束，然後仰躺，做攤屍式（圖 4-36，294 頁）。

功效

這個階段的練習比較強烈，所以功效也強。

第五 A 階段到第八 B 階段

在接下來的幾個階段中，吸氣時使用間斷調息法的技巧，呼氣時使用自然順序調息法的技巧。

第五 A 階段

這個階段與第一 A 階段相似，呼氣的技法與第一 A 階段相同，吸氣的技法與間斷調息法第一階段相同。

第五 B 階段

這個階段與第一 B 階段相似，但是，吸氣時加入了停頓。

第六 A 階段和第六 B 階段

除了吸氣時加入停頓以外，這兩個階段分別與第二 A 階段和第二 B 階段相似。

第七 A 階段和第七 B 階段 b

除了吸氣被停頓打斷以外，這兩個階段分別與第三 A 階段和第三 B 階段相似。

第八 A 階段和第八 B 階段

除了吸氣被停頓打斷以外，這兩個階段分別與第四 A 階段和第四 B 階段相似。

功效

這幾個階段比之前的調息法更劇烈，它們的功效也更強、更有效。第八階段是最劇烈的，若要完成它，需有強大的體力、勤勉、堅持、耐力和決心。

自然順序調息法 · 各階段總表

階段		吸氣		內屏息		呼氣		外屏息	
		勝利調息法	間斷調息法	無根鎖	根鎖	兩個鼻孔部分關閉	單個鼻孔部分關閉	無臍鎖	臍鎖
一	A	✓				✓			
	B	✓					✓		
二	A	✓		10~15 秒		✓			
	B	✓		10~15 秒			✓		
三	A	✓				✓		5 秒	
	B	✓					✓	5 秒	
四	A	✓			10 秒	✓			5~8 秒
	B	✓			10 秒		✓		5~8 秒
五	A		✓			✓			
	B		✓				✓		
六	A		✓	10 秒		✓			
	B		✓	10 秒			✓		
七	A		✓			✓		5 秒	
	B		✓				✓	5 秒	
八	A		✓		10 秒	✓			5~8 秒
	B		✓		10 秒		✓		5~8 秒

26

反自然順序調息法

反自然順序調息法（Pratiloma Prāṇāyāma）中，「prati」的意思是「相反的、相對的」，loma 的意思是「毛髮」。「pratiloma」則表示逆著自然規則的，是「anuloma」的反義詞。做反自然順序調息法時，吸氣時控制鼻孔，用指尖使鼻道變窄，使吸入的氣流更加精細。

在所有 A 階段中，從兩個部分張開且被控制的鼻孔吸氣；在所有 B 階段中，從交替的單側鼻孔吸氣。所有的呼氣都按勝利調息法方式進行，兩個鼻孔全部張開。做這個調息法時，吸氣比呼氣持續的時間長，重點在於緩慢、巧妙地延長每個吸氣。自然順序調息法和反自然順序調息法是變換調息法（Viṣama Vṛtti Prāṇāyāma）的基礎，也是邁向調息藝術高級階段的跳板。

第一 A 階段

在這個階段中，氣息從被控制和變窄的鼻道吸入，從打開的鼻孔中呼出。這個調息法的目的，是訓練指尖均勻地控制鼻孔的能力，使吸入的氣息精細微妙。

技法

1. 以任何瑜伽坐姿坐好，按照勝利調息法的第五階段技法第 1 至 7 項練習（171 頁），然後呼氣（圖 3-18，172 頁）。
2. 按照第 22 章手指控制調息法的指導（201~206 頁），把右手放在鼻孔上。
3. 利用大拇指、無名指和小指的指尖控制鼻孔，盡量使鼻道變窄，鼻道內壁與鼻中隔平行（圖 3-32，199 頁）
4. 兩個鼻孔承受的壓力應該相等，兩個鼻道的寬度也要相等。不要改變鼻中隔的位置。現在，鼻孔已經準備好接收吸入的氣息。
5. 緩慢、仔細、深深地吸氣，不要使用任何蠻力。感受氣息進入鼻道的過程。用手指堅實而敏銳地調節兩側的鼻孔，兩側均等受力，觀察及引導兩個鼻孔吸入的氣息，要等量、順暢。
6. 肺部完全充滿時，屏息 1 或 2 秒，然後放下手，置於右膝上。
7. 緩慢、穩定、流暢地呼氣，兩個鼻孔打開，直到肺部完全被清空。
8. 這是一個回合，重複練習 10 至 15 分鐘，或在不感到疲憊的情況下，盡量長時間地練習。最後一個回合後，透過張開的鼻孔吸氣，然後仰躺，做攤屍式（圖 4-36，294 頁）。

功效

這個調息法對去除懶散和喜怒無常的情緒很有效。

第一 B 階段

在這個階段中，透過手指控制的單側鼻孔吸氣，深呼氣時兩個鼻孔張開。這個調息練習的目的，是創造智慧，增強感知力，使進入每個鼻孔的氣流精細、綿長。這個階段的練習，幫助修習者為經絡清潔調息法（Nāḍī Sodhana Prāṇāyāma）的練習做好準備。

技法

1. 以任何瑜伽坐姿坐好，按照勝利調息法的第五階段技法第 1 至 7 項練習（171

頁），然後呼氣（圖 3-18，172 頁）。

2. 按照第 22 章手指控制調息法的指導（201~206 頁），把右手放在鼻孔上。
3. 用無名指和小指的指尖完全關閉左鼻孔，不要改變鼻中隔的位置。
4. 用大拇指指尖控制右鼻孔，盡量使鼻道變窄，如圖 3-33（199 頁）所示。這樣可以降低氣流的速度和體積，使氣息更為精細。
5. 右鼻道內壁保持與鼻中隔平行。
6. 現在，透過部分張開的右鼻孔，緩慢、深長地吸氣，氣息盡可能細緻，直到肺部完全被填滿。屏息，保持 1 或 2 秒。
7. 放下右手，置於膝蓋上。緩慢、輕柔、穩定地從張開的兩個鼻孔中呼氣，直到肺部完全被清空。
8. 再一次抬起右手，放在鼻子上，按照本技法第 2 至 6 項，透過左鼻孔吸氣，右鼻孔完全關閉（圖 3-34，199 頁）。
9. 放下右手，置於膝蓋上。按照本技法第 7 項，呼氣。
10. 這是一個回合，重複練習 10 至 15 分鐘。完成最後一個回合後，透過張開的兩個鼻孔吸氣一次，然後以攤屍式仰躺（圖 4-36，294 頁）。

功效

這個調息法能大大提高鼻黏膜的敏感性和手指的靈活性。

第二 A 階段

在這個階段，透過部分打開的鼻孔吸氣，然後關閉鼻孔，做根鎖和內屏息，接著透過打開的鼻孔呼氣。

技法

1. 以任何瑜伽坐姿坐好，按照勝利調息法的第五階段技法第 1 至 7 項練習（171 頁），然後呼氣（圖 3-18，172 頁）。
2. 右手放在鼻子上，然後吸氣，按照第一 A 階段技法第 3 至 5 項練習（圖 3-32，199 頁）。
3. 肺部完全填滿時，用大拇指和其他手指的指尖中心關閉兩個鼻孔（圖 3-67），不要漏任何一點氣。帶著根鎖（圖 2-68，133 頁），屏息 15 至 20 秒，或盡量長時間。

4. 放下右手，置於右膝上。
5. 透過張開的鼻孔，輕柔、緩慢、穩定、順暢地呼氣，直到肺部完全被清空。
6. 這是一個回合，重複練習 15 至 20 分鐘，或在不感到過分用力的情況下，能做多久做多久。做完最後一個回合後，透過打開的鼻孔吸氣，然後仰躺，做攤屍式（圖 4-36，294 頁）。

第二 B 階段

這個階段與第一 B 階段相似，不過，如第二 A 階段，加入了帶著根鎖的內屏息。

技法

1. 以任何瑜伽坐姿坐好，按照勝利調息法的第五階段技法第 1 至 7 項練習（171 頁），然後呼氣（圖 3-18，172 頁）。
2. 把右手放在鼻子上。現在，按照第一 B 階段技法第 3 至 6 項，吸氣（圖 3-33，199 頁）。
3. 完全吸氣後，關閉兩個鼻孔（圖 3-67）。帶著根鎖（圖 2-68，133 頁），做屏息，保持 15 至 20 秒，或盡量長時間。
4. 放下右手，置於膝蓋上。兩個鼻孔全部張開，輕柔、緩慢、穩定、流暢地呼氣，直到肺部被完全清空。
5. 再一次抬起右手，放在鼻子上，完全關閉右鼻孔，但是控制住左鼻孔，打開一部分（圖 3-34，199 頁）。
6. 按照第一 B 階段技法第 4 至 6 項，把文中的「右」換成「左」，透過左鼻孔吸氣。
7. 在吸氣的末尾，按照本技法第 3 項，做屏息。
8. 放下右手，按照本技法第 4 項，緩慢地呼氣。
9. 左右鼻孔交替做兩個吸氣，關閉兩側鼻孔做帶著根鎖的兩個內屏息，以及張開鼻孔時的兩個呼氣，構成一個回合。重複練習 15 至 20 分鐘，或在不過度用力的情況下，能做多久做多久。完成最後一個回合後，透過打開的鼻孔吸氣，然後仰躺，做攤屍式（圖 4-36，294 頁）。

第二 A 階段和第二 B 階段的功效

這兩個階段教修習者如何在屏息時精準地擺放手指。鼻孔被完全關閉後，頭部和臉部肌肉不應有任何緊張。

第三 A 階段

這個階段與第二 A 階段相似，不同之處是加入了帶著臍鎖的外屏息。

技法

1. 以任何瑜伽坐姿坐好，按照勝利調息法的第五階段技法第 1 至 7 項練習（171 頁），然後呼氣（圖 3-18，172 頁）。
2. 按照第 22 章手指控制調息法的指導（201~206 頁），把右手放在鼻子上。
3. 吸氣，按照第一 A 階段技法第 3 至 5 項練習（圖 3-32，199 頁）。
4. 兩個鼻孔全部打開，緩慢、穩定、順暢地呼氣，直到肺部完全被清空。
5. 然後做帶著臍鎖的外屏息，保持 10 至 15 秒，或盡量長的時間（圖 3-26，180 頁）。最後，放鬆臍鎖。

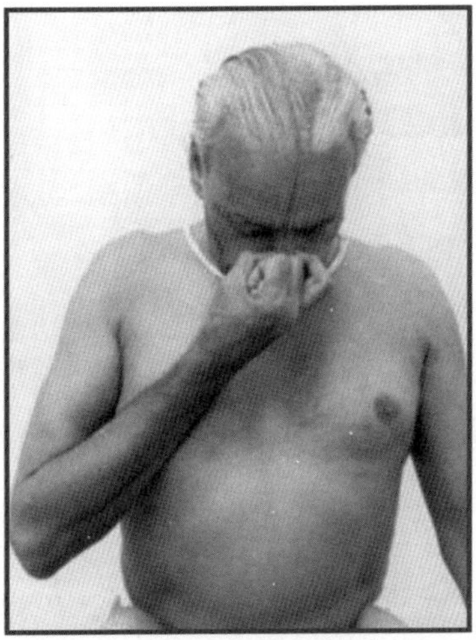

圖 3-67：指尖技巧

6. 一個吸氣、一個呼氣和一個帶著臍鎖的外屏息，構成一個回合，重複練習 10 至 15 分鐘，或在不過度用力的情況下，能做多久做多久。最後一個回合後，透過打開的鼻孔吸氣，然後仰躺，做攤屍式（圖 4-36，294 頁）。

第三 B 階段

這個階段與第二 B 階段相似，不同之處是如第三 A 階段一樣，加入了帶著臍鎖的外屏息。

技法

1. 以任何瑜伽坐姿坐好，按照勝利調息法的第五階段技法第 1 至 7 項練習（171 頁），然後呼氣（圖 3-18，172 頁）。
2. 按照第 22 章手指控制調息法的指導（201~206 頁），把右手放在鼻子上。
3. 完全關閉左鼻孔，按照第一 B 階段技法第 4 至 6 項的指導，透過部分打開的右鼻孔吸氣（圖 3-33，199 頁）。
4. 放下右手，放在膝蓋上，兩個鼻孔全部打開，緩慢、穩定、順暢地呼氣，直到肺部完全被清空。
5. 現在做帶著臍鎖的外屏息，保持 10 至 15 秒，或盡量長的時間（圖 3-26，180 頁），然後放鬆臍鎖。
6. 抬起右手，放在鼻子上，完全關閉右鼻孔，打開部分左鼻孔（圖 3-34，199 頁）。然後，按照第一 B 階段技法第 4 至 6 項的指導（把文中的「右」換成「左」），透過左鼻孔緩慢、精細、深長地吸氣。
7. 放下手，置於膝蓋上，然後按本技法第 4 項，呼氣。
8. 當肺部完全被清空時，做帶著臍鎖的外屏息，保持 10 至 15 秒，或與前一次保持同樣長的時間（圖 3-26，180 頁），然後放鬆臍鎖。
9. 兩個吸氣（各透過一個鼻孔），兩個鼻孔完全打開狀態下的呼氣，和兩個帶著臍鎖的外屏息，構成一個回合，根據你的能力，重複練習 10 至 15 分鐘。在最後一個回合的結尾，透過張開的鼻孔吸氣，然後仰躺，做攤屍式（圖 4-36，294 頁）。

第三 A 階段和第三 B 階段的功效

這兩個階段都加入了強化腹部肌肉和器官的部分，與第二 A 階段和第二 B 階段的功效相似。

第四 A 階段

這個階段是為高級修習者準備的。它結合了第二 A 階段和第二 B 階段，交替練習帶著根鎖的內屏息和帶著臍鎖的外屏息。

技法

1. 以任何瑜伽坐姿坐好，按照勝利調息法的第五階段技法第 1 至 7 項練習（171 頁），然後呼氣（圖 3-18，172 頁）。
2. 按照第 22 章手指控制調息法的指導（201~206 頁），把右手放在鼻子上。
3. 按照第一 A 階段技法第 3 至 5 項的指導，透過部分張開的兩個鼻孔吸氣（圖 3-32，199 頁）。
4. 肺部被填滿後，關閉兩個鼻孔，按照第二 A 階段技法第 3 項（圖 3-67），做帶著根鎖的內屏息，保持 15 至 20 秒（圖 2-68，133 頁），或盡量長時間。
5. 放下右手，置於膝蓋上。
6. 兩個鼻孔全部打開，輕柔、穩定、緩慢、順暢地呼氣，直到肺部完全被清空。
7. 做帶著臍鎖的外屏息，保持 10 至 15 秒，或盡量長的時間（圖 3-26，180 頁），最後放鬆臍鎖。
8. 按照上文，重複做吸氣、帶著根鎖的內屏息和帶著臍鎖的外屏息。
9. 一個吸氣、一個帶著根鎖的內屏息，一個呼氣和一個帶著臍鎖的外屏息，構成一個回合，根據你的能力重複練習。完成最後一個回合後，透過張開的兩個鼻孔吸氣，然後仰躺，做攤屍式（圖 4-36，294 頁）。如果感覺用力過度了，就停止當天的練習。

第四 B 階段

這個階段比前一階段更加費力和複雜。它結合了第二 B 階段和第三 B 階段，每次吸氣和呼氣時，分別做帶著根鎖的內屏息和帶著臍鎖的外屏息。

技法

1. 以任何瑜伽坐姿坐好，按照勝利調息法的第五階段技法第 1 至 7 項練習（171 頁），然後呼氣（圖 3-18，172 頁）。
2. 按照第 22 章手指控制調息法的指導（201~206 頁），把右手放在鼻子上。
3. 按照第一 B 階段技法第 3 至 6 項的指導，吸氣（圖 3-33，199 頁）。
4. 完全地吸氣後，按照第二 B 階段技法第 3 項，做帶著根鎖的內屏息（圖 3-67，239 頁）。
5. 放下右手，按照第二 B 階段技法第 4 項，呼氣。
6. 感覺肺部完全被清空時，做帶著臍鎖的外屏息，保持 10 至 15 秒，或盡量長時間（圖 3-26，180 頁）。
7. 再一次把右手放在鼻子上，透過左鼻孔吸氣，如第三 B 階段技法第 6 項所述（圖 3-34，199 頁）。
8. 肺部被充滿後，做帶著根鎖的內屏息，保持的時間與本技法第 4 項的一樣（圖 3-67）。
9. 放下手，然後按照本技法第 5 項，呼氣。
10. 肺部完全被清空時，按照本技法第 6 項，做帶著臍鎖的外屏息（圖 3-26，180 頁），然後放鬆臍鎖。
11. 兩個吸氣（一個透過右鼻孔，另一個透過左鼻孔），兩個帶著根鎖的內屏息，兩個鼻孔打開時的呼氣，和兩個伴隨臍鎖的外屏息，構成一個回合，根據你的能力重複練習。完成最後一個回合後，自然地吸氣一次，然後躺下，做攤屍式（圖 4-36，294 頁）。如果因任何過度用力而感到不適，就停止當天的調息練習。

第四 A 階段和第四 B 階段 的功效

這兩個階段是強烈的，其功效綜合了第二 A、二 B 階段，和第三 A、三 B 階段的功效。

注意事項

把間斷調息法的技巧融入反自然順序調息法中，是有可能的，也就是說，在吸氣或呼氣（或同時）時加入停頓。但是不推薦那樣做，因為會引起過度緊張，還會降低鼻黏膜的敏感度以及手指的靈活性。

反自然順序調息法・各階段總表

階段		吸氣	內屏息		呼氣	外屏息
		兩個鼻孔部分關閉	單個鼻孔部分關閉	根鎖	鼻孔張開	臍鎖
一	A	✓			✓	
	B		✓		✓	
二	A	✓		15~20 秒	✓	
	B		✓	15~20 秒	✓	
三	A	✓			✓	10~15 秒
	B		✓		✓	10~15 秒
四	A	✓		15~20 秒	✓	10~15 秒
	B		✓	15~20 秒	✓	10~15 秒

27

太陽貫穿和月亮貫穿調息法

太陽貫穿調息法（Sūrya Bhedana Prānṇāyāma）

「sūrya」的意思是太陽，「bhid」是「bhedana」的字根，意思是刺穿或穿越。

做太陽貫穿調息法時，所有的吸氣都用右鼻孔，所有的呼氣都用左鼻孔。吸氣時，普拉那（prāṇa）能量由右脈或太陽脈（sūrya nāḍī）輸送；呼氣時，由左脈或月亮脈（chandra nāḍī）輸送。

在太陽貫穿調息法中，用手指控制氣流，肺部從吸氣中吸收的能量比呼氣多。

第一階段

在這個階段裡，透過右鼻孔深吸氣，透過左鼻孔深呼氣。

技法

1. 以任何瑜伽坐姿坐好，按照勝利調息法的第五階段技法第 1 至 7 項練習（171 頁），然後呼氣（圖 3-18，172 頁）。
2. 按照第 22 章手指控制調息法的指導（201~206 頁），把右手放在鼻子上。
3. 用無名指和小指的指尖完全關閉左鼻孔，不要干擾鼻中隔。用右手大拇指關閉部分的右鼻孔，右鼻道內壁與鼻中隔平行（圖 3-33，199 頁）。
4. 透過部分關閉的右鼻孔，緩慢、仔細、深長地吸氣，不要用蠻力，直到肺部被完全填滿。
5. 完全關閉右鼻孔，不要干擾鼻中隔。釋放左鼻孔上的壓力，打開一部分（圖 3-34，199 頁）。
6. 從部分打開的左鼻孔緩慢、穩定、深長地吸氣，直到感覺肺部被清空了。
7. 這是一個回合，重複練習 10 至 15 分鐘，然後透過打開的兩側鼻孔吸氣，以攤屍式仰躺（圖 4-36，294 頁）。
8. 隨著練習的進步，仔細地調整手指，把鼻道變得更窄一點兒，使氣息更加綿長。

第二階段

這個階段與第一階段相似，不同之處是，關閉兩側鼻孔時，加進了帶著根鎖的內屏息。

技法

1. 以任何瑜伽坐姿坐好，按照勝利調息法的第五階段技法第 1 至 7 項練習（171 頁），然後呼氣（圖 3-18，172 頁）。
2. 透過右鼻孔緩慢、深長、充分地吸氣，按照第一階段技法第 2 至 4 項進行（圖 3-33，199 頁）。
3. 然後關閉兩側鼻孔，做伴隨著根鎖的內屏息，保持 15~20 秒（圖 3-67，239 頁），注意，鼻孔不要漏氣。漸漸地以 5 秒為一個單位，增加屏息的時間。當屏息變得穩定，不再干擾吸氣和呼氣時氣流的順暢性時，就增加屏息的時間。透過這種方式，修習者訓練自己，達到能力範圍的極限。

4. 現在透過部分打開的左鼻孔，緩慢、穩定、深長地呼氣，直到肺部感覺完全被清空了（圖 3-34，199 頁）。
5. 這是一個回合，重複練習 10 至 15 分鐘，然後用兩個鼻孔吸氣，以攤屍式仰躺（圖 4-36，294 頁）。

第三階段

這個階段與第一階段相似，不同之處是加入了伴隨著臍鎖的外屏息。

技法

1. 以任何瑜伽坐姿坐好，按照勝利調息法的第五階段技法第 1 至 7 項練習（171 頁），然後呼氣（圖 3-18，172 頁）。
2. 透過右鼻孔緩慢、深長、充分地吸氣，按照第一階段技法第 2 至 4 項進行（圖 3-33，199 頁）。
3. 完全關閉右鼻孔，打開部分左鼻孔，緩慢、深長地呼氣（圖 3-34，199 頁），按照第一階段技法第 5 至 6 項進行。
4. 感覺肺部完全被清空時，關閉兩個鼻孔，做帶有臍鎖的外屏息，根據自己的能力練習，不要過度用力（圖 3-68）。
5. 與內屏息相比，掌握外屏息所需要的時間更長。所以，以 1 或 2 秒為單位，逐漸增加外屏息的時間。在比較能穩定地保持屏息時，就繼續增加屏息的長度，但是不要干擾吸氣和呼氣的氣流和流暢性。
6. 這是一個回合，重複練習 10 至 15 分鐘，然後透過打開的鼻孔吸氣，以攤屍式仰躺（圖 4-36，294 頁）。

第四階段

這個階段結合了第二階段和第三階段，它是為高級修習者準備的。完全掌握了第二階段和第三階段的練習後，才可以嘗試做這個階段的練習。

技法

1. 以任何瑜伽坐姿坐好，按照勝利調息法的第五階段技法第 1 至 7 項練習（171 頁），然後呼氣（圖 3-18，172 頁）。
2. 按照第二階段技法第 2 至 3 項（圖 3-33，199 頁）吸氣。吸氣結束時，做根鎖。
3. 然後，按照第三階段技法第 3 和第 4 項（圖 3-34，199 頁）呼氣。呼氣結束時，做臍鎖（圖 3-68）。
4. 每個吸氣和呼氣結束時，都做屏息。開始時，屏息的時間短一點兒，然後，隨著肺部能力的提高，漸漸增加屏息的長度。臍鎖保持的時間不要超過 8 至 10 秒。
5. 這是一個回合，在保持舒適的情況下，盡量多練習幾個回合，或者練 10 至 15 分鐘。然後，透過張開的鼻孔吸氣，接著仰躺，做攤屍式（圖 4-36，294 頁）。

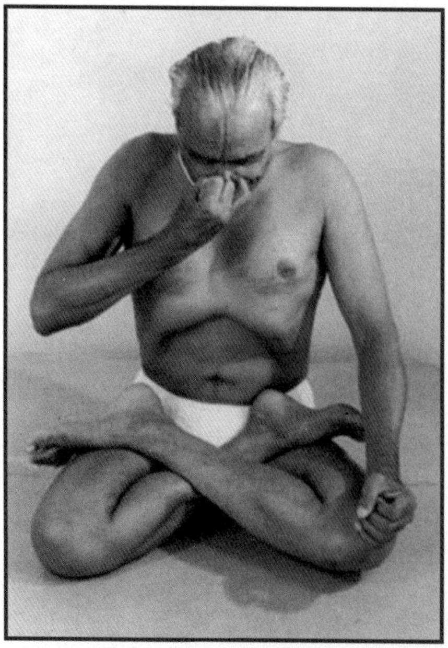

圖 3-68：指尖技巧

太陽貫穿調息法的功效

這個調息法可增加身體的熱量，增強消化力。它能舒緩神經，增強神經的活力，還能清潔鼻竇，適合低血壓的人練習。

月亮貫穿調息法（Chandra Bhedana Prāṇāyāma）

《瑜伽酷達瑪尼奧義書》（*Yoga Chūdāmani Upanisad*,95~97）描述了這種調息法的作法，但是沒有提到「月亮貫穿調息法」這個名字。

「chandra」代表月亮。在月亮貫穿調息法中，所有吸氣都透過左鼻孔（圖 3-34，199 頁），所有呼氣透過右鼻孔（圖 3-33，199 頁）。吸氣的普拉那能量，透過左脈或月亮脈被輸送；呼氣的能量透過右脈或太陽脈輸送。

月亮貫穿調息法和太陽貫穿調息法一樣，分四個階段練習。

技法

按照太陽貫穿調息法的四個階段技法練習，把所有「右」換成「左」。完成練習後，做攤屍式（圖 4-36，294 頁）。

功效

月亮貫穿調息法的功效與太陽貫穿調息法相似，不同之處是，這個調息法使呼吸系統清涼。

太陽貫穿和月亮貫穿調息法的注意事項

1. 當兩個鼻道的寬度不一樣時，就應該調整手指施加的壓力。在有些情況下，一個鼻孔完全堵住（例如，有鼻息肉或鼻子骨折了），另一個鼻孔暢通，這時，應該用暢通的那個鼻孔吸氣，盡你所能地從被堵住的那個鼻孔呼氣。隨著時間的推移，堵塞的鼻孔會變得暢通，就可以透過它來吸氣了。

2. 如果鼻中隔的軟骨部分不直，就往上、朝鼻中隔的方向調整軟骨部分的位置。漸漸地，堵塞的鼻道會打開，能夠做手指控制調息法（圖 3-62、3-63，210 頁）。
3. 不要在同一天裡，既做太陽貫穿調息法，又做月亮貫穿調息法。
4. 在這兩種調息法中，都可以加入間斷式呼吸，使階段數達到「十六」。其實，排列數和組合數可能數不勝數：

   第五階段：間斷吸氣，長呼氣。
   第六階段：長吸氣，間斷呼氣。
   第七階段：間斷吸氣，間斷呼氣。
   第八階段：間斷吸氣，內屏息，長呼氣。
   第九階段：長吸氣，內屏息，間斷呼氣。
   第十階段：間斷吸氣，內屏息，間斷呼氣。
   第十一階段：間斷吸氣，長呼氣，外屏息。
   第十二階段：長吸氣，間斷呼氣，外屏息。
   第十三階段：間斷吸氣，間斷呼氣，外屏息。
   第十四階段：間斷吸氣，內屏息，長呼氣，外屏息。
   第十五階段：長吸氣，內屏息，間斷呼氣，外屏息。
   第十六階段：間斷吸氣，內屏息，間斷呼氣，外屏息。

太陽貫穿調息法・各階段總表

階段	吸氣	內屏息	呼氣	外屏息
	右鼻孔	根鎖	左鼻孔	臍鎖
一	✓		✓	
二	✓	15~20 秒	✓	
三	✓		✓	盡量長時間
四	✓	15~20 秒	✓	8~10 秒

月亮貫穿調息法・各階段總表

階段	吸氣	內屏息	呼氣	外屏息
	左鼻孔	根鎖	右鼻孔	臍鎖
一	✓		✓	
二	✓	15~20 秒	✓	
三	✓		✓	盡量長時間
四	✓	15~20 秒	✓	8~10 秒

28

經絡清潔調息法

經絡清潔調息法（Nāḍī Śodhana Prāṇāyāma）中，氣脈（nāḍī）是一種管狀器官，是普拉那（prāṇa）或能量的通道，氣脈貫通因果身、精微身和粗鈍身這三個層次，攜帶宇宙能量、生機能量、精氣能量和其他能量，也攜帶感覺、智慧和意識（詳見第五章）。「śodhanaa」的意思是淨化或清潔。「nādī śodhana」表示「淨化氣脈」。氣脈（經絡）系統的一點點堵塞，都可能導致巨大的不適，甚至使四肢或器官癱瘓。

《哈達瑜伽之光》（II, 6~9, 19~20）、《希瓦本集》（III, 24, 25）、《格蘭達本集》（V, 49~52）和《瑜伽酷達瑪尼奧義書》（V, 98~100），都描述了一種清潔氣脈的調息法。這些文本講述了這種調息法的技法及益處，還特別指出這些益處「歸功於對氣脈的清潔」（nādī śodhanāt）。

雖然所有瑜伽文獻都依名字描述了各式各樣的調息法，但是，沒有一種文獻提到「月亮貫穿調息法」和「經絡清潔調息法」的名字。

下文將詳細講解經絡清潔調息法，這種調息法結合了自然順序調息法的呼氣技巧和反自然順序調息法的吸氣技巧。經絡清潔調息法還有另一個特徵：太陽貫穿調息法的一個回合，包括透過右鼻孔吸氣和左鼻孔呼氣，而月亮貫穿調息法的吸氣用左鼻孔，呼氣用右鼻孔。經絡清潔調息法結合了這兩種方式，在上文提到的瑜伽文獻中，描述了具體的過程。

大腦被分為兩半球，左半球控制右半邊身體，右半球控制左半邊身體。此外，大腦還包括兩個部分，位於頭顱根部的較原始部分，稱為後腦，被認為是思索性的，是智慧的寶座，而前腦則是活躍的，負責計算和與外部世界打交道。

瑜伽士認識到大腦、肺部和其他身體部分在結構上的不平衡。他們利用瑜伽體位，使身體兩側均衡地發展、同樣程度地伸展，並且獲得同樣多的注意力。瑜伽士們發現了經絡清潔調息法，吸氣和呼氣的普拉那能量交替通過每個鼻孔，從而啟動了大腦的左右半球和前後側。透過左右兩側交替輪換吸氣與呼氣，能量穿過脈輪之間縱橫交錯的各條氣脈，到達了身體和大腦中最邊遠的角落。修習者獲得了使大腦各個部分均衡行動的祕密，從而體驗到安寧、自在與和諧。

練習經絡清潔調息法時，需要對細節持續的注意力和堅定的決心。透過修練產生的細緻而敏銳的能量，被用於引導呼吸，使呼吸、身體和心念被靈性化。

經絡清潔調息法是需要巧妙做出各種調節的調息法之一。大腦和手指必須學習如何協同發揮作用，引導吸入和呼出的氣息，同時大腦和手指要保持密切的溝通。大腦不能是昏沉的、僵硬的或麻木的，如果是這樣的話，手指也會是粗重的、過寬的、不敏感的，無法精準地調節氣流。大腦和手指應該是敏銳的，可以感知到氣流節奏的任何改變或者氣流的任何波動。學習經絡清潔調息法，能幫助調整置於鼻子上面的手指，使鼻道放鬆，允許正確流量的氣息進入和呼出。如果手指失去了敏感性，大腦就會發出資訊，拉回手指的注意力。如果大腦是漫不經心的，手指就會失去感知力，從而允許大量氣體流入鼻孔，使大腦重新處於警覺狀態。

在吸氣和呼氣的過程中，要時刻留意氣流的聲音和共鳴，透過密切的注意力和對鼻道頂部和底部的細緻控制，來調節氣流。這能幫助修習者精確地追蹤穿過鼻孔的氣流路徑，以及精神集中地使指尖均衡地處在相對的位置上。如果呼吸的聲音是粗糙的，那麼，大腦就是興奮的，手指是不敏感的。如果呼吸是順暢的，那麼，大腦是寧靜而警覺的，手指是敏感的。要體會吸入氣息的清涼、濕潤的芬芳，也要體會呼出的氣息是溫熱而無香的。我們應該發展這種敏感度，因為沒有它的調息練習，將是機械的和無效的。

所以，經絡清潔調息法是所有調息法中最難、最複雜和最微妙的。它能把敏銳的自我觀察和控制帶到極致。做到這個調息法的最精妙層面時，它將把一個人帶往他最內在的自我。所以，借由精細的專注和密切的注意力，這個調息法將首先把修習者帶往專注（dhāraṇā），然後引領修習者到達禪那（dhyāna）的狀態。

透過練習前面講解的那些調息法，獲得了鼻黏膜的敏感性和手指的靈活性之後，才可以嘗試練習經絡清潔調息法。

吸氣時，利用內指尖引導氣流；呼氣時，利用外指尖引導氣流。但是，吸氣時，不要放鬆外指尖施加的壓力；呼氣時，不要放鬆內指尖施加的壓力（見第 22 章手指控制調息法，圖 3-61，208 頁）。

手指自始至終都放在鼻子上。

經絡清潔調息法的高級階段加入了屏息（內屏息和外屏息）和鎖印法。由於經絡清潔調息法是個高度沉思性的調息法，所以頭要多向下低一點兒，可以輕柔地向下拉一拉鼻子，但是不要干擾放在鼻子上的手指，也不要使手指離開鼻骨。頭向下低時，胸部會不自覺地內凹。不要允許胸部內陷，要保持警覺，胸膛要向上。

進一步的低頭能使修習者意識到肺部是否被填滿了，如果感覺雙肺的上端仍然空虛，就吸入更多的空氣，使肺部被充分填滿。

當頭部輕柔地低下，且胸部上提時，負責記憶的前腦會沉默下來，而負責沉思的後腦將變得活躍。

內屏息時，如果在無聲的狀態中，修習者感到不安，表示他已經到達了能力的極限，或是下巴抬起來了，或者關閉的鼻孔漏氣了。如果發生上述的情況，就再次吸氣，更深地低下頭，然後屏息。這將使修習者的身體充滿活力，心念處於沉思之中。他的驕傲會化為謙虛，他的智性將會向真我臣服。另一方面，帶著臍鎖的外屏息，會使修習者的身體和心念富有活力、振奮而且警覺；不加入臍鎖的外屏息，會使身體和心念安詳、沉思。

第一 A 階段

吸氣和呼氣時，兩個鼻孔都部分打開。

技法

1. 以任何瑜伽坐姿坐好，按照勝利調息法的第五階段技法第 1 至 7 項進行（171 頁）。
2. 按照第 22 章手指控制調息法的指導（201~206 頁），把右手放在鼻子上，用大拇指、無名指和小指的指尖，縮窄兩側鼻道（圖 3-32，199 頁）。從狹窄的兩側鼻道，完全地呼氣。
3. 現在吸氣，但不要改變鼻道的寬度；鼻中隔和手指要穩定，防止頭部傾斜。
4. 兩個鼻孔內的氣流是等量的，與胸膛的起伏同步。氣息應該輕柔、緩慢、流暢，充分填滿雙肺。
5. 然後，屏住氣息，保持 1 或 2 秒，利用這段時間調整手指。
6. 輕柔、緩慢、流暢地呼氣，保持均勻的節奏。氣流呼出，同步放鬆原本呈伸展與擴張狀態的胸廓。換句話說，不要讓胸膛突然地塌陷。
7. 隨著練習的進步，可以讓鼻道越來越窄，氣流也就越來越精細。鼻道越窄，對氣息的控制越好。
8. 一個吸氣和一個呼氣構成一個回合，重複練習 10 至 15 分鐘，以吸氣結束。然後，放下手，抬起頭，以攤屍式仰躺（圖 4-36，294 頁）。

功效

這個調息法可以帶來喜悅的感受，它訓練手指和鼻黏膜的敏感性，為更精細地調節呼吸做準備。心念集中在手指、鼻道和氣息上，變得專一。

第一 B 階段

這個階段綜合了太陽貫穿調息法和月亮貫穿調息法，但不加入屏息。利用手指控制兩個鼻孔，交替進行吸氣和呼氣的過程。

技法

1. 以任何瑜伽坐姿坐好，按照勝利調息法的第五階段技法第 1 至 7 項進行（171 頁）。
2. 按照第 22 章手指控制調息法的指導（201~206 頁），把右手放在鼻子上。
3. 完全關閉左鼻孔，不要干擾鼻中隔或右鼻道。縮窄右鼻孔，把右鼻孔的外層向鼻中隔方向拉，不要改變鼻子的位置（圖 3-33，199 頁）。
4. 透過右鼻孔呼氣。
5. 透過右鼻孔緩慢、穩定地吸氣，不要改變鼻道的寬度。鼻中隔和手指要穩定。氣息不要從左鼻孔進入鼻道。
6. 通過右鼻孔的氣流是精細的，與胸部的起伏同步。
7. 肺部完全被填滿後，完全關閉右鼻孔，不要移動鼻中隔或左鼻孔。
8. 屏息，保持 1 或 2 秒，同時調整手指，為呼氣做好準備。
9. 透過左鼻孔緩慢、穩定地呼氣，呼氣的氣流要與被伸展和擴張的胸腔之釋放過程同步（圖 3-34，199 頁）。
10. 感覺肺部被完全清空後，屏息 1 秒，同時調整手指，為從左鼻孔吸氣做好準備。
11. 關閉右鼻孔，不要干擾鼻中隔和左鼻道，同時縮窄左鼻道（圖 3-34，199 頁）。
12. 現在透過左鼻道吸氣，參考本技法第 4 至 6 項進行，把「右」換成「左」。
13. 肺部完全被填滿後，完全關閉左鼻孔，不要干擾鼻中隔或右鼻道。
14. 按照本技法第 8 項，屏住氣息，保持 1 或 2 秒。
15. 如本技法第 9 項所述，透過右鼻孔呼氣（圖 3-33，199 頁）。注意，左鼻孔不應漏氣。
16. 感覺肺部被完全清空後，屏息 1 秒，同時調整手指，為吸氣做好準備，重複本技法從第 3 項開始的步驟。
17. 呼吸的順序如下：(1) 右鼻孔呼盡肺裡的氣體；(2) 右鼻孔吸氣；(3) 左鼻孔呼氣；(4) 左鼻孔吸氣；(5) 右鼻孔呼氣；(6) 右鼻孔吸氣；(7) 左鼻孔呼氣，以此類推。
18. 每個回合從 (2) 開始，到 (5) 結束，重複練習 10 至 15 分鐘，最後以右鼻孔吸氣結束，然後仰躺，做攤屍式（圖 4-36，294 頁）。

功效

精細地調整手指和縮窄鼻道，都需要集中注意力，所以這個階段的練習可幫助修習者為專注做好準備。

第二 A 階段

這個階段與第一 A 階段相似，不同之處是加入了帶著根鎖的內屏息。

技法

1. 以任何瑜伽坐姿坐好，按照勝利調息法的第五階段技法第 1 至 7 項進行（171 頁）。
2. 按照第一 A 階段技法第 2 項，吸氣（圖 3-32，199 頁）。
3. 完全關閉兩側鼻孔，伴隨著根鎖法，屏息，保持 20 秒（圖 3-67，239 頁）。
4. 重新調整手指，為呼氣做好準備，按照第一 A 階段技法第 6 項，清空肺部。
5. 如果吸氣和呼氣的氣流節奏及時間是波動的，表示你已經超過了自己的能力範圍，或者屏息時鼻孔漏氣了。如果是第一種情況，減少屏息的時間；如果是第二種情況，確保屏息時兩個鼻孔被恰當地關閉。
6. 一個吸氣、一個內屏息和一個呼氣，構成一個回合，重複練習 10 至 15 分鐘，以吸氣結束。然後放下手，抬起頭，以攤屍式仰躺（圖 4-36，294 頁）。

第二 B 階段

這個階段與第一 B 階段相似，不同之處是加入了內屏息和根鎖。

技法

1. 以任何瑜伽坐姿坐好，按照勝利調息法的第五階段技法第 1 至 7 項進行（171 頁）。

2. 按照第 22 章手指控制調息法的指導（201~206 頁），把右手放在鼻子上。
3. 關閉左鼻孔，打開部分右鼻孔，鼻道越狹窄越好（圖 3-33，199 頁），然後透過右鼻孔吸氣，按照第一 B 階段技法第 3 至 6 項進行。
4. 肺部完全被填滿後，關閉兩個鼻孔，屏息 20 秒，配合根鎖法。
5. 調整手指，為左鼻孔呼氣做好準備。關閉右鼻孔，打開部分左鼻孔，使鼻道盡量狹窄（圖 3-34，199 頁）。
6. 透過左鼻孔呼氣，按照第一 B 階段技法第 9 項，清空肺部。右鼻孔不應漏氣。
7. 肺部感覺被完全清空後，屏息，按照第一 B 階段技法第 10 至 11 項，調整手指，為從左鼻孔吸氣做好準備。
8. 現在按照本技法第 3 至 5 項進行，把「右」變成「左」，反之亦然，透過左鼻孔吸氣。
9. 肺部充滿氣體時，關閉兩個鼻孔，按照本技法第 4 項做屏息（圖 3-67，239 頁）。
10. 調整手指，為右鼻孔呼氣做好準備，按照本技法第5項進行，把「左」變成「右」，反之亦然。
11. 按照第一 B 階段技法第 9 項，透過右鼻孔呼氣，左鼻孔不要漏氣。
12. 肺部被完全清空後，屏息並保持幾秒鐘，重新調整手指，從本技法第 3 項開始重複上面的步驟。
13. 呼吸的順序如下：(1) 右鼻孔呼出肺裡的全部氣體；(2) 透過右鼻孔吸氣；(3) 內屏息，配合根鎖；(4) 透過左鼻孔呼氣；(5) 左鼻孔吸；(6) 內屏息，配合根鎖；(7) 透過右鼻孔呼氣；(8) 右鼻孔吸，以此類推。
14. 這個回合從 (2) 開始，以 (7) 結束，重複練習 10 至 15 分鐘，以右鼻孔吸氣結束，然後，仰躺，做攤屍式（圖 4-36，294 頁）。

功效

這個階段使修習者為禪那做好準備。

第三 A 階段

這個階段與第一 A 階段相似，不同之處是加入了伴隨臍鎖的外屏息。

技法

1. 以任何瑜伽坐姿坐好，按照勝利調息法的第五階段技法第 1 至 7 項進行（171 頁）。
2. 抬起右手，放在鼻子上，利用大拇指、無名指和小指的指尖，使兩個鼻道變窄，從狹窄的兩側鼻道呼氣（圖 3-32，199 頁）。
3. 按照第一 A 階段技法第 3 至 4 項，吸氣。
4. 按照第一 A 階段技法第 5 至 6 項，呼氣。
5. 肺部完全被清空後，關閉兩個鼻孔，做帶著臍鎖的外屏息，保持 15 秒，或盡量長時間（圖 3-68，248 頁）。
6. 放鬆臍鎖，重新調整手指，按照本技法第 3 至 4 項，進行吸氣和呼氣。然後，再做伴隨臍鎖的外屏息。
7. 呼吸的順序是：(1) 透過兩側鼻孔深深地呼氣；(2) 透過兩側鼻孔吸氣；(3) 透過兩側鼻孔呼氣；(4) 做伴隨臍鎖的外屏息；(5) 透過兩側鼻道吸氣；(6) 透過兩側鼻道呼氣；(7) 做伴隨臍鎖的外屏息，以此類推。
8. 一個吸氣、一個呼氣和一個伴隨臍鎖的外屏息，構成一個回合，重複練習 10 至 15 分鐘，以吸氣結束，然後仰躺，做攤屍式（圖 4-36，294 頁）。

第三 B 階段

這個階段與第一 B 階段相似，不同之處是加入了伴隨臍鎖的外屏息。

技法

1. 以任何瑜伽坐姿坐好，按照勝利調息法的第五階段技法第 1 至 7 項進行（171 頁）。
2. 抬起右手，放在鼻子上，然後按照第一 B 階段技法第 3 至 6 項，吸氣（圖 3-33，199 頁）。

3. 肺部完全充滿氣體後，關閉右鼻孔，按照第一 B 階段技法第 7 至 8 項，屏息 1 秒鐘。
4. 按照第一 B 階段技法第 9 項，透過左鼻孔呼氣（圖 3-34，199 頁），右鼻孔不應漏氣。
5. 肺部完全被清空後，關閉兩個鼻孔，做帶著臍鎖的外屏息，保持 15 秒，或盡量長時間（圖 3-68，248 頁）。
6. 然後放鬆臍鎖，關閉右鼻孔，重新調整手指，準備用左鼻孔吸氣（圖 3-34，199 頁）。
7. 縮窄左鼻道，緩慢、輕柔、順暢地吸氣。
8. 肺部被完全填滿後，重新調整手指。關閉左鼻孔，用右鼻孔呼氣（圖 3-33，199 頁）。
9. 肺部被完全清空後，關閉兩個鼻孔，做伴隨臍鎖的外屏息，保持 15 秒，或與前一次相同的時間（圖 3-68，248 頁）。然後，放鬆臍鎖。
10. 重新調整手指，為右鼻孔吸氣做好準備，完全關閉左鼻孔，重複上面的步驟。
11. 呼吸的次序如下：(1) 透過右鼻孔深深地呼氣；(2) 透過右鼻孔深深地吸氣；(3) 左呼；(4) 伴隨臍鎖的外屏息；(5) 左吸；(6) 右呼；(7) 伴隨臍鎖的外屏息；(8) 右吸，以此類推。
12. 這個回合以 (2) 開始，以 (7) 結束，重複練習 15 分鐘。從右鼻孔呼氣開始，以右鼻孔吸氣結束，然後仰躺，做攤屍式（圖 4-36，294 頁）。

功效

臍鎖法使腹部器官充滿活力，下行氣與命根氣結合，能促進消化吸收，幫助能量在全身分配得更好。

第四 A 階段

這是一個高級的調息法，它結合了第二 A 階段和第三 A 階段。

技法

1. 以任何瑜伽坐姿坐好，按照第一 A 階段技法第 1 至 4 項練習。

2. 肺部被完全填滿後，關閉兩個鼻孔，做伴隨根鎖的內屏息，保持 20 秒。
3. 重新調整手指，為呼氣做好準備，按照第一 A 階段技法第 6 項，清空肺部。
4. 肺部被完全清空後，關閉兩個鼻孔，做伴隨臍鎖的外屏息，保持 15 秒（圖 3-68，248 頁）。
5. 然後，放鬆臍鎖，按照本技法第 1 項，吸氣。
6. 呼吸的順序如下：(1) 兩側鼻孔呼氣；(2) 兩側鼻孔吸氣；(3) 內屏息，配合根鎖；(4) 兩側鼻孔呼氣；(5) 外屏息，伴隨臍鎖；(6) 兩側鼻孔吸氣，以此類推。
7. 這是一個回合，以 (2) 開始，以 (5) 結束，重複練習 10 至 15 分鐘，以吸氣結束，然後仰躺，做攤屍式（圖 4-36，294 頁）。

第四 B 階段

這是最高級的階段，它結合了第二 B 階段和第三 B 階段，每個吸氣和呼氣後，都做屏息。

技法

1. 以任何瑜伽坐姿坐好，按照第一B階段技法第1至6項進行，保持左鼻孔關閉（圖 3-33，199 頁）。
2. 肺部被完全填滿後，關閉兩個鼻孔，做伴隨根鎖的內屏息，保持 20 秒、25 秒或 30 秒（圖 3-67，239 頁）。
3. 重新調整手指，關閉右鼻孔，使左鼻道盡量狹窄（圖 3-34，199 頁）。透過左鼻孔呼氣，鼻道應盡可能狹窄，按照第一 B 階段技法第 9 項練習。
4. 肺部被完全清空後，關閉兩個鼻孔，做伴隨臍鎖的外屏息，保持 15 秒（圖 3-68，248 頁）。然後放鬆臍鎖，重新調整手指，為吸氣做好準備。
5. 現在關閉右鼻孔，使左鼻道盡量狹窄（圖 3-34，199 頁）。透過左鼻孔緩慢、輕柔、順暢地吸氣。
6. 肺部被完全填滿後，關閉兩個鼻孔，做伴隨根鎖的內屏息，保持 20 至 30 秒（圖 3-67，239 頁）。
7. 重新調整手指，為呼氣做好準備。關閉左鼻孔，稍微放鬆關閉右鼻孔的右手大拇指指尖，縮窄右鼻道（圖 3-33，199 頁）。呼氣，直到肺部被完全清空。
8. 肺部被完全清空後，關閉兩個鼻孔，做伴隨臍鎖的外屏息，保持 15 秒（圖

3-68，248 頁）。然後放鬆臍鎖，重新調整手指，為吸氣做好準備。

9. 關閉左鼻孔，按照本技法第 1 項，透過右鼻孔吸氣，然後重複上面的步驟。
10. 呼吸的順序是：(1) 透過右鼻孔呼氣；(2) 透過右鼻孔吸氣；(3) 伴隨根鎖的內屏息；(4) 透過左鼻孔呼氣；(5) 伴隨臍鎖的外屏息；(6) 透過左鼻孔吸氣；(7) 伴隨根鎖的內屏息；(8) 右鼻孔呼氣；(9) 伴隨臍鎖的外屏息；(10) 右鼻孔吸氣，以此類推。
11. 這個階段的一個回合從 (2) 開始，到 (9) 結束，重複練習 10 至 15 分鐘，以右鼻孔吸氣結束，然後仰躺，做攤屍式（圖 4-36，294 頁）。

功效

屏息時，練習根鎖法和臍鎖法，能淨化並加強修習者的神經，以應對生活的種種變故，為禪那做好準備。

透過經絡清潔調息法，普拉那（prāṇa）能深深地滲透，所以血液吸收的氧氣比做其他調息法時更多。修習者的神經得到鎮定和淨化，心念變得寧靜、清明。

練習這個調息法，可使身體溫暖，消除疾病，帶來力量和從容。

透過吸氣，從宇宙能量中吸收的生命能量，可以到達各個脈輪，滋養各個腺體。大腦的呼吸中樞被強化，變得生氣勃勃、清晰和平靜。同時，大腦和心念中的智慧光芒也被點亮，將帶領修習者走向正確的生活、正確的思想、迅速的行動和明智的判斷。

經絡清潔調息法 · 各階段總表

階段		吸氣	內屏息	呼氣	外屏息
		兩側鼻孔部分關閉	根鎖	兩側鼻孔部分關閉	臍鎖
一	A	✓		✓	
二	A	✓	20 秒	✓	
三	A	✓		✓	15 秒
四	A	✓	20 秒	✓	15 秒

階段		吸氣	內屏息	呼氣	外屏息	吸氣	內屏息	呼氣	內屏息
		右鼻孔		左鼻孔		左鼻孔		右鼻孔	
一	B	✓		✓		✓		✓	
二	B	✓	20 秒	✓		✓	20 秒	✓	
三	B	✓		✓	15 秒	✓		✓	15 秒
四	B	✓	20 秒	✓	15 秒	✓	20 秒	✓	15 秒

第四部 自由與至福

Freedom and Beatitude

29

禪那

禪那（Dhyāna）的意思是吸收，它是自我研習、反思、敏銳的觀察，或向內在尋找無限的藝術。禪那意味著觀察身體的生理過程、研究心念的狀態，以及深刻的沉思，它還意味著覺知一個人最內在的存在。禪那即發現真我（Self）。

當智性和心靈的力量和諧地融合在一起時，就是禪那，一切的創造力由它而起，它良善美好的果實滋養著人類。

禪那與深度睡眠相似，但又有所不同。深度睡眠的安詳寧靜，來自無意識地遺忘一個人的身分和個體性，然而，禪那的安詳寧靜始終是警覺且有意識的。修習者始終是所有活動的見證人（sākṣi）。在深度睡眠和禪那狀態，物理和心理時間都不存在了。一覺醒來，身體和心靈從疲憊中恢復，神清氣爽。在禪那中，修習者獲得啟迪。

禪那是沉思者、沉思行為和沉思對象的全然結合，成為一。知者、知的工具和知的對象，三者之間的區別消失了。修習者變得警覺、敏銳和安詳，他從饑餓、口渴、睡眠和性慾中解脫，也出離於欲望、憤怒、貪婪、昏沉、驕傲和嫉妒。身體和心念、心念和自我的二元對立打不倒他。他的視覺反映他的真我，正如一面明鏡，這就是靈魂的反射（Ātmā-Darśana）。

耶穌說：「人不只靠麵包活著，而是靠神口中的每一句話而活。」人類思索生命的意義，確信在他的靈魂之中，居住著一個遠遠高於他自身的力量或光。然而，在生活中，人類被很多顧慮和疑惑包圍。在人造文明的漩渦中，我們發展出一種不真實的價值觀。話語和行動，與他的思想背道而馳，人類被這些矛盾所困擾。人類意識到生活中充滿了對立：痛苦和愉悅，悲傷和喜樂，衝突與和平。面對這些二元對立，他盡力在其中獲得平衡，找到一種穩定的狀態，從而體會自由，遠離痛苦、悲傷和衝突。人類不斷尋求，發現了三條高尚的道路，就是智慧（jñāna）、行動（karma）和奉愛（bhakti），這三條道路教導他，只有他自身的內在光芒，才能引領他做生活的主人。為了到達那內在的光芒，他轉向禪那。

為了對人、世界和神的真實本性能有清晰的認識，修習者要研讀聖典（Śāstras）。然後，他能區分真實的和不真實的。對靈魂（chit）、世界（achit）和神（Īśvara），這三種真實本性（tattva traya）的知識，是他尋求解脫的路上必不可少的條件。知識給予他解決生活問題的洞察力，還增強他的靈性修行（sādhana）。但是，單靠閱讀獲得的知識並不能通往解脫，還需要富有勇氣，對聖典的教導懷抱不可動搖的信心，並且寓於實踐，成為日常生活的一部分。只有這樣，修習者才能從感官的統治中獲得自由。聖典的知識和靈性修行是帶人飛往解脫的雙翼。

人被拉向兩條道路：一條把他拖向滿足肉體欲望和感官的泥沼，導致奴役和毀滅；另一條指引他向上通往純潔和實現內在真我。欲望會迷惑他的心念，遮蔽他的真我。僅憑心念，就可以把一個人帶往奴役或自由。而理智或智性要麼控制心念，要麼允許心念陷入奴役之中。

未經訓練的心念散亂而沒有方向，沒有目標。禪那練習把心念帶往穩定的狀態，然後指引它從不完美的知識走向完美。意志力領導修習者的心念和智性，恰如管理一個團隊。修習者在思想、語言和行動之間找到和諧。他靜止的心念和智性，如在無風之處燃燒的燈，簡單、純潔、光明。

巨大的潛力沉睡於人的內在。他的身體和心念彷彿未經耕作的荒地。明智的農民會犁地，澆水、施肥，撒上最好的種子，精心地照料農作物，最終獲得豐收。對於修習者來說，他的身體、心念和智性就是田地，他要用能量和正確的行動來耕種。他播種知識的種子，用奉獻來澆灌它，以堅定的靈性訓誡來照料它，最後他獲得和諧與和平。到那時，他就變成了明智的地主，他的身體變得神聖。健全的邏輯（savitarka）播種下善思（savichāra）的種子，使他的心念清澈、智性（sāsmita）明達。他會成為喜樂（ānanda）的居所，因為他的整個存在已經被神性所充滿。

人類向月球和外太空的旅行，需要多年的艱苦訓練、深入學習、研究和準備。人向內在真我的旅行，需要同樣堅忍不拔的努力。長期不間斷地進行制戒（yama）與內制（niyama）的道德和倫理實踐、體位與調息法對身體的訓練、制感（pratyāhāra）與攝心（dhāraṇā）對感官的限制，確保心念和內在覺知力的增長——禪那和三摩地（samādhi）。

攝心（由詞根 dhr 衍生而來，意思是握住或集中）像一盞被遮蓋的燈，無法照亮外界。當遮蔽被去除，燈就會點亮整個區域。這就是禪那，它是意識的擴展。修習者獲得了均一的心念，覺知力淳樸純淨，活躍不息。油就在種子裡，芬芳就在花朵中，人的靈魂滲透整個身體。

蓮花是禪那的象徵，代表純潔。蓮花的美賜予它在印度宗教思想中的首要位置，它與大多數印度神及其在脈輪中的位置相關聯。禪那的階段，正如一朵蓮花花苞正掩蓋著內在的美麗，等待綻放的時刻。蓮花花苞漸漸開放，展現它燦爛的美麗，修習者的內在光芒也被禪那所轉變。他成了悟的靈魂（siddha）和充滿靈感的聖人。他生活在永恆的現在，沒有昨天，也沒有明天。

修習者的這種被動性狀態，被稱為「心念融合」（manolaya，manas 指心念，laya 指吸收或融合）。修習者已經完全安置好他的智性和能量，防止外部思想的侵入。他的狀態是完全敏銳的。當內部思想和外部思想全都靜止、沉默，身體、心念和智性的能量就不會被浪費。

禪那是對一種客觀狀態的主觀體驗，很難用語言形容，因為語言不足以表達這種體驗。吃第一口芒果的喜悅感受是無法形容的，禪那也一樣。在禪那中，沒有尋求或尋找，因為靈魂和目標已經合一。親自品嚐無限的甘美，親自體會內在神的巨大恩典，然後個體的靈魂（jīvātmā）會與至上靈性（Paramātmā）合一。修習者體驗到奧義書吟唱的完滿：那是圓滿，這是圓滿。圓滿自圓滿而來。哪怕從圓滿之中取出圓滿，圓滿仍然如一。

種子禪那或胚胎禪那

在禪那中，有時會讓初學者唱誦梵咒，使他散亂的心念穩定下來，並且遠離世俗欲望。首先，必須大聲吟誦梵咒，然後在心裡念它，最後沉默。這被稱為種子（sabīja）或胚胎（sagarbha）禪那。不唱誦梵咒時坐下來禪那，被稱為無種子（nirbīja）或無胚胎（agarbha）禪那。（字首「nir」和「a」表示缺少某物，見第 17 章）。

在進入禪那的技法之前，一個人應該仔細區分什麼是感官的空與平靜，什麼是靈性的啟迪和安詳。禪那分為三種：悅性的、激性的和惰性的。在史詩《羅摩衍那》的〈後篇〉（Uttara Kāṇḍa）中，羅婆那（Rāvaṇa）和他的兩個兄弟——康巴哈納（Kumbhakarṇa）和維毗沙那（Vibhīśaṇa），用很多年的時間追求神聖知識。康巴哈納的多年努力，使他陷入死一般的冬眠，因為他的禪那是惰性的。羅婆那被色慾吞沒了，因為他的禪那是激性的。只有維毗沙那仍然是真實和正直的，遠離罪惡，因為他的禪那是悅性的。

技法

禪那是穿透修習者的五鞘（32 頁）的技法，使五鞘融合為一個和諧的整體。

身體是梵城（Brahmapurī），有九個大門。它們是眼睛、耳朵、鼻孔、口、肛門和生殖器。有些人把肚臍和頭頂也算進去，認為人的身體有 11 個大門。在禪那中，所有的大門都應該是關閉的。這座城被十種氣（vāyus）、五種感覺器官（jñānendriyas）、五種行動器官（karmendriyas）和七個脈輪（chakras）控制。就好像珍珠被穿在一條線上，製成項鍊，脈輪也要和自我連結起來，構成一個完整的人。

在禪那中，大腦應該與脊柱保持平衡的關係。若脊柱的位置有一點不端正，都會干擾禪那。左腦和右腦的能量要被引向中心。大腦的思維活動停止了。正如人從四肢或身體的某一部分抽走能量，使那個部分放鬆下來，必須降低大腦的能量，並且把它引向心臟，即靈魂的居所。禪那技法的關鍵，是使大腦保持一個默從的觀察者角色。

制戒、內制、體位和調息法等眾多預備技法，能塑造、鎮靜和平衡身體與心念。在一個穩定的姿勢裡，沒有身體或心念的困擾，動脈血和靜脈血均衡循環，淋巴液和腦脊液透過頭部和脊柱維護得很好。身體和心念的興奮與刺激，維持在最低限度，並且盡量是均衡對稱的。均衡的體液循環與刺激，使頭腦和心念能統一知識和經驗。

大腦被分為三個部分：大腦皮層、丘腦和小腦。大腦皮層的功能是思維、言語、記憶和想像。丘腦調節內臟器官的活動，並且刻畫出愉悅與痛苦、歡樂和悲傷、滿足與失望的情緒反應。小腦是指揮肌肉協同作用的中心。後腦被認為是負責禪那的區域，是明智和清澈心念的居所。

若要在禪那中獲得身體及心念的和諧，正確而靜默的坐姿是基本條件。

任何舒適的坐姿都可以，但是，蓮花坐是最理想的（圖 2-11，93 頁）。

身體姿勢

1. 正確地按照第 11 章關於坐姿的指導練習，不做喉鎖法。
2. 專注、均勻、有節奏地提起身體的前後側，不要用蠻力。
3. 保持脊柱豎直，提起胸膛，這能減慢呼吸氣流的速度，減少大腦的活動，進而停止所有思想。
4. 身體保持警覺，意識如刀一樣鋒利。大腦保持鬆弛、敏感和靜默，正如葉尖，輕柔的微風都會使它搖曳。
5. 身體的塌陷會使智性遲鈍，散亂的心念也會干擾身體的穩定，要避免這兩種情況。

頭部

1. 頭頂與天花板平行，不要左右、前後或上下傾斜。
2. 如果頭是低垂的，修習者會沉湎於過去，心念會變得遲鈍和懶惰。如果頭向上抬，他就會空想未來，心念是激性的。當頭保持水平時，他生活在當下，這是純潔的（悅性的）心念狀態。

眼睛和耳朵

1. 閉上雙眼，向內看。對外面的聲響，關上你的耳朵；去聆聽內在的振動，跟隨它們，直到它們融入其源泉。眼睛和耳朵的任何散漫或走神，都會造成心念的波動。關閉眼睛和耳朵，能將修習者引向至上（Him），他是眼睛的眼睛、耳朵的耳朵、言語的言語、心念的心念和生命的生命。
2. 彎曲肘關節，抬起雙手，在胸前合掌，大拇指指向胸骨。這是祈禱式（ātmānjali mudrā）或合十手印（hṛdayānjali mudrā）（正面：圖 4-1。側面：圖 4-2）。
3. 智性在頭和心之間擺動，產生許多念頭。心念擺蕩時，兩掌就互相抵住，把注意

圖 4-1：合十手印・正面

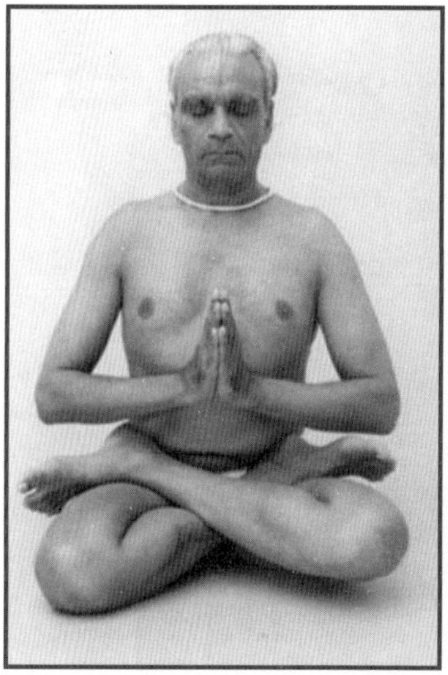

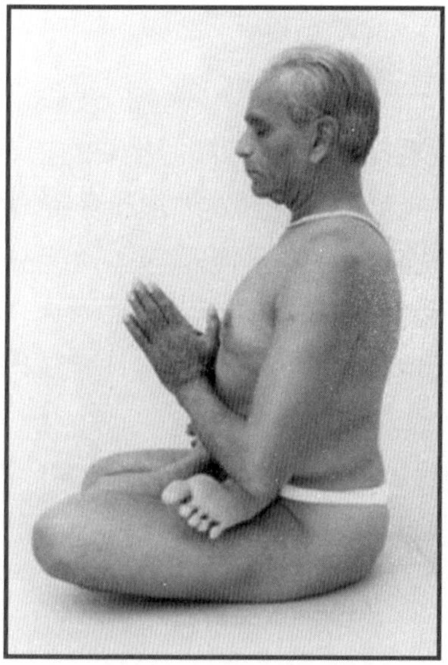

圖 4-2：合十手印・側面

力帶回到真我。如果手掌之間的壓力變小了，它是心念飄散的信號，同樣地，要牢牢地按壓兩掌，重新回到真我。

4. 禪那把身體、心念、智性、意志、小我和自我全部結合起來。身體是心念的外層，心念是智性的外層，智性是意志的外層，意志是意識的外層，意識是小我和純粹真我（Ātmā）的外層。禪那是在所有這些層面之間穿梭的過程，把一切的已知融入未知，把有限融入無限之中。
5. 在禪那中，心念如同主體一般行動，真我如同客體一般存在，但事實上，真我才是主體。禪那的目的是使心念融入真我，那麼所有的追求和尋找都會到達終點，到那時，修習者體會到他自身的普遍性、永恆性和圓滿性。
6. 盡可能長時間地保持禪那，不要讓身體鬆懈塌陷，然後做攤屍式（圖 4-36，294 頁）。

注意事項

1. 不要在體位和調息法後，就立刻進行禪那。要能穩定地坐相當長的時間之後，才可以一起練習調息法和禪那，否則不僅會四肢疼痛，還會干擾心念的平靜。
2. 做禪那的最佳時間，是身體和心念都富有活力的時候，或是在睡覺前，那時人感到和平安寧。
3. 不要讓眼睛向上看，因為這會導致屏息，使神經、肌肉、血管、頭和大腦緊張。
4. 只建議容易沮喪或憂傷的人，以及心念遲鈍、虛弱的人，在禪那過程中，閉上眼，注視兩眉之間（圖 4-3、4-4）四或五次，每次的時間都不要長，且每兩次之間，要間隔一段時間。這個練習能讓心念穩定、智性敏銳。但是，高血壓的人不應注視兩眉之間。
5. 一旦身體開始前後左右地搖擺，或感到暈眩，就不要再繼續，立刻停止禪那。因為搖擺或暈眩，表示那一天的禪那時間已經到達極限。如果你繼續下去，會導致心念的不平衡。

禪那的功效

在禪那中，心念追蹤著它的源頭，並且休憩於其中，正如孩子伏在母親的膝頭。已經找到自己的安息處和精神天堂的瑜伽士，可以看到他身邊和內在表象之下的真實。

禪那打破了前腦以分析為主導的意識，和後腦的潛意識或無意識之間的兩極性。禪那控制並且減慢某些會使大腦興奮的自主生理功能，例如腸蠕動、呼吸和心跳。在禪那過程中，身體的九個大門全部關閉，因此透過各種感覺器官干擾意識的外部刺激都被切斷。

在禪那中，心物相融，這種融合化解了一切胡思亂想，使修習者變得富有活力和創造力，並且注意力高度集中。他有取之不盡的能量，全身心投入在使人性變得更加美好的事業中。

他體驗到一個新的境界，在那裡，他的感官和意識變得如水晶一般清澈。他看到事物的真相，沒有偏見和幻想。這是一種警覺的狀態（Jāgṛtāvasthā）。他的靈魂是清醒的，但是他的感官是受到控制的。他充滿了知識、理解力、精確、自由和真實。

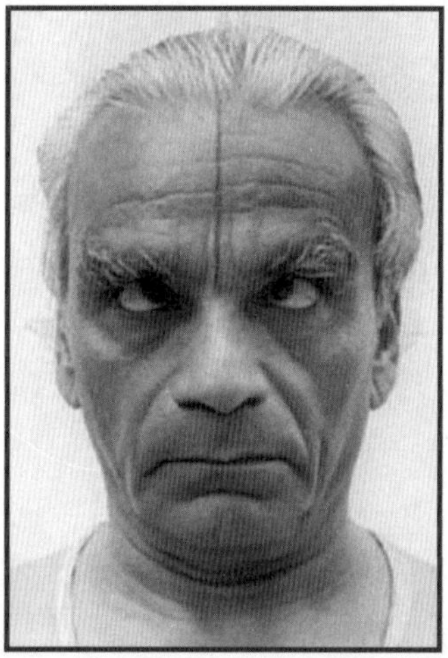

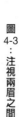

圖4-3：注視兩眉之間

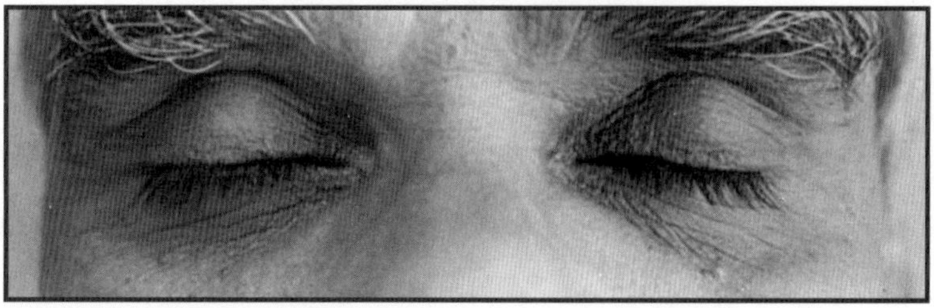

圖4-4：注視兩眉之間

他被內在的神聖之火點亮，放射出喜悅、統一與和平的光芒。

修習者逐步到達七個更高級的意識狀態。它們是正確的欲望（śubhechhā）、正確的反思（vichāraṇā）、心念的消失（tanumānasā）、自我實現（sattavāpatti）、不執著（asamsaktā）、不感知對象（padārthābhāva），以及一種超越語言的狀態。那是全部知識的總和：關於身體的知識（jñāna）、呼吸（prāṇa）、心念（manas）和智性（vijñāna）；透過實踐獲得的知識（ānubhavika）、透過生活給予的各種感受和滋味獲得的知識（rasātmaka），以及關於真我的知識（Ātmā-jñāna）。

他的感官向內收攝。他的思想是純淨的。遠離執著和幻想，他變得穩定和自由（jīvana-mukta，脫離生活的一切枷鎖）。

《薄伽梵歌》（XVIII, 53~56）是這樣形容自由的狀態的：「他把虛榮、暴力和驕傲全部拋在腦後。他已經超越了欲望、憤怒和貪婪。他變得無私和平靜，他將與永恆合一。他，居住於永恆之中，靈性是安寧的，他既不悲傷也不渴望什麼。他愛萬事萬物；他對至上（Lord）有最高的愛。」

所以，修習者開始了從被束縛到自由的靈性旅程。從征服身體開始，進而他精通呼吸（生命能量）。精通呼吸之後，他控制心念的活動。從心念的穩定，他發展出明確的判斷力。明確的判斷力使他採取正確的行動，然後獲得全然的覺知力，獲得啟悟。啟悟通向至高的知識（para-jñāna）。伴隨著知識，他的個體靈魂（ātmā）臣服於至上（Paramātmā）。這是臣服瑜伽（Śaraṇāgati yoga）。

30

攤屍式

攤屍式（Śavāsana）中的「śava」在梵文裡的意思是屍體，「āsana」是姿勢的意思。所以，攤屍式是一個模仿屍體的姿勢，並且獲得一種彷彿處在死亡狀態的體驗，心跳停止，血肉的振動也停止。攤屍式意味著放鬆，也意味著修復。攤屍式不是簡單的仰躺下來，使心念放空並且專注，也不是要你睡著。它是瑜伽體位中最難的，也是最令人精神煥發、回報最高的體位。

完美的攤屍式需要完美的訓練。躺下來放鬆幾分鐘是容易的，但要使身體不動或心念不波動，就需要長期的訓練。一開始，在攤屍式裡保持較長的一段時間時，不僅頭腦會非常不舒服，身體也好似一塊乾燥的死木頭。四肢的肌膚還會有一種刺痛的感覺，如果繼續做下去，痛感會更加劇烈。

節奏

恰當地做攤屍式時，氣息像穿著珍珠的一條線似的。肋骨好似一顆顆珍珠，緩慢、穩定、虔誠地隨呼吸而動，之所以要虔誠，是因為如果一個人處在一種精準的狀態中，身體、呼吸、心念和頭腦都朝向真我（Ātmā）靠近，正如蜘蛛回到牠的網中央。在身心的交匯處，會到達定心（samāhita chitta，心念、智性和自我全部平靜）的狀態。

剛開始，肋骨無法放鬆，呼吸粗糙而不均勻，心念和智性搖擺不定。身體、呼吸、心念和智性，沒有和阿特曼（Ātmā）或真我結合。在正確的攤屍式中，身體、呼吸、心念和智性必須統一，真我是駕馭者，其他四項全部恭敬地臣服於阿特曼。進而，「我知」意識變成靜定意識，心念、智性和自我處於平衡之中。這是「止」（stillness）的狀態。

這種狀態是透過控制身體、感官和心念達到的。不過，不應把它與「靜默」混淆。在「止」中，由於有意志力的參與，所以仍存在僵硬，注意力集中，使意識專注。然而在「靜默」的狀態裡，注意力是擴展的、放鬆的禪那狀態，意志被浸入阿特曼之中。只有親身體驗，才能理解「止」和「靜默」的微妙。在攤屍式中，我們試圖在所有五鞘中達到靜默：解剖鞘、能量鞘、心理鞘、智性鞘和喜樂鞘，從皮膚到內在自我，全部都包裹在五鞘之中。

宇宙中的星體脈動富有能量，能量以光線的形式表達，可能需要很多光年才能到達地球上人們的眼睛。阿特曼就像一個星體，它在心念上傳送並烙印上它的喜好和欲望。這些潛伏的欲望，就像轉化為光線的星體能量，可能浮現在心念層面，打破心念的沉默。

首先，學習獲得身體的沉默，然後控制氣息的微妙移動，接下來，再繼續學習使心念、情緒和智性沉默下來，由此，進一步學習達到真我的沉默，直到那時，修習者的小我（ahaṃkāra）才能和他的真我（Ātmā）合一。心念和智性的波動停下來，「我」或「小我」消失了，攤屍式帶來完美的幸福體驗。

意識的階段

瑜伽主要教導四種意識狀態。三種常規的狀態是：深眠或靈性的無知（suṣupti），夢幻或怠惰狀態（svapna），最後是醒覺或覺知狀態（jagṛta），還有很多介於三種狀態之間的中間狀態。第四種狀態——圖里亞（turīya 之音譯）不同於其他三種狀態，置身其中的修習者的靈性被點亮。有些人把它稱為「永恆的現在」，其他人把它稱為「靈魂與創造者的合一」。在完美的攤屍式中，可以體會到這種狀態，身體彷彿在深眠之中休息，感官彷彿處在夢中，但是智性是警覺和覺知的。不過，完美的境界很難達到。然後，修習者將獲得新生、解脫。他的靈魂歌唱著商羯羅（Śankarāchārya）的話：

我曾是，我是，我將是，那麼，為何害怕生死？
乾渴和饑餓的苦痛來自哪裡？我沒有生命，沒有呼吸。
我既不是心念，也不是自我，幻想和憂傷豈能折磨我？
我只是一件工具，行動解放我，還是捆綁我？

技法

有必要仔細地講解練習攤屍式的技法，但是，初學者不要因為還無法掌握細節而氣餒。剛開始學習開車時，人也會很困惑，但是在老師的指導下，他漸漸地掌握複雜的技術，直到這些變成本能。做攤屍式也是如此，不同之處是，人體的運轉比汽車更加複雜。

攤屍式很難，因為它牽涉到使身體、感官和心念靜止，同時，智性是警覺的。為了達到這種境界，修習者研習自身存在的各個方面，包括身體、感官、心念、智性和真我。僅有理論知識是不夠的，正確的練習是掌握攤屍式的根本因素。

練習之前，先取下阻礙身體的衣物、衣帶、眼鏡、隱形眼鏡、助聽器等。

校準身體位置

雖然任何時間都可以練習攤屍式，但是最好在清靜的時候練習。在大城市和工業區，很難找到一處沒有煙塵或化學污染的地方。選擇一處乾淨、平坦，沒有昆蟲、噪音和臭味的地方。不要在硬地板或堅硬的表面練習，也不要在太軟的墊子上練習，因為身體會不均衡地陷下去。

躺下，仰躺在一張毯子上做攤屍式。畫一條直線，以保持正確的身體位置（圖4-5）。坐在線上，膝蓋彎起，雙腳併攏（圖4-6）。一個脊椎接一個脊椎地，慢慢地沿著毯子上的線放下背部。身體的位置要精確，使脊柱的中心線與毯子或地上的直線重合（圖4-7、4-8、4-9）。

雙腳踩在地上，抬起臀部區域和骶骨區域，用雙手把腰部的肉和皮膚向臀部推（圖4-10）。

首先調整背部，然後調整頭部的前面。從前面開始調整頭部的原因是，從出生開始，後腦勺就是不均衡的，因為嬰兒會側臥，結果造成頭的一側比另一側承受的擠壓多。所以要調整頭的前面，從後腦勺去感覺頭部是否均衡（圖4-41、4-42）。然後，伸直一條腿，接著伸直另一條腿（圖2-46至2-48，115頁）。腳跟和膝蓋都要併攏。併攏的腳跟、膝蓋、胯、尾骨、脊柱和頭顱底部，應該精確地放在毯子上畫的直線上（圖4-13）。然後，調整身體的前側，使兩眉中心、鼻梁、下巴、胸骨、肚臍和恥骨中央，處在一條直線上。

圖4-5：用直線來校準身體位置

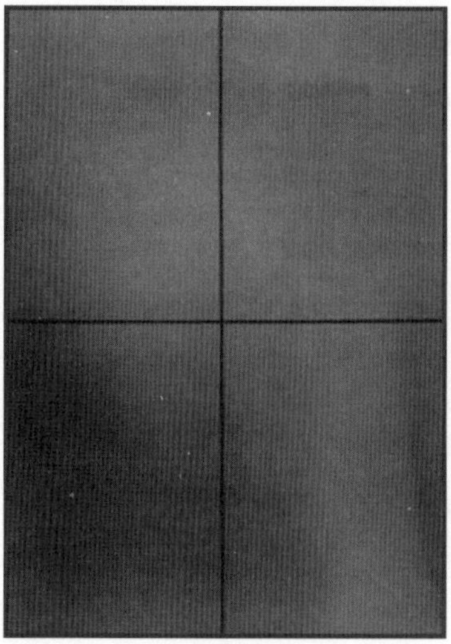

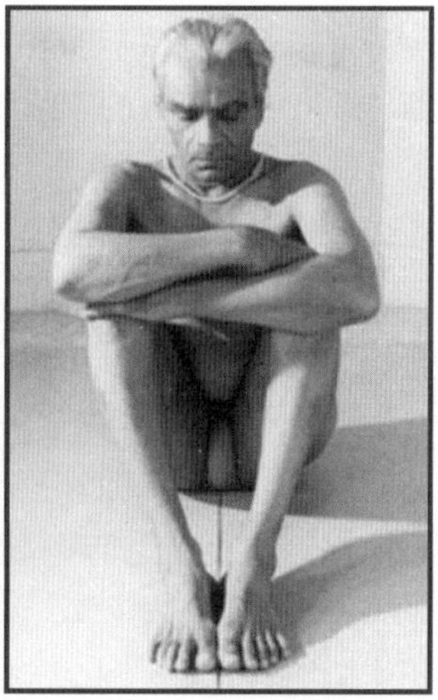

圖4-6：校準身體位置1

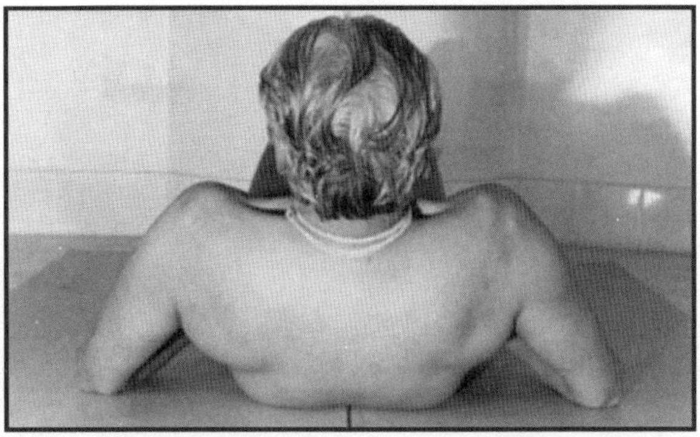

圖4-7：校準身體位置2

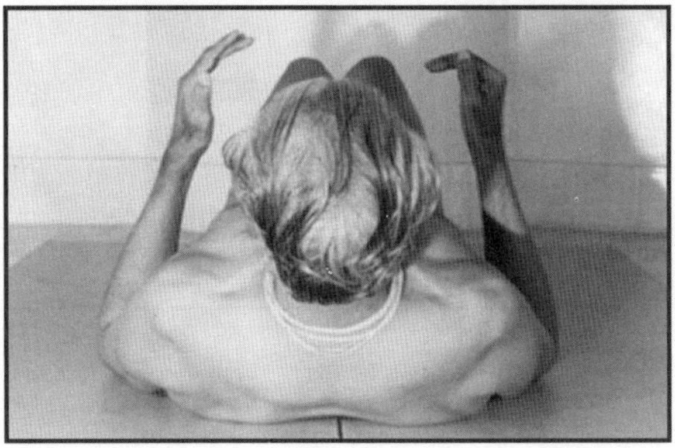

圖4-8：校準身體位置3

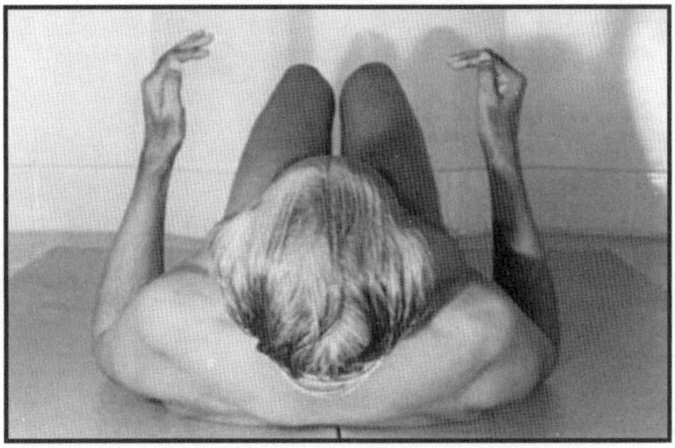

圖4-9：校準身體位置4

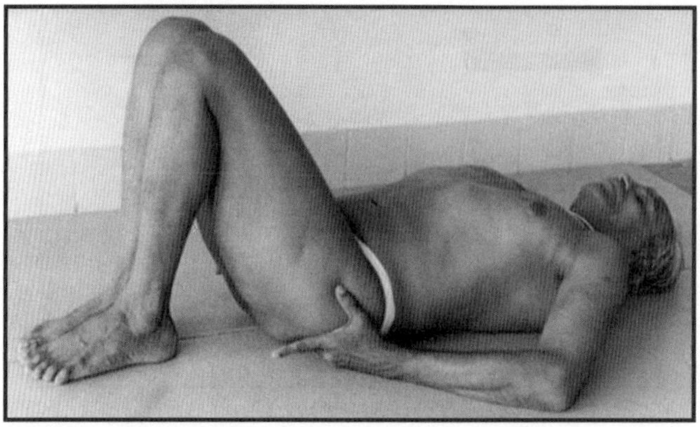

圖4-10：校準身體位置5

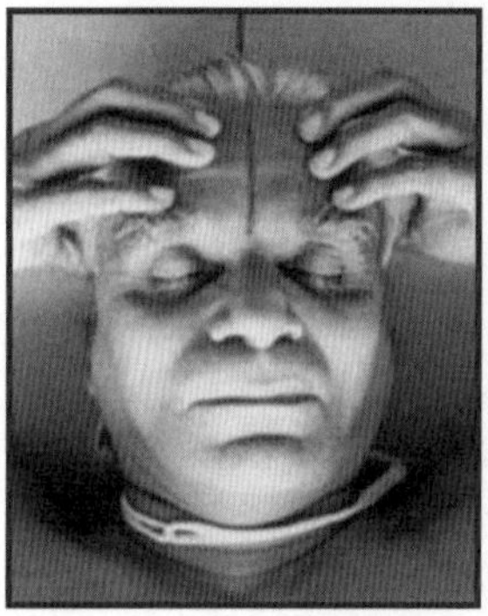

圖4-11：校準身體位置6

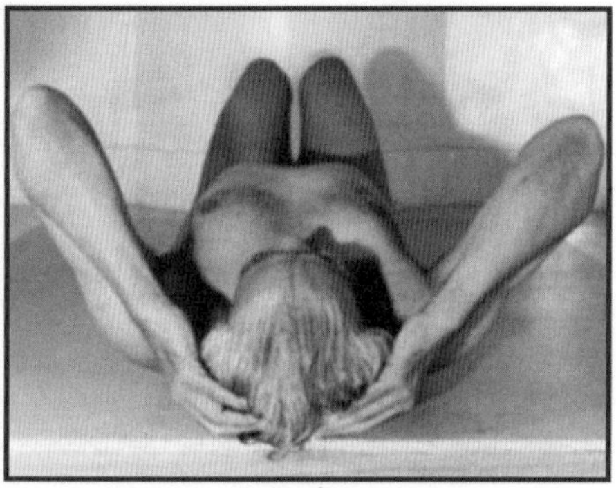

圖4-12：校準身體位置7

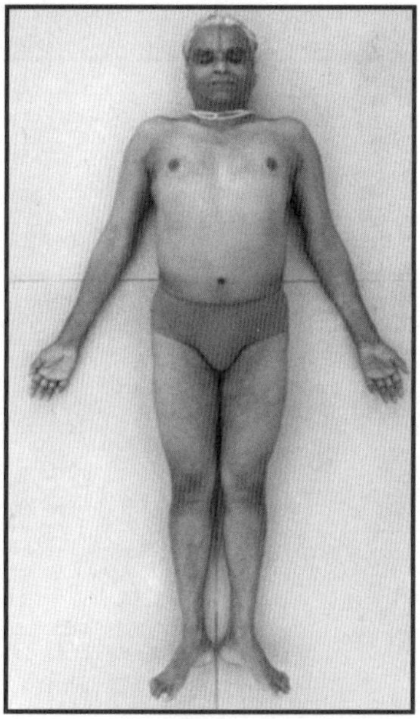

圖4-13：校準身體位置8

平衡

防止身體傾斜，使身體保持豎直和水平。檢查身體是否豎直的方法是，想像沿著前額中心、兩眉、鼻根、嘴唇中央、下巴、喉嚨和胸骨、橫膈膜中央、肚臍和恥骨，畫一條線，然後這條線穿過大腿內側、膝蓋內側、小腿後側、腳踝和腳跟之間的空間。接下來，檢查身體是否水平，從頭部開始，兩耳、外眼角、嘴唇和下頜骨底部與地面平行（圖4-14、4-15）。最後，延伸並調整頸部後側，使它位於身體的中線上，放在地上（圖4-16）。

軀幹

兩個肩胛骨的頂端（內側）壓在地面上（圖4-17、4-18）。從鎖骨開始，向肩胛骨的方向捲起上胸部的皮膚，調整背部，完美地放在毯子上（圖4-19）。注意，脊柱和腰椎的兩側，要均衡地放在毯子上，並且肋骨一致向外伸展。大約99%的人，兩

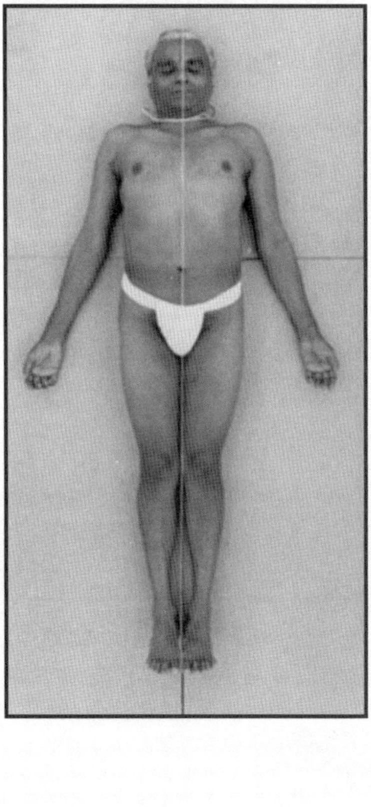

圖4-14：校準身體位置9

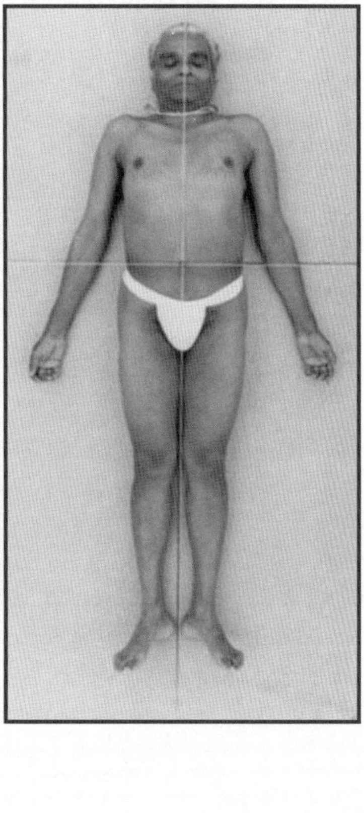

圖4-15：校準身體位置10

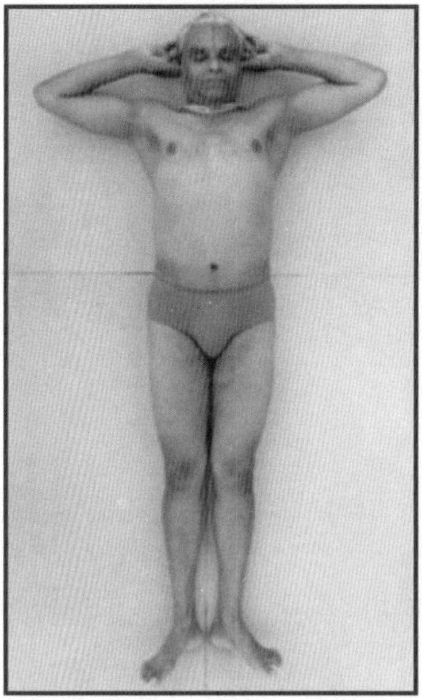

圖4-16：校準身體位置11

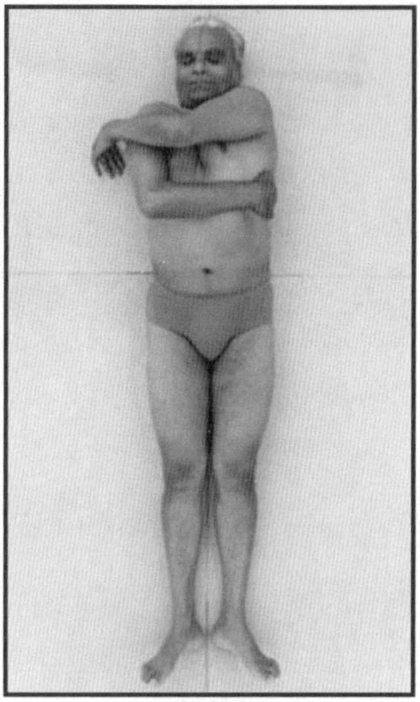

圖4-17：校準身體位置12

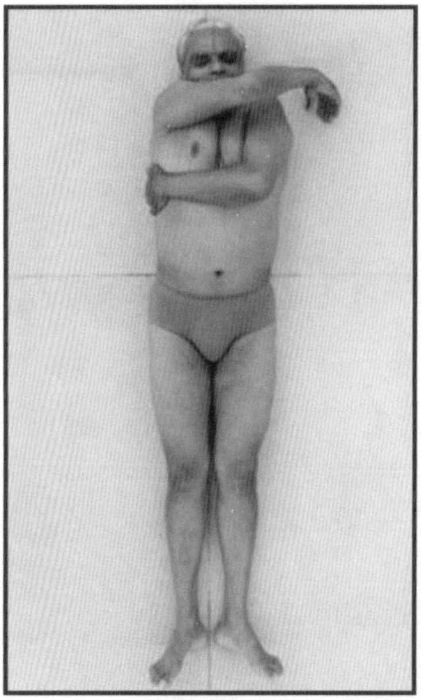

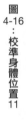

圖4-18：校準身體位置13

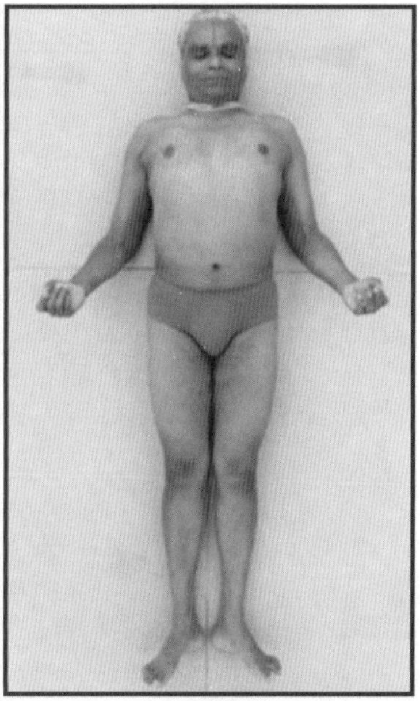

圖4-19：校準身體位置14

側臀部不是均勻地放在地面，而是把體重放在一側臀部上。把骶骨的中央放在地面上，這樣坐骨就可以均衡地放鬆了。在乳頭、浮肋（圖 4-14、4-15）和骨盆之間畫一條線，使其與地面平行。

雙腳

雙腳併攏，延伸腳跟的外側（圖 4-14）；然後雙腳向外均衡地垂下（圖 4-20）。大腳趾應該感覺不到重量，也沒有抵抗著什麼（圖 4-21）。強迫小腳趾接觸地面是錯的。雙腿僵硬的人，可以把雙腳分開約 90 公分寬，能幫助把背部均衡地放在地面上（圖 4-22）。膝蓋後側的外角要接觸地面，如果碰不到地，就在膝蓋後側放一條折疊的毯子或一個枕頭（圖 3-7，165 頁）。如果雙腿無法放鬆，把一些重物（11 至 27 公斤）放在大腿上（圖 4-23），重物可以去除肌肉的緊張和僵硬，使雙腿保持沉靜。

雙手

雙手離開身體，從腋窩起，與身體呈 15 至 20 度角。彎曲兩肘，手指觸碰肩膀（圖 4-24）。伸展大臂後側的三頭肌，肘部盡量向雙腳方向伸展。保持整個大臂、肩膀邊緣和肘部放在地面上（圖 4-25）。不要干擾肘尖。放下前臂，從手腕到指關節，伸展手指，掌心向上（圖 4-26、4-27）。手指保持鬆弛和放鬆，中指的後側接觸地面，直到第一個指關節（圖 4-28）。注意手臂、手肘、手腕和手掌的中間要接觸地面。如果雙臂靠近身體，且身體沒有恰當地放好，手臂或背部肌肉感覺僵硬，就在肩膀的高度打開雙臂（圖 4-29）。躺在地上的感覺，應該就像沉入大地母親之懷一樣。

圖 4-20：雙腳姿勢 1

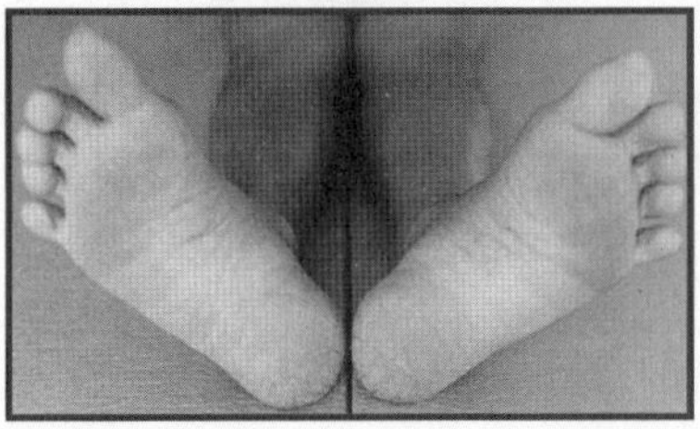

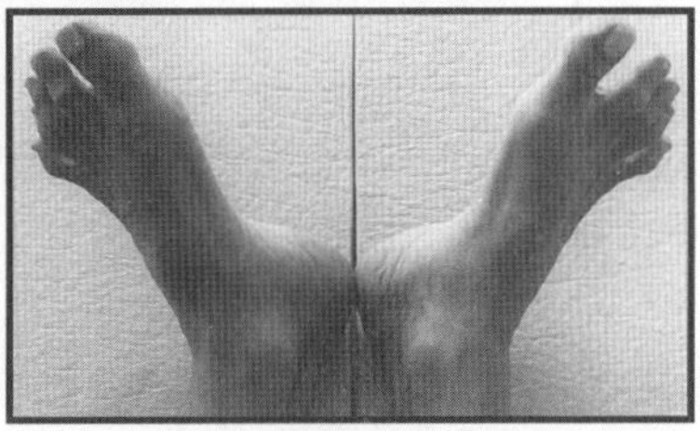

圖 4-21：雙腳姿勢 2

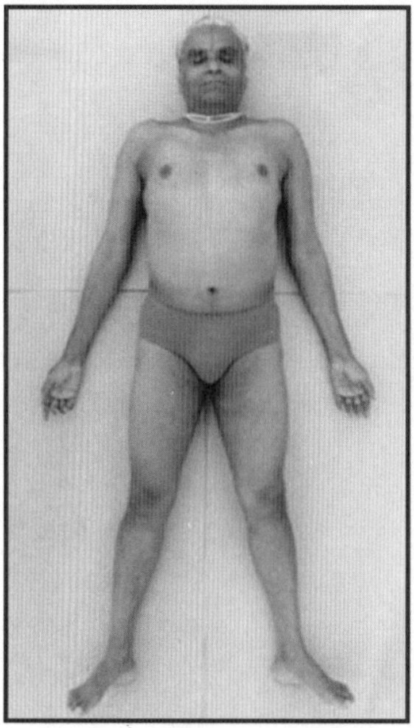

圖 4-22：雙腳姿勢 3

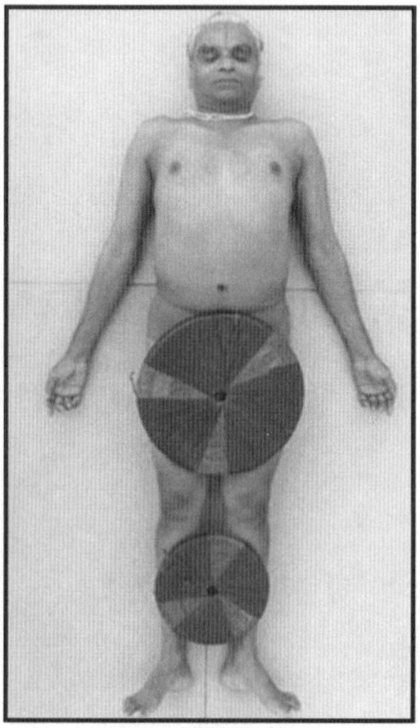

圖 4-23：雙腳姿勢 4

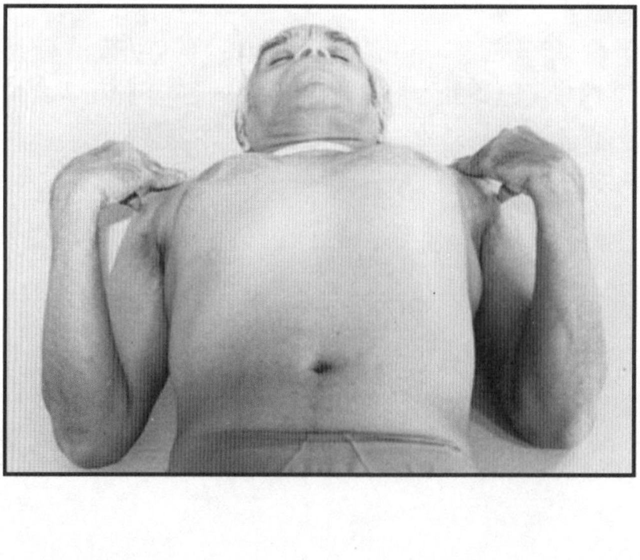

圖 4-24：雙手姿勢 1

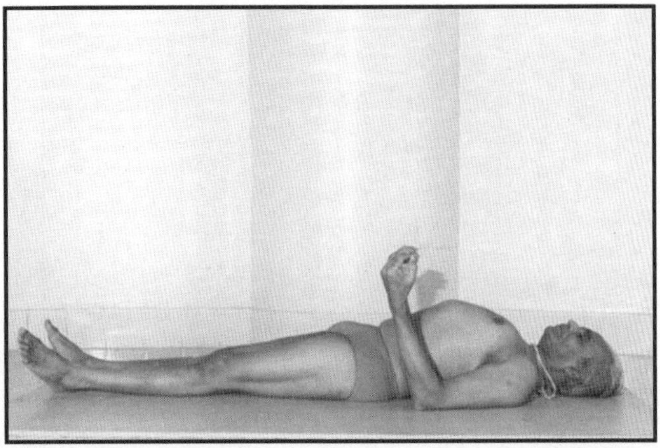
圖 4-25：雙手姿勢 2

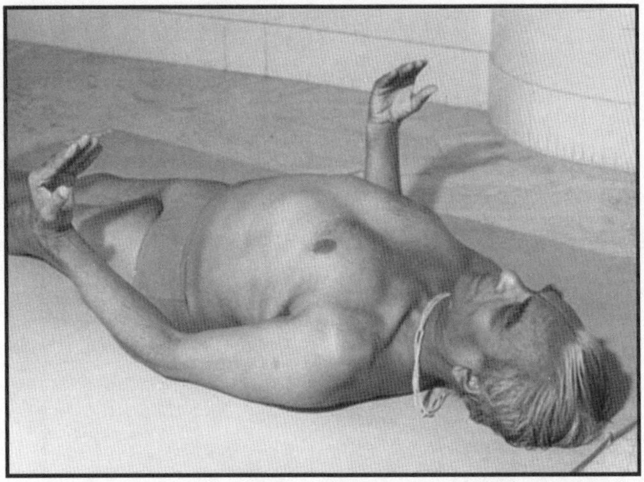
圖 4-26：雙手姿勢 3

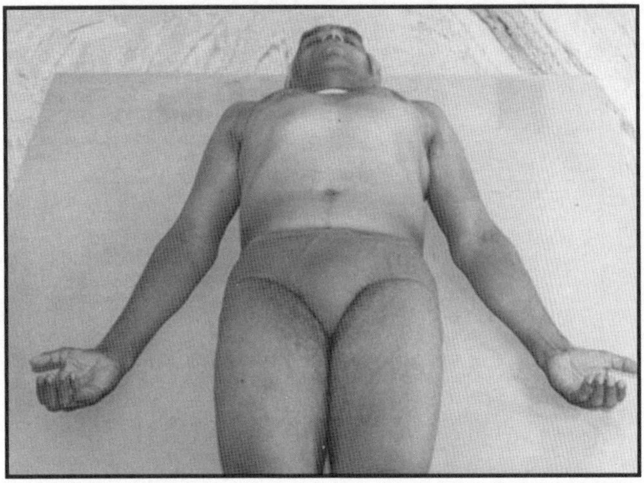
圖 4-27：雙手姿勢 4

圖4-28：雙手姿勢5

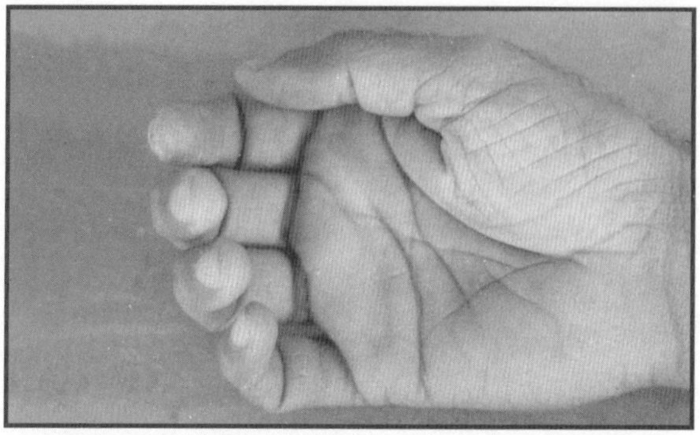

圖4-29：雙手姿勢6

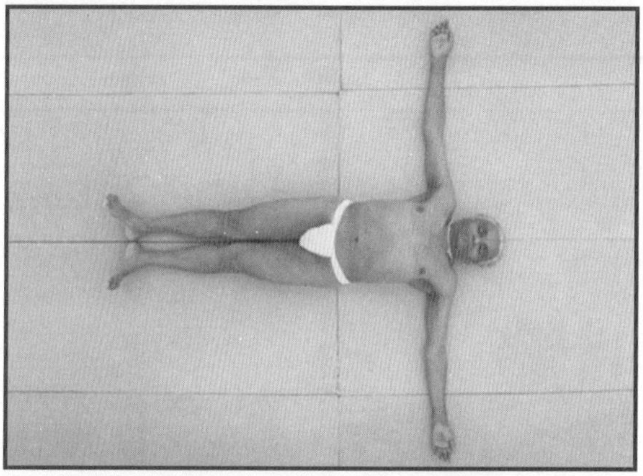

圖4-30：緊張狀態1

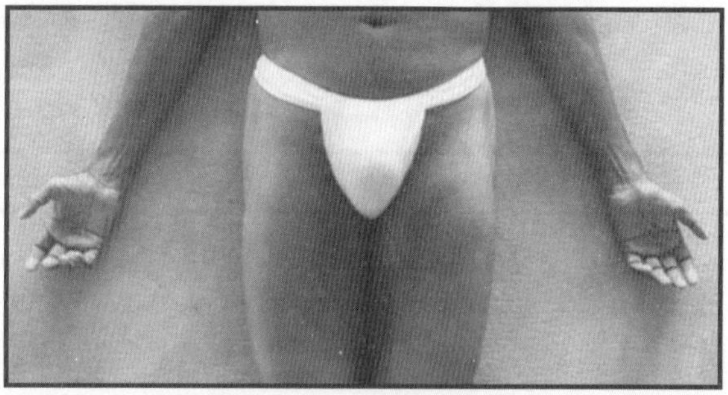

圖4-31：緊張狀態2

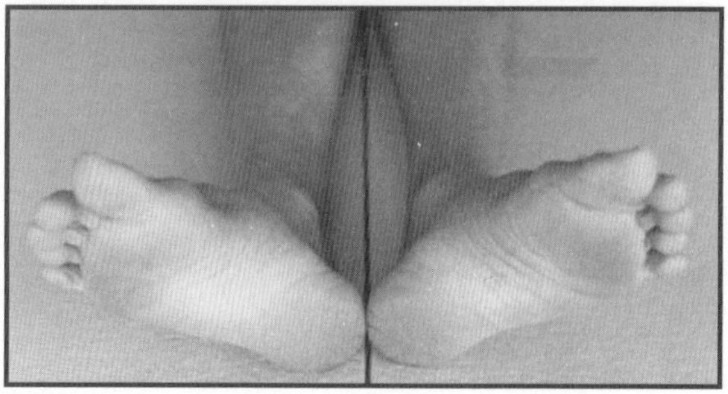

無意識的緊張

一個人可能感受到手掌、手指、腳底或腳趾緊張（圖 4-30、4-31）。留意這些部位，感覺緊張時，就釋放緊張部位的壓力，使其回到正確的位置。

消除緊張

首先，學習釋放身體後側的緊張，從軀幹到頸部、手臂和雙腿。然後，放鬆身體的前側，從恥骨到喉嚨是情緒起伏的發生地，最後放鬆頸部到頭頂。以這種方式，學習放鬆整個身體。

體會腋窩、腹股溝內側、橫膈膜、肺部、脊柱肌肉和腹部的「空」或不存在感。身體感覺像是一根被丟在地上的棍子。在正確的攤屍式中，頭部彷彿縮小了。

要學習先把身體的生理結構安頓下來，再去關注心念。在使更精微的心理鞘和智性鞘寧靜下來之前，要先控制肉體。

身體的完全寧靜是第一要素，它也是獲得靈性安寧的第一個信號。如果全身的所有部分都沒有安詳的感覺，心念不可能獲得解脫。身體的平靜會帶來心念的靜默。

感官

1. **眼睛：**在攤屍式中，修習者向內凝視，觀察自己的內在。這種內省為制感（prathyāhāra），即八步瑜伽中的第五步，感官向內收，他開始了邁向自身存在的源泉、他的阿特曼（Ātmā）旅程。
   眼睛是頭腦的窗戶。每隻眼睛都有眼皮，相當於護窗板。瞳孔四周的虹膜自動調節到達視網膜的光線量。虹膜自發回應一個人的心念和情緒狀態。閉上眼，他就會把外部事物擋在外面，開始覺察自身的內在。如果緊緊地閉上雙眼，眼睛受到擠壓，視野中會出現光影，令人分心。要輕柔地把上眼皮移向內眼角，這將放鬆眼皮上方的皮膚，在兩眉之間創造空間。要像對待花瓣一樣，輕柔地對待雙眼。輕微上抬眉毛，放鬆前額皮膚的所有緊張（圖 4-32）。

2. 耳朵：耳朵在攤屍式和調息法中都發揮重要的作用。眼睛要保持放鬆，耳朵應該是寧靜且具有接納性的。眼睛和耳朵其中一方的緊張或放鬆，都會影響心念；反過來，心念也會影響眼睛和耳朵。智性的居所在頭部，心念則扎根在心臟。出現思想的波浪時，內在的耳朵就失去了接納性。透過仔細的訓練，這個過程可以反向進行，也就是說，耳朵能向心念發出訊息，停止波動，使心念寧靜。如果眼睛緊張，耳朵就會被堵住；如果眼睛是放鬆的，耳朵也是放鬆的。

3. 舌頭：舌根保持放鬆，跟睡覺時的位置一樣，放在下顎上。舌頭在牙齒或上顎上的任何移動或施加的壓力，都是心念波動的表現。如果舌頭向一側傾斜，頭也會向一側傾斜，使頭部難以徹底放鬆。嘴唇的兩角向兩側伸展，保持放鬆。

4. 皮膚：覆蓋身體的皮膚也許為最重要的感覺器官提供了生理結構。五種知識器官是眼睛、耳朵、鼻子、舌頭和皮膚。光、顏色、聲音、氣味、味道和觸碰（tanmātras）在感覺器官上留下印跡。反過來，感覺器官向大腦發送訊息，並且接收大腦發出的關於回應與刺激的訊息。透過放鬆臉部肌肉的緊張，控制感覺器官的神經放鬆了，大腦也無需聯絡知識器官。要特別留意太陽穴、顴骨和下頜，這能使你在上顎和舌根之間感受到安詳。在攤屍式中，全身肌肉放鬆，皮膚毛孔收縮，神經獲得休息。

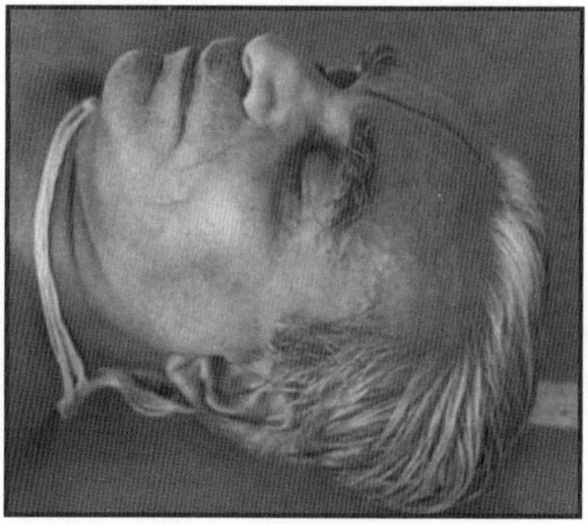

圖4-32：放鬆眼睛

呼吸

通過兩側鼻孔的氣息應該相等。開始時，常規地吸氣，但是呼氣應該是輕柔、深長的。對有些人來說，深吸氣會干擾頭部和軀幹，還會使雙腿和手臂僵硬。對他們來說，建議進行常規的吸氣和深長輕柔的呼氣，這樣可以舒緩神經和心念。那些一開始嘗試攤屍式就感到不安的人，應該做深入、緩慢、延長的吸氣和呼氣，直到獲得寧靜。一旦感到寧靜，他們應停止深呼吸，讓氣息自主地流動。當呼氣的藝術臻於完美時，一個人會感到氣息彷彿是從胸膛的肌膚毛孔裡滲出的，這是完美放鬆的表現。每個呼氣都把修習者的心念帶往他的自我，並且淨化頭腦的所有緊張和活動。呼氣是修習者向至高的創造者臣服的最好形式，他的呼吸、生命和靈魂，他的一切都臣服於創造者。

頭部

確保頭部豎直，並且與天花板平行。如果抬頭（圖 4-33），心念就會被帶往未來。如果低頭（圖 4-34），心念則沉湎於過去。如果頭向一側傾斜（圖 4-35），內耳（前庭、球狀囊和半規管）也會歪斜，影響中腦，人會睡著和失去覺知。學習使頭部與地面保持平行，從而心念一直保持在當下（圖 4-36）。矯正頭部的任何歪斜，會幫助大腦的兩個半球和身體之間取得平衡，身體是通向神性的大門之一。

剛開始練習，呼吸時，下巴會不自覺地抬起和放低。從頸部到頭頂的方向，延伸頭的後部，有意識地使後腦勺和地面保持平衡，來避免下巴的移動（圖 4-36）。

大腦

如果大腦或心念緊張，皮膚也會緊張，反之亦然。學習規訓自己，從皮膚到真我，從真我到皮膚。身體、心念和智性的全部能量，應該沉浸在真我之中。使用意願來使心念和智性沉靜下來，最終意願將得到昇華。

只要感官活躍，阿特曼就在沉睡。當感官靜止、沉默下來，欲望的雲朵驅散了，阿特曼就會發出光芒。心念和智性像池塘的魚一樣，在體內和體外快速地移動。當水無波無浪時，水面反映的形象是完好的、靜止的。當心念和智性的波動停止了，真

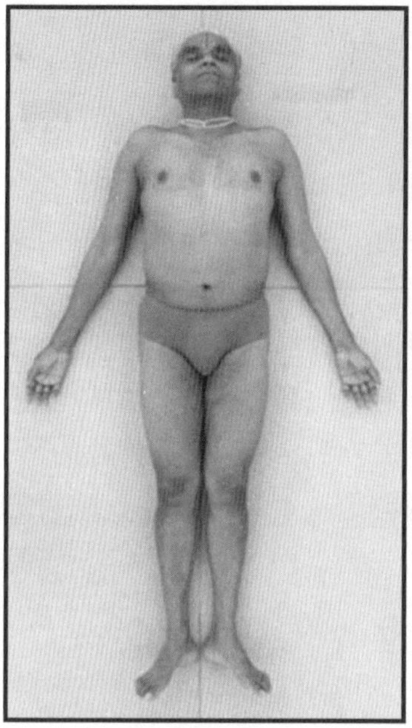

圖4-33：頭部錯誤姿勢1

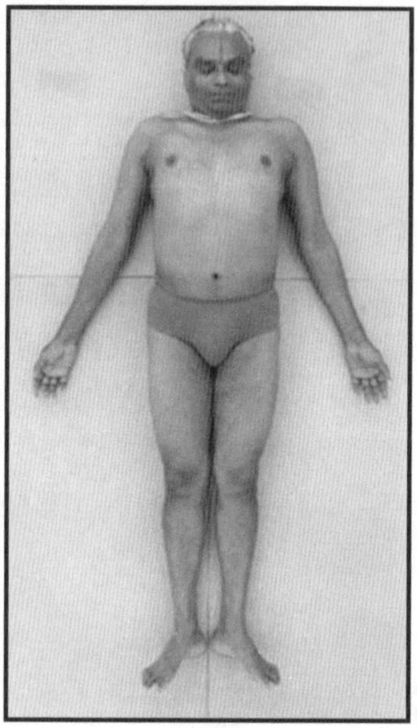

圖4-34：頭部錯誤姿勢2

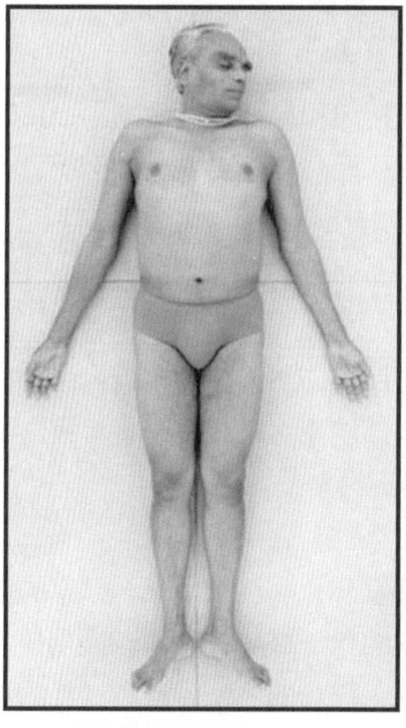

圖4-35：頭部錯誤姿勢3

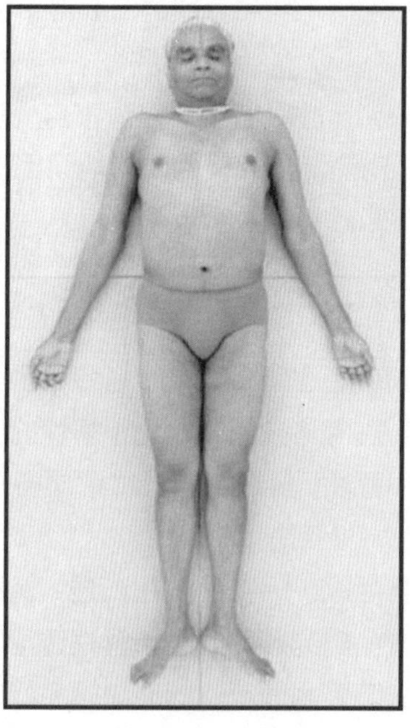

圖4-36：頭部正確姿勢

我的影像會不受干擾地浮上水面，脫離所有欲望。這種質樸、純淨的無欲狀態稱為「獨存」（kaivalyāvasthā）。

攤屍式的目的是使身體休息、呼吸放鬆，心念和智性逐漸得到昇華。當內在和外在發生動盪時，心念和智性的能量被浪費了。在攤屍式中，內部或心念上的情緒起伏停止了，帶來「心念融合」（manolaya）的狀態。進而，心念脫離了動盪起伏後，將會分解，並沉浸在真我之中，好比河流入海。心念融合是一種否定的被動狀態，在瑜伽文獻中被稱為「空」（śūnyāvasthā），在情緒層面上，消融自我身分。修習者避免外來思想的進入，它們會干擾和浪費他的智性能量。在這個層面上，他體會到清澈的境界，他的智性完全處在掌控地位，不允許思想侵擾，這種狀態被稱為「非空」（aśūnyāvasthā，a 表示否定，śūnya 指空）。當他掌控了心念和頭腦，便到達超越於心念融合和 amanaskatva 的新境界，即純粹存在。

心念融合或空，可以比喻為新月，雖然月球環繞地球轉動，但不可見。 amanaskatva 或非空狀態，可以比喻為滿月，反映太陽的光芒，即阿特曼。在空或非空狀態中，修習者的身體、心念和智性是平衡的，並且發出能量。他在情緒的空和智性的滿之間，達到平衡。

為了達到這種境界，修習者必須培養辨別力。辨別力會帶來清明，使他更加放鬆。頭腦的清明會使疑慮消失，帶來光明。他的存在將融入無限（Paramātmā）。這是修習者體會到的攤屍式的甘露。

練習攤屍式 10 至 15 分鐘，去體會無時間感。最微小的思想或移動都會打破狀態，你也會再次回到時間的世界中，在那裡，有開始和結束。

從一個成功的攤屍式練習中回到日常生活，需要一定的時間。在兩次呼吸、兩個思想之間有個時間差，在主動和被動狀態之間也有時間差。攤屍式是一個被動的狀態，修習者應該做一個沉默的觀察者，直到日常活動緩慢地進入頭腦和身體。成功練習攤屍式後，在回到日常生活的過程中，神經感到皺縮，後腦似乎很乾且沉重，前腦則是空蕩蕩的。所以，不要馬上抬起頭，因為你可能會感到頭暈或昏沉。要慢慢地、輕柔地睜開雙眼，剛開始是無焦點的。在那裡保持一會兒，然後屈膝，頭和身體轉向一側（圖 4-37），保持 1 或 2 分鐘。然後在另一側重複。起身時，你就不會感到費力。

特別提醒

過度緊張、高血壓、心臟病、肺氣腫或心神不安的人，應該躺在木板之上，頭部下方放置枕頭（圖 3-2 至 3-4，164 頁）。

緊張不安的人，應該在大腿（大約 22 公斤）和手掌（2.3 公斤）上放置重物（圖 4-38）。他們還應該做六頭戰神式（圖 4-39），或折疊一條柔軟的長薄布，大約 8 公分寬，纏繞頭、雙眼和太陽穴。從眉毛開始，不要堵住鼻子，在太陽穴或鼻子兩側折起布條的末端。布條不應纏得太緊或太鬆（圖 4-40）。當大腦活躍時，太陽穴的運動和眼球的壓力會向外推布條。皮膚放鬆時，你感覺不到布條的存在，這是大腦開始放鬆的信號。

由於頸椎炎或扭傷而頸部疼痛的人，會感覺難以伸展頸部後側，並且把它舒適地放在地面上，這時應該在頸部底部和頭顱之間，塞進一條毛巾或疊好的布，如圖所示（圖 4-41、4-42）。

高度緊張的人，或缺乏自信的人，以攤屍式仰躺，視線應該注視兩眉之間（圖 4-3，276 頁），然後閉上雙眼，向內凝視（圖 4-4，276 頁）。他們應該深呼吸，在每個吸氣後屏息 1 或 2 秒。他們應該只在肩倒立之後做攤屍式，《瑜伽之光》講解

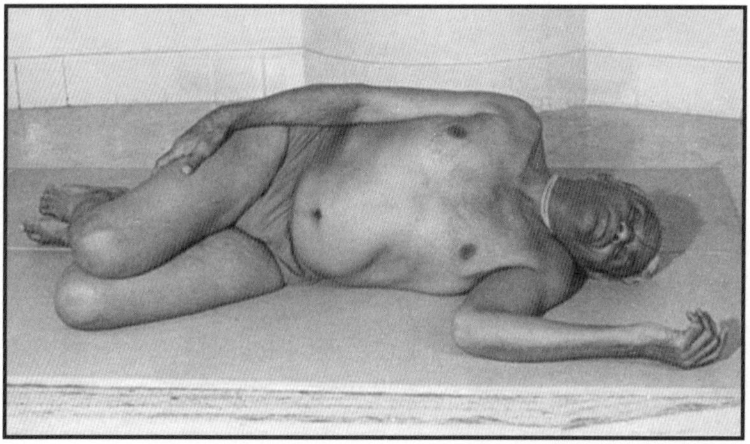

圖 4-37：起身前的緩和姿勢

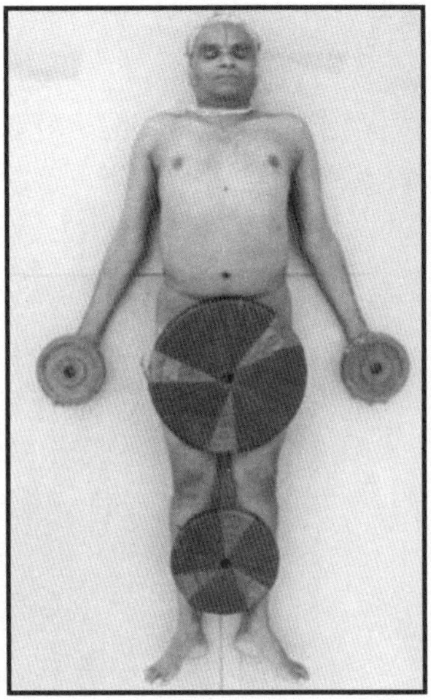

圖4-38：輔助姿勢1

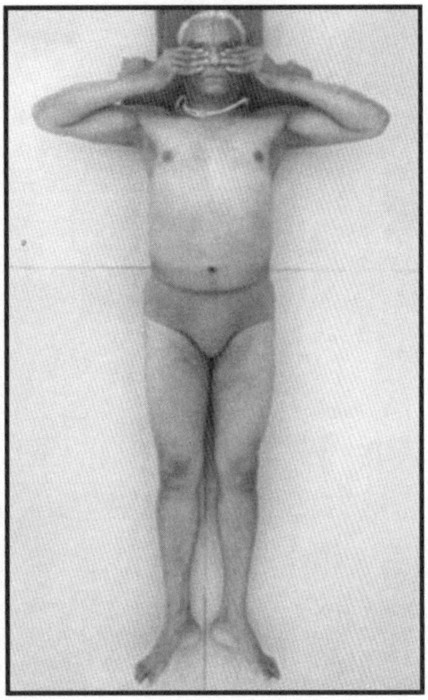

圖4-39：輔助姿勢2

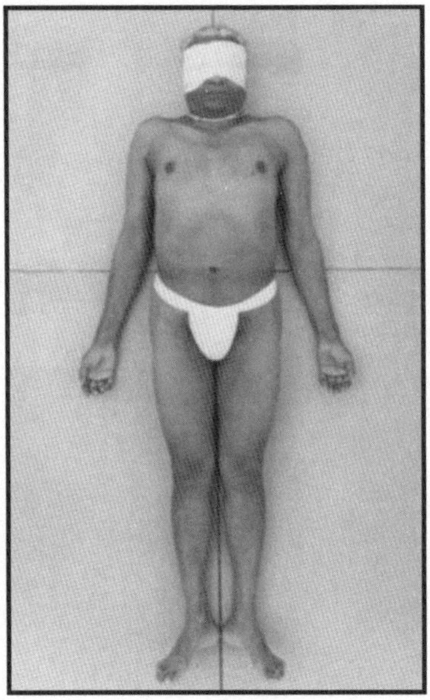

圖4-40：輔助姿勢3

了肩倒立的作法。深吸氣和深呼氣，會使高度緊張和缺乏自信的人放鬆下來，然後，他們無需把視線集中在兩眉之間，也無需把注意力集中在深呼吸上。

如果地板和腰部之間的空隙太大，用一個軟枕或折疊的毯子放在中間，可以使腰椎得到休息（圖 4-43）。背痛的人應該在腹部放置重物（11~22 公斤），可以緩解疼痛（圖 4-44）。

功效

在正確的攤屍式中，最小限度地消耗能量，最大限度地修復身心。它給整個存在充電，使人富有活力和創造力。它消除人們對死亡的恐懼（bhaya），帶來無畏（abhaya）。修習者體會到安寧祥和、內在合一的境界。

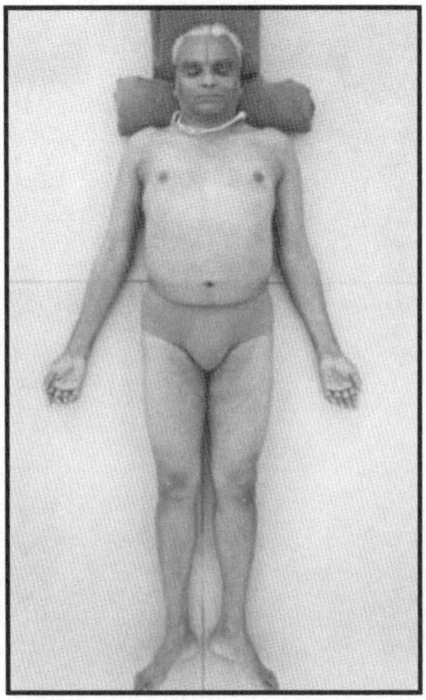

圖4-41：輔助姿勢4

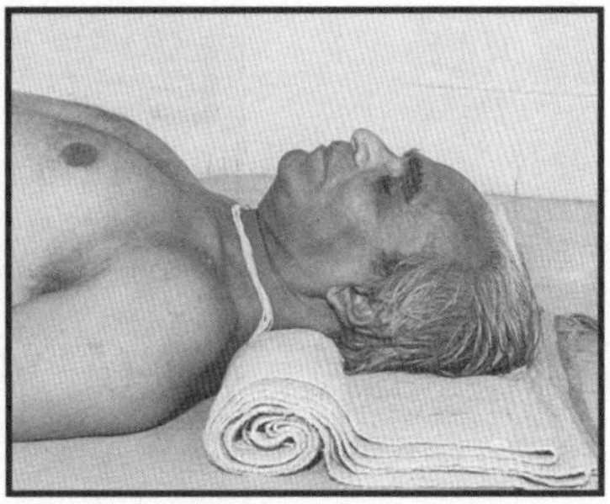

圖4-42：輔助姿勢5

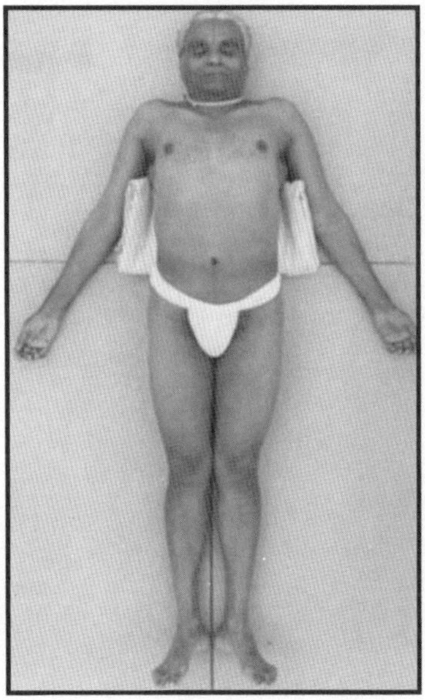

圖4-43：輔助姿勢6

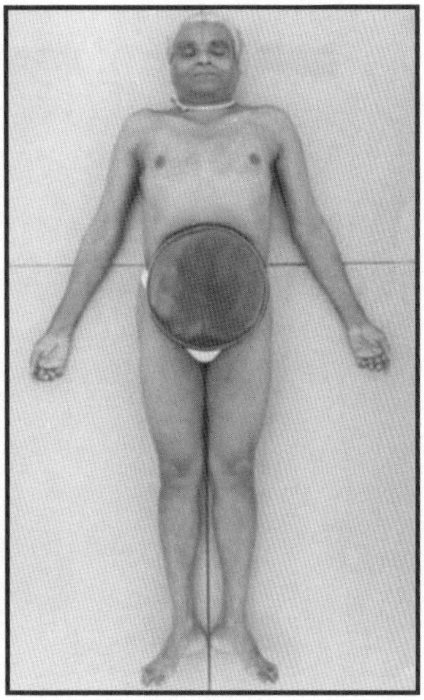

圖4-44：輔助姿勢7

附錄一

瑜伽調息法課程

課程分為五組：預備、初級、中級、高級和密集課程。這裡提供的調息順序，是為每日練習準備的，並附上掌握全部課程所需的時間。要精通各個階段，與修習者對這門技藝的奉獻和對練習的投入程度息息相關。

為了便於查閱，在介紹每週練習計畫之前，先把所有課程分類如下：

課程	調息法	階段
1. 預備課程	(1) 勝利調息法	一至七
	(2) 間斷調息法	一和二
2. 初級課程	(1) 勝利調息法	八至十
	(2) 間斷調息法	三至五
	(3) 自然順序調息法	一 A 和一 B，五 A 和五 B
	(4) 反自然順序調息法	一 A 和一 B
	(5) 太陽貫穿調息法	一
	(6) 月亮貫穿調息法	一
3. 中級課程	(1) 勝利調息法	十一
	(2) 間斷調息法	三、六和七
	(3) 自然順序調息法	二 A 和二 B，六 A 和六 B
	(4) 反自然順序調息法	二 A 和二 B
	(5) 太陽貫穿調息法	二
	(6) 月亮貫穿調息法	二
	(7) 經絡清潔調息法	一 A 和一 B

課程	調息法	階段
4. 高級課程	(1) 勝利調息法	十二
	(2) 間斷調息法	八
	(3) 自然順序調息法	三 A 和三 B，七 A 和七 B
	(4) 反自然順序調息法	三 A 和三 B
	(5) 太陽貫穿調息法	三
	(6) 月亮貫穿調息法	三
	(7) 經絡清潔調息法	二 A 和二 B
5. 密集課程	(1) 勝利調息法	十三
	(2) 間斷調息法	九
	(3) 自然順序調息法	八
	(4) 反自然順序調息法	四
	(5) 太陽貫穿調息法	四
	(6) 月亮貫穿調息法	四
	(7) 經絡清潔調息法	三 A 和三 B，四 A 和四 B

做清涼調息法和嘶聲清涼調息法時，可以用手指控制，也可以不用，可以加入內屏息和外屏息，也可以不加，可以時不時地做這兩種調息法幾分鐘。建議在炎熱的天氣做清涼調息法和嘶聲清涼調息法，最好是日出之前或日落之後；身心感覺太燥熱時，也可以練習。練習蜂鳴調息法和暈眩調息法，只是為了學習它們的技法，因為其功效已經被表格中其他主要調息法涵蓋了。

本書還提到了頭顱清明調息法和風箱式調息法，可以在每日的練習中加入這兩種調息法中的其中一種，幾分鐘即可，目的是清潔鼻孔和恢復大腦的活力，要以適合身體和鼻孔的方式，調整練習的各個調息階段。

課程計畫限制了屏息的時長，但是沒有限制吸氣和呼氣的時間。修習者可以在某些日子專注於延長吸氣和呼氣的時間，在某些日子專注於延長內屏息的時間，在某些日子專注於延長外屏息的時間。

具有足夠的控制力時，可以嘗試不同比例調息法，但是修習者要自行承擔風險。

第一課（預備）

週	調息法	階段	時間
1~2	勝利調息法	一、二	各 7~8 分
3~4	勝利調息法	二、三	各 8 分
5~6	勝利調息法 間斷調息法	二、三 一、二	各 5 分 各 5 分
7~8	勝利調息法 間斷調息法	一、二、三 一、二	各 5 分 各 5 分
9~10	勝利調息法 間斷調息法 間斷調息法	四、五 四 一	各 5 分 5 分 5 分
11~12	勝利調息法 間斷調息法	五、六 四	各 5 分 10 分
13~15	勝利調息法 間斷調息法	五、六、七 二	各 5 分 10 分
16~18	勝利調息法 間斷調息法	六、七 一、二	各 5 分 各 5 分
19~22	重複、熟練，逐漸習慣上述調息順序。		
23~25	勝利調息法 間斷調息法	六、七 四、五	各 8 分 各 8 分

＊第一課的重要階段：

勝利調息法：二、三、四、六、七

間斷調息法：一、二

第二課（初級）

週	調息法	階段	時間
26~28	勝利調息法	八	10 分
	間斷調息法	三	10 分
29~31	勝利調息法	九	10 分
	自然順序調息法	一 A	10 分
	間斷調息法	二	5 分
32~34	間斷調息法	三	5~8 分
	自然順序調息法	一 B	5~8 分
	勝利調息法	九	5 分
35~38	自然順序調息法	一 A	10 分
	反自然順序調息法	一 A	10 分
	勝利調息法	四	盡量長時間
39~42	勝利調息法	十	8~10 分
	自然順序調息法	一 B	6~8 分
	反自然順序調息法	一 B	6~8 分
	間斷調息法	三	盡量長時間
43~46	重複並熟練以上階段		
47~50	重複第一課的重要階段，然後根據你的時間安排，練習第二課中的任何內容均可。		
51~54	自然順序調息法	五 A	5 分
	反自然順序調息法	一 A	5 分
	太陽貫穿調息法	一	10 分
55~58	自然順序調息法	五 B	5 分
	反自然順序調息法	一 B	10 分
	月亮貫穿調息法	一	5 分
59~62	重複並熟練第二課的內容，根據你的時間，調整練習安排。		

＊第二課的重要階段：
勝利調息法：十
間斷調息法：三
自然順序調息法：一 B
反自然順序調息法：一 B
太陽貫穿調息法：一
月亮貫穿調息法：一

第三課（中級）

週	調息法	階段	時間	備註
63~67	間斷調息法	三	5 分	＊修習者在一天做勝利調息法十一、自然順序調息法二 A、反自然順序調息法二 A 和太陽貫穿調息法二，另一天做其餘的調息法，交替練習。
	勝利調息法	十一	5~8 分	
	間斷調息法	六	5 分	
	自然順序調息法	二 A	5 分	
	反自然順序調息法	二 A	5 分	
	自然順序調息法	六 A	5 分	
	太陽貫穿調息法	二	5 分	
	月亮貫穿調息法	二	5 分	
68~72	間斷調息法	七	5 分	＊如果當天做了自然順序調息法，那麼反自然順序調息法就在第二天做。
	自然順序調息法	二 B	6~8 分	
	反自然順序調息法	二 B	6~8 分	
	經絡清潔調息法	一 A	10 分	
73~75	勝利調息法	八	5 分	
	自然順序調息法	六 B	6 分	
	反自然順序調息法	二	6 分	
	經絡清潔調息法	一 B	10 分	

<table>
<tr><th>週</th><th>調息法</th><th>階段</th><th>時間</th><th>備註</th></tr>
<tr><td rowspan="5">76~80</td><td>自然順序調息法</td><td>二 B</td><td>10 分</td><td rowspan="5">＊如果當天做了自然順序調息法、太陽貫穿調息法和經絡清潔調息法，就在第二天做其他的調息法。</td></tr>
<tr><td>反自然順序調息法</td><td>二 B</td><td>10 分</td></tr>
<tr><td>太陽貫穿調息法</td><td>二</td><td>10 分</td></tr>
<tr><td>月亮貫穿調息法</td><td>二</td><td>10 分</td></tr>
<tr><td>經絡清潔調息法</td><td>二</td><td>10 分</td></tr>
<tr><td>81~85</td><td>熟練之前的練習</td><td></td><td></td><td></td></tr>
</table>

＊ 第三課的重要階段：

勝利調息法：十一

間斷調息法：七

自然順序調息法：二 B

反自然順序調息法：二 B

太陽貫穿調息法：二

月亮貫穿調息法：二

經絡清潔調息法：二

週	調息法
86~90	練習第一、第二和第三課的重要調息法。

從現在開始，每天練習一個階段，在進入高級課程前，掌握好第一、第二和第三課的每個調息法。例如，第 91~120 週。

		調息法	階段	時間
第一週	週一	勝利調息法	八	20~25 分
	週二	太陽貫穿調息法	一	20~25 分
	週三	自然順序調息法	一 B	20~25 分
	週四	間斷調息法	一、二	20~25 分
	週五	反自然順序調息法	一 B	20~25 分
	週六	經絡清潔調息法	一 B	20~25 分
	週日	間斷調息法	二	20~25 分
第二週	週一	月亮貫穿調息法	一	20~25 分
	週二	自然順序調息法	二 A	20~25 分
	週三	反自然順序調息法	二 B	20~25 分
	週四	勝利調息法	十	20~25 分
	週五	經絡清潔調息法	一 B	20~25 分
	週六	間斷調息法	五 B	20~25 分
	週日	間斷調息法	三	20~25 分
第三週	週一	太陽貫穿調息法	二	20~25 分
	週二	月亮貫穿調息法	二	20~25 分
	週三	間斷調息法	七	20~25 分
	週四	自然順序調息法	五 B	20~25 分
	週五	反自然順序調息法	一 A	20~25 分
	週六	經絡清潔調息法	一 A	20~25 分
	週日	勝利調息法	十	20~25 分

現在，修習者可以繼續安排自己的練習日程，直到前三課中的所有調息法都包括在內了，然後從這裡提供的第一週開始練習。要確保每週都涵蓋了幾個主要的調息法，而且不要在連續三週之內重複任何階段。週日可以休息，或做一個簡單、放鬆的調息法。

如果你發現做某天預定的調息法時感覺不太對，就練習同一週另一天的課程。如果由於身體原因，你無法做這三課中的任何調息法，就從你能做的調息法中，制定自己的課程表。

關於那些只能練習幾分鐘的次要調息法，不要嘗試按這裡的 20 至 25 分鐘時長去練習，不過，可以嘗試在每月的最後一個週六練習它們，時間不要超過 5 分鐘。

第四課（高級）

週	調息法	階段	時間
121~125	太陽貫穿調息法	一	5 分
	勝利調息法	十二	10 分
	間斷調息法	八	10 分
126~130	月亮貫穿調息法	一	5 分
	自然順序調息法	三 A	10 分
	反自然順序調息法	三 A	10 分
	間斷調息法	八	5 分
131~136	自然順序調息法	七 A	10 分
	經絡清潔調息法	二 A	10 分
	間斷調息法	八	5 分
137~142	太陽貫穿調息法	二	10 分
	經絡清潔調息法	二 B	15 分
143~148	月亮貫穿調息法	二	10 分
	經絡清潔調息法	一 B	15 分
149~155	太陽貫穿調息法	三	10 分
	自然順序調息法	三 B	8 分
	反自然順序調息法	三 B	8 分

週	調息法	階段	時間
156~160	月亮貫穿調息法	三	10 分
	自然順序調息法	七 B	8 分
	反自然順序調息法	三 A	8 分
	經絡清潔調息法	二 B	8~10 分

＊ 第四課的重要階段：

自然順序調息法：三 B

反自然順序調息法：三 B

太陽貫穿調息法：三

月亮貫穿調息法：三

經絡清潔調息法：二 B

週	調息法
161~170	重複上述課程的所有重要調息法。

第五課（密集）

週	調息法	階段	時間（分）
171~175	經絡清潔調息法	一 B	8~10 分
	勝利調息法	十三	10 分
	自然順序調息法	八 A	10 分
176~180	間斷調息法	九	10 分
	反自然順序調息法	四 A	10 分
181~185	經絡清潔調息法	三 A	10 分
	自然順序調息法	八 B	10 分
	勝利調息法	十二（仰躺）	8 分

週	調息法	階段	時間
186~190	太陽貫穿調息法	四	10 分
	經絡清潔調息法	三 B	15 分
	勝利調息法	二（仰躺）	10 分
191~195	月亮貫穿調息法	四	10 分
	反自然順序調息法	四 B	10 分
	間斷調息法	二（仰躺）	8~10 分
196~200	經絡清潔調息法	四 A	10 分
	經絡清潔調息法	四 B	10 分
	勝利調息法	二（仰躺）	10 分

＊ 第五課的重要階段：

太陽貫穿調息法：四

月亮貫穿調息法：四

經絡清潔調息法：四 B

週練習計畫

可以自主調整練習的回合與順序。

	調息法	階段	時間
週一	經絡清潔調息法	一 B	15~20 分
	勝利調息法	十一	15~20 分
	攤屍式		10 分
週二	間斷調息法	五、六	15~20 分
	太陽貫穿調息法	二、三	15~20 分
	攤屍式		10 分
週三	經絡清潔調息法	二 B	15~20 分
	自然順序調息法	七 B	15~20 分
	攤屍式		10 分

	調息法	階段	時間
週四	月亮貫穿調息法	二、三	15~20 分
	反自然順序調息法	三 B	15~20 分
	攤屍式		10 分
週五	勝利調息法	八	20 分
	經絡清潔調息法	四 B	20 分
	攤屍式		10 分
週六	間斷調息法	七	10 分
	經絡清潔調息法	一 B	20 分
	攤屍式		10 分

練習主要的調息法後，可以在攤屍式之前，做 2 或 3 分鐘的風箱式調息法，堵住或者不堵住鼻孔均可。

附錄二

名詞解釋

A

A	否定字首，表示「非」，如「非暴力」。
Abhaya	脫離恐懼。
Abhiniveśa	對生命的本能渴望，以及害怕死亡會切斷人和一切之聯繫的恐懼。
Abhyāsa	堅持不懈的學習和有紀律的練習。
Achala	不可移動的。
Achalatā	不可移動性。
Achit	非「chit」的，chit 指生命的活力原則。
Adhama	最低下的，最自私的。
Adhamādhama	低下中的最低下的。
Adhamamadhyama	中等裡的最低下的。
Adhamottama	低下中的最好的。
Ādhāra	支撐。
Ādi Śeṣa	原始的蛇，據說有一千個頭，被認為是毗濕奴的臥榻，或者牠的頭撐起了世界。

Agarbha dhyāna	「garbha」的意思是胎兒、胚胎。「dhyāna」的意思是禪那。帕坦伽利認為，禪那是瑜伽的第七個階段。在禪那中，初學者會利用一則梵咒（神聖思想或祈禱），把他的混亂心念帶往穩定的狀態，並且使他遠離世俗欲望。這種禪那被稱為「sabīja 禪那」或「sagarbha 禪那」（sa 指伴隨，bīja 指種子，garbha 指胚胎）。不背誦梵咒的禪那被稱為「nirbīja 禪那」或「agarbha 禪那」。字首「nir」和「a」表示「沒有某物」。
Agni	火或消化機能。
Ahamkāra	自我或自我主義，字面意思是「我－製造者」，一種確定「我知道」的狀態。
Ahimsā	非暴力。這個詞語不僅表示否定或限制意義上的「不殺」和「非暴力」，而是包含積極的、同情的「愛眾生」的含義。
Āhuti	供奉神，也指連同供奉一起進行的任何莊嚴儀式。
Ājñā chakra	眉心輪，兩眉之間的神經叢，是命令的居所（ājñā 指命令）。
Ākāśa	天空，空（第五元素），閒置的空間。
Alabdha Bhūmikatva	沒有建立穩定練習的根基或持續的練習，不可能證見實相。
Ālambusā nāḍī	一條氣脈的名稱，連接嘴巴和肛門。氣脈精微身的管狀器官，能量在其中流通。
Ālasya	閒散、懶惰、冷漠無情。
Amanaskatva	瑜伽的目標是逐漸昇華心念和智性。人的內部或外部發生波動時，心念和智性能量就會被浪費。當內在的或心念的情緒起伏停止，能體會到心念融合（manolaya）的境界。心念從起伏中解脫時，會徹底融入真我，正如河流入海，在情緒層面，個體的身分消失了。智性不允許外部思想來干擾它時，就達到了 amanaskatva。amanaskatva 指沒有欲望或思慮（amanaska）的存在狀態（tva），達到了悟的境界。
Anāhata chakra	心輪，位於心臟區域的神經叢。
Ānanda	幸福、喜悅、極樂。

Ānandamaya kośa	包裹靈魂的愉悅（ānanda）之鞘（kośa）。
Anavasthitattva	不能繼續練習，認為沒有必要再練習。靈性追求者相信自己已經達到了三摩地的最高境界。
Anna	食物（統稱），此外，食物是至高靈魂的最低體現。
Annamaya kośa	營養鞘，是粗糙的物質身體，也是粗鈍身（sthūla śarīra），由食物維持，在最外層包裹著靈魂。它也表示物質世界，是梵天在世間顯示自身的最粗糙或最低形式。
Antaḥkaraṇa	心臟、靈魂，是思想感受、思維機能、心念和良心的居所。anta 指極點或最終限制；karaṇa 指感覺器官、行動手段或方式。
Antara	內部的，內在的。
Antara kumbhaka	內屏息。完全吸氣後的屏息。
Antarātmā	最內在的精神或靈性；位於人最深處的至上靈性或靈魂。
Ānubhavika jñāna	透過實踐（anubhava）獲得的知識（jñāna）。
Anuloma	「anu」表示伴隨、沿著或連接的。「anuloma」表示「順著頭髮（loma）」，順流、規律的。按照自然順序。
Anuloma prāṇāyāma	在自然順序調息法中，用兩個鼻孔吸氣，單側鼻孔交替呼氣。
Anusandhāna	仔細審視、檢查，也指合適的連接。
Anuṣṭhana	規律的靈性練習。
Ap	水，五種基本元素之一。
Apāna vāyu	下行氣。生命之氣（vāyu）的一種，在下腹部流動，控制排尿和排便。
Aparigraha	解脫於囤積和收集。
Ārambhāvasthā	開始（ārambha）的狀態（avasthā），是《希瓦本集》（*Śiva Samhitā*）中講到的調息第一階段。
Arjuna	阿朱那，一位潘達瓦（Pāndava）王子，是偉大的弓箭手和史詩《摩訶婆羅多》（*Mahābhārata*）裡的英雄。
Āroha	上升、升起。

Artha	意義、重要性，也表示財富，是人追求的事物之一。
Artha bhāvanam	沉思一則梵咒的意義或神的名字，內心由此升起的奉獻精神或信仰（bhāvanā）。
Asamsaktā	面對讚揚或辱罵（śams），不為所動（asakta）。
Āsana	體位，姿勢，瑜伽的第三階段。
Asat	不存在，不真實的。
Asmitā	自我主義，利己主義。
Aśokavana	楞伽（Lañkā）國中的無憂樹（Aśoka）林，魔王羅婆那（Rāvaṇa）在林中囚禁希妲（Sītā），希妲始終忠於自己的丈夫羅摩（Rāma）。
Asteya	不偷盜。
Asthi	一塊骨頭。
Aśūnya	非（a）空（śūnya）。充滿的。
Aśūnyāvasthā	一種完全清澈的狀態，智性處在完全的命令之中，不受外界思想干擾。
Aśva	馬。
Aśvini Mudrā	馬氏式，收縮肛門括約肌。
Ātmā	至高靈魂或梵。
Ātmā darśana	看到（darśana）自我（Ātmā）是至高靈魂的一部分。真我（Ātmā）的景象。
Ātmānusandhāna	自我的追求。
Ātmā-sādhana	自我修養。
Ātmāhuti	奉獻自我，自我犧牲。
Ātmā jaya	征服自我。
Ātmā jnāna	關於自我的知識，靈性知識，關於靈魂或至高靈魂的知識。真正的智慧。
Ātmānjali mudrā	祈禱式。胸前合掌，禮敬內在的靈魂。

Āuṁ	和拉丁文中的「Omme」一樣，梵文詞「Āuṁ」表示「所有」，傳達了「無所不知、無所不在和無所不能」的概念。
Āuṁ namo Nārāyaṇāya Āuṁ namaḥ Śivaya	因為 Āuṁ 有非常強大的力量，所以，建議稀釋祂的能量，可以加入一些神的名字，如「Nārāyaṇa」或「Śiva」，使追求者重複「Āuṁ」並捕捉祂的真義。
Avasthā	心念的狀態。
Avidyā	無知，尤其是在靈性方面。
Avirati	感官性的，縱慾的。
Āyāma	長度、擴張、伸展，也傳達了限制、控制和停止的概念。
Āyurveda	關於健康或醫藥的科學。

B

Baddha Koṇāsana	束角式，適合調息法和禪那的姿勢之一。
Bāhya kumbhaka	外屏息。完全呼氣後，屏住氣息，此時肺部已被徹底清空。
Bandha	束縛或枷鎖，表示身體的某些器官部分收縮或被控制的一種姿勢。
Bhadrāsana	單蓮花坐。適合調息和禪那的一種瑜伽姿勢。
Bhagavad-Gītā	《薄伽梵歌》，黑天（Kṛṣṇa）和阿朱那（Arjuna）的神聖對話，是印度哲學的根本著作之一，包含了奧義書的精髓。
Bhakti	虔敬，敬拜，奉愛。
Bhakti mārga	奉獻的道路。透過虔敬人格化的神，獲得拯救的道路。
Bhastrikā	火爐中使用的風箱，也是一種調息法（風箱式調息法），有力地吸氣和呼（噴）氣，如風箱一般。
Bhava vairāgya	無世俗欲望。
Bhāvanā	奉獻或信仰。
Bhāvanam	感知，信念，理解。

Bhaya	懼怕、恐懼。
Bhedana	刺穿、突破、穿過。
Bhoga	享受世俗快樂。
Bhramara	一種大黑蜂。
Bhrāmarī	蜂鳴調息法。呼氣時，發出柔和的嗡嗡聲，如一隻蜜蜂。
Bhrānti-darśana	錯誤的（bhrānti）意象或知識（darśana），謬見、妄想。
Bhuḥ	地，三個世界中的第一個，另外兩個是「空」和「天」，也是一個神祕的詞語，最先被創造的詞語之一。
Bhuvaḥ	空氣或空，三個世界中的第二個，位於地的正上方。它也是一個神祕的詞語，是最先被創造的詞語之一。
Bīja	種子或萌芽。
Bīja mantra	在禪那中，初學者會利用一則梵咒（神聖思想或祈禱），把他的混亂心念帶往穩定的狀態，並且使他遠離世俗欲望。一則種子梵咒是一個神祕的音節和神聖的祈禱，在調息和禪那時，心裡默誦它，種子會在心念裡扎根，漸漸地，心念集中於一點。
Bindu	一滴，小顆粒，一點。
Brahma	梵天。至高存在；造物主。
Brahmacharya	獨身、研習宗教和自我克制的生活。
Brahman	梵，至高存在，宇宙的源頭，宇宙中無所不在的精神。
Brahma nāḍī	中脈（suṣumṇā-nāḍī）的另一個名稱，主要的能量管道，在脊柱中央。prāṇa（能量）進入時，中脈會將靈性修習者帶往梵（Brahman），故得名。
Brahmapurī	梵的城（purī），人體。
Brahmarandhra	頭頂的孔，據說死亡時，靈魂從那裡離開身體。
Brahma vidyā	至高靈性的知識。
Buddha	釋迦牟尼，佛教創始人。
Buddhi	智，理智，辨別，判斷。

C

Chakra	字面意思為「輪子或圓圈」。能量（prāṇa）在人體的三條主要通道（氣脈）流動，即中脈（suṣumṇā）、右脈（pingalā）和左脈（iḍā）。 中脈位於脊柱內，右脈和左脈分別始於右鼻孔和左鼻孔，然後通向頭頂和脊柱底部。這兩條氣脈彼此相交，也與中脈相交。 氣脈的交錯點是氣輪，或稱為「火輪」，調節人體機能。重要的氣輪包括：(1) 根輪（mūlādhāra，mūla 指根、源泉；ādhāra 指支撐，至關重要的部分），位於肛門上方的骨盆區域。(2) 生殖輪（svādhiṣṭhāna，sva 指生機力、靈魂；adhiṣṭhāna 指座或居所），位於生殖器上方。(3) 臍輪（maṇipūraka，mṇnipūra 指肚臍），位於肚臍。(4) 意輪（manas）。(5) 太陽輪（sūrya，指太陽），位於肚臍和心臟之間的區域。(6) 心輪（anāhata，未被打過的，未被擊敗的），位於心臟區域。(7) 喉輪（viśuddhi，純淨），位於咽部。(8) 眉心輪（ājñā，命令），位於兩眉之間。(9) 月亮輪（soma，月亮），位於前額中央。(10) 前額輪（lalāṭa，前額），位於前額頂端。(11) 頂輪（sahasrāra，千），被稱為「千瓣蓮花」，位於頭頂。
Chakṣu	眼睛。
Chāndogyopaniṣad	《唱贊奧義書》，最主要的奧義書之一。
Chandra	月亮。
Chandra bhedana prāṇāyāma	「chandra」表示月亮，「bhedana」由詞根「bhid」衍生而來，意思是「刺穿、打破或穿越」。在月亮貫穿調息法中，用左鼻孔吸氣，普拉那穿過左脈或月亮脈，然後透過右鼻孔呼出，即右脈或太陽脈的通道。
Chandra nāḍī	月亮脈，是左脈（Iḍā nāḍī）的另一個名稱。
Charaka Samhitā	《遮羅迦本集》，一本關於印度醫學體系的著作。
Chidātmā	思想的原則或機能，純粹的智性，至高靈性。
Chit	思想、感知、智性、心念。靈魂、靈性、生命的活力原則。宇宙意識。
Chitrā nāḍī	奇特拉氣脈。從心臟出發的氣脈之一，輸送拙火創造能量，到達頂輪（sahasrāra）。

Chitta	整體意義上的意識，包括三部分：(1) 有注意、選擇和拒絕功能的心念（manas）；(2) 理性，區分事物的決斷性狀態；(3) 自我（ahamkāra），小我。

D

Dairghya	橫向擴展。
Dala	龐大的數量。
Darśana	視野，洞見，也指一個哲學體系。
Daūrmanasya	絕望。
Deśa	地點或狀態。
Devadatta vāyu	迪瓦達塔氣。一種生命之氣，透過打哈欠，讓疲憊的身體接收更多氧氣。
Dhamana	像風箱一樣鼓風。
Dhamanī	脈管，在肉體和身體的精微層面運輸多種能量的管狀器官或管道。
Dhananjaya vāyu	迪喃伽雅氣。一種生命之氣，即使人死後也留在體內，有時會使屍體脹起。
Dhāraṇā	專注。集中注意力，全神貫注，帕坦伽利提到的瑜伽第六階段。
Dharma	正法。源於詞根「dhr」，意為支撐、保持、支持、持續。「dharma」指宗教、法律、道德情操、正義、優秀作品，它是支撐靈魂，產生美德、道義及宗教修為，並引領人類發展的行為準則，被認為是人類存在的四個目的之一。
Dharma Kṣetra	一個平原的名字，摩訶婆羅多戰爭中，Kauravas 與 Pāṇḍavas 大戰的場面。正是在這個戰場上，奎師那（Kṛṣṇa）向潘達瓦的阿朱那王子解釋了《薄伽梵歌》，並催促他完成身為一名戰士的使命。
Dhātu	一種元素，身體中的一種體液或特性，如風（vata）、膽汁（pitta）和黏液（kapha）。
Dhṛ	握住，專注於。

Dhyāna	禪那，帕坦伽利提到的瑜伽第七階段。
Doṣa	失誤或缺陷，不好的品質，人體三種體液的紊亂。
Duḥkha	悲傷和痛苦。
Dvāra-pāla	守衛，看門（dvāra）人（pāla）。
Dveṣa	憎恨，敵意。

E

Ekāgra	eka 指一個；agra 指最重要的。僅專注於一個物體或一個點；專心致志；全部心念聚焦於一點之上。

G

Gandha	氣味。
Gāndhārī nāḍī	一條氣脈的名字，據說位於左脈後側，終點在左眼附近，具有調節視力的功能。
Garbha	胎兒，胚胎。
Gautama	正理（Nyāya）哲學體系宣導者的名字。
Gāyatri mantra	關於梵的妻子的一首吠陀頌歌，她是吠陀之母。
Ghaṭa	大的陶製水罐，巨大的努力。
Ghaṭāvasthā	《希瓦本集》提到的調息法第二階段（avasthā）。在這個階段裡，身體像一個陶罐，需要被調息練習的火焰烘烤，獲得穩定。
Gheraṇḍa Samhitā	《格蘭達本集》，哈達瑜伽的一本古典著作。
Gu	「guru」（上師）的第一個音節，意思是黑暗。
Guṇa	自然的性質或成分。自然要素的三種成分之一，悅性（sattva）、激性（raja）和惰性（tamas）。
Guṇātīta	從悅性、激性和惰性中解脫的人。
Guru	上師，靈性導師，照亮靈魂的人。

H

Hanumān	哈努曼，有超凡力量的一隻猴子，《羅摩衍那》記載了他的事蹟。他是 Aṅjanā 和風神 Vāyu 的兒子，是印度神廟中的神靈之一，也是調息大師和卓越的運動員。
Hastijihvā nāḍī	一條氣脈的名字，位於左脈前側，終點在右眼，調節視覺。
Haṭha yoga	透過刻苦的訓練獲得解脫的道路。
Haṭha-yoga-pradīpikā	《哈達瑜伽之光》，斯瓦特瑪拉摩（Svātmārāma）創作的、著名的哈達瑜伽著作。
Hiraṇyagarbha	梵的名字，從一顆金蛋中誕生，也表示精微身包裹著的靈魂。
Hṛdayam	心臟、靈魂、心念，萬物的內在屬性或本質。
Hṛdayāṅjali mudrā	合十手印。在心臟前合掌，向內在的居住者致敬。

I

Ichhā	願望，欲望，意志。
Iḍā nāḍī	從左鼻孔開始的一條氣脈，然後流向頭頂，接著向下到達脊柱底部。在途中輸送月亮能量，所以被稱為「月亮氣脈」。
Indriyas	感知和行動的感覺。
Iṣṭadevatā	被選的神。
Īśvara	至高存在。神。
Īśvara praṇidhāna	向神獻上自己的行動和意志。

J

Jābāli	佳巴力。一位聖者的名字，是 Jābālā 的兒子。當他還是一個小男孩，他承認自己不知道父親是誰，聖者高達摩（Gautama）被他的無辜和誠實打動，接受了他，並為他取名為「Satyakāma-Jābāli」（satyakāma 指愛真理的人，Jābāli 指 Jābālā 的兒子）。
Jāgṛta	清醒的，警覺的。
Jāgṛtāvasthā	警覺的狀態（avasthā）。
Jāgṛti	警覺，意識。
Jāla	網，格子框，也表示一個集合、數字、群。
Jālandhara bandha	喉鎖法。頸部和喉嚨伸展，下巴放在胸骨上方的鎖骨之間的缺口處，刺激咽部。
Japa	祈禱。
Jāṭarāgni	消化之火。
Jaya	戰勝，成功。
Jitēndriya	一個戰勝情慾的人，或者征服感官的人。
Jīva	活著的，生物。個體靈魂，與宇宙靈魂不同。
Jīvana mukta	在有生之年，獲得至高靈性的真知，達到解脫的人。
Jīvātmā	個體的或個人的靈魂。
Jñāna	由禪那獲得的關於宗教和哲學的神聖知識，教導人如何理解自己的本性。
Jñāna chakṣu	智慧的眼睛（chakṣu），心念的眼睛（與肉體的眼睛相反）。
Jñāna mārga	透過知識獲得自我實現的道路。
Jñāna mudrā	智慧手印。食指和大拇指之間相碰，其餘三指伸直。這個姿勢是知識的象徵（jñāna）。食指代表個體靈魂，大拇指代表至高靈性，兩者接觸代表真理。
Jñānendriya	感知，包括聽、觸、視、味和嗅。
Jvalanti	熾烈燃燒的或發光的。

K

Kaivalyāvasthā	Kaivalya 表示靈魂完全與物質隔絕或脫離。Kaivalyāvasthā 是徹底解脫的狀態（avasthā）或上天的恩典。
Kāla	時間。
Kāla chakra	時間之輪。
Kāma	欲望，渴望。
Kanda	直接音譯為「康達」，意為球狀根，繩結。康達呈球狀，在肛門上方 12 英寸處，靠近肚臍，三條主要的氣脈，即中脈、左脈和右脈，在那裡匯合並分開。康達好像被一塊白色的軟布包著。
Kandasthāna	康達的所在地。
Kapāla	頭顱。
Kapāla-bhāti	kapāla 指頭顱，bhāti 指光。kapāla-bhāti 是清潔鼻竇的過程，也是風箱式調息法的溫和形式。
Kapha	痰，黏液。
Kāraṇa śarīra	身體（śarīra）的內在原型，即因果身。它是喜樂鞘（ānandamaya kośa）。當一個人徹底融入冥想對象，或者從深沉的睡眠中醒來時，可以感知到因果身。
Karma	行動。
Karma mārga	透過行動來實現自我的道路。
Karma mukta	一個從行動結果中解脫的人。
Karma phalatyāgi	一個棄絕（tyāgi）了行動（karma）成果（phala）的人。
Karmendriya	行動器官（indriya），包括排泄、生殖、手臂、雙腿和語言器官。
Kaṭhopaniṣad	《卡陀奧義書》，是追尋者納奇柯達（Nachiketā）和死神閻摩（Yama）的對話。
Kauśiki nāḍī	一條氣脈，終點位於大腳趾。
Kauṣītaki Upaniṣad	《考史多啟奧義書》
Kevala kumbhaka	自發屏息。當屏息達到完美的境地時，會自發地進行，被稱為「kevala（純淨的或簡單的）kumbhaka」。

Kośa	鞘，容器。根據吠檀多哲學，三身（śarīra）包裹著靈魂，三身包括五個互相滲透、互相依賴的鞘（kośa）。五鞘是：(1) 解剖層面的營養鞘（annamaya）；(2) 生理鞘（prāṇamaya），包括呼吸等身體系統；(3) 心理鞘（manomaya）影響人從客觀經驗得來的意識、感覺和動機；(4) 智性鞘（vijñānamaya），影響人的推理、判斷等主觀經驗；(5) 靈性喜悅的喜樂鞘（ānandamaya kośa）。營養鞘構成粗鈍身（sthūla śarīra），生理鞘、心理鞘和智性層構成精微身（sūkṣma śarīra），愉悅層構成因果身（kāraṇa śarīra）。
Kriyā	一種贖回儀式，一種淨化過程。
Kṛkara vāyu	克里卡拉氣。五種輔助生命之氣之一，使人打噴嚏或咳嗽，防止異物沿著鼻道進入喉嚨。
Krodha	憤怒。
Kṛṣna	瑜伽士之主（Yogeśvara）。印度神話中最有名的英雄，毗濕奴神的第八個化身。
Kṣetra	領地。身體被認為是活動的場所。
Kṣetrajñā	農夫，身體的理解者，靈魂。
Kṣipta	分心，疏忽的。
Kuhū	一條氣脈的名字，據說位於中脈前面，發揮排便的功能。
Kulāla chakra	陶匠（kulāla）的輪子（chakra）。
Kumbha	水罐，高腳杯。
Kumbhaka	指的是完全吸氣或完全呼氣後的間隔時間或屏息。此時，雙肺是完全滿的或空的，就像一個充滿水或一點水也沒有的水罐。
Kumbhakarṇa	康巴哈那。耳朵長得像水罐。一個巨人的名字，羅婆那的兄弟，最終被羅摩處死。為了使眾神自愧不如，他練習最嚴格的苦修。當眾神請求語言女神 Saraswatī 坐在康巴哈那的舌頭上，使他分心時，梵天（Brahma）正要賜予他一份恩典。康巴哈那找到梵天，他沒有請求 Indrapada（眾神之王），而是請求 Nidrapada（nidra 指睡眠狀態）的恩典，梵天馬上同意了。康巴哈那的努力使他進入了死一般的沉睡狀態，因為他的禪那和苦修都是惰性的。

Kuṇḍalinī	拙火。kuṇḍala 指一卷繩子，kuṇḍalinī 指一條盤起的雌蛇。為神聖的宇宙能量。一條纏繞的沉睡之蛇，象徵了潛伏的拙火能量，它臥在根輪，也就是脊柱底部的神經叢內。潛伏的能量需要被喚醒，使它沿著中脈一路上升，穿越各個氣輪，到達頭部的千瓣蓮花，到那時，瑜伽士將與至高無上的宇宙靈魂合一。
Kūrma nāḍī	一條輔助的氣脈的名字，功能是使身體和心念安定。
Kūrma vāyu	克爾瑪氣。一種輔助生命之氣的名字，功能是控制眼瞼的運動，防止異物或強光進入眼睛。
Kuru Kṣetra	俱盧之野。德里附近的一個大平原的名字，Kauravas 和 Pāṇḍavas 之間的戰爭發生在那裡。人體被視為邪惡力量和善良力量，或私利與義務爭奪的戰場。
Kusa	舉行宗教儀式時使用的聖草。

L

Lalāṭa chakra	前額輪。lalāṭa 的意思是前額，這個氣輪位於前額的頂部。
Lañkā	錫蘭，斯里蘭卡共和國。
Laya	溶解，心念或奉獻完全消解。
Lobha	貪婪。
Loma	毛髮。

M

Mada	驕傲，欲望。
Madhyama	中等的、平均的、普通的。
Mahānārāyaṇo-paniṣad	《馬哈那拉楊奧義書》
Mahā tapas	偉大的（mahā）苦修（tapas）。
Mahā vidyā	偉大的知識，高貴的知識。

Mahā vṛta	偉大的誓言或根本職責。
Mahat	宇宙智慧，自然或生產原則的原始微粒，物質世界的所有現象由其發展而來。在數論哲學中，它是智慧原則（不同於心念），二十五大元素中的第二個。
Majjā	髓。
Māmsa	肉體。
Manana	反思，冥想。
Manas	個體的心念，具有注意、選擇和拒絕的力量和能力，是感官的統領。
Manas chakra	意輪，位於肚臍和心臟之間的神經叢。
Maṇipūraka chakra	臍輪，位於肚臍區域的神經叢。
Manojñāna	關於心念和情緒的運作方式的知識。
Manomaya kośa	包裹著靈魂的五鞘（kośa）之一。心理鞘（Manomaya kośa）影響意識、感覺和動機。
Manolaya	manas 指心念，laya 指融合。在這種狀態中，內在心念的情緒起伏停止了，心念不再波動，融入自我，正如河流入海。
Mantra	吠陀頌歌。
Mātsarya	嫉妒。
Medas	脂肪，肥胖。
Merudaṇḍa	脊柱。
Mīmāmsā	檢查。也是印度哲學一支——彌曼沙。前彌曼沙（Pūrva mīmāmsā）討論神的概念，但主要強調行動（karma）和儀式。後彌曼沙（Uttara mīmāmsā）在吠陀的基礎上接受神，同時，特別強調靈性知識（jñāna）。
Moha	昏頭昏腦。
Mokṣa	解放，靈魂徹底擺脫輪迴。
Muḍha	愚鈍的，陰暗的。
Mudrā	封印；鎖印法。

Mukta	解放的。
Mukti	釋放，解放，靈魂徹底擺脫生死的枷鎖。
Mūla	根，基部。
Mūla bandha	根鎖法，從肛門到肚臍收縮，並向脊柱的方向提起。
Mūlādhāra chakra	根輪，肛門上方、脊柱底部的骨盆內的神經叢；身體的主要支撐。
Mūrchhā prāṇāyāma	暈眩調息法。做這種調息法時，要保持屏息，直到感覺暈眩（mūrchhā）。

N

Nachiketa	納奇柯達。一位尋求者的名字，也是《卡陀奧義書》的主要人物。為了得到宗教功德，他的父親願意付出所有財產。當父親開始把年老的牲畜送走時，納奇柯達感到疑惑，一次又一次地問父親：「你要把我給誰？」他的父親說：「我把你給閻摩（Yama，死神）。」納奇柯達到了死亡之城，並且獲得三個恩惠，最後一個恩惠是生命在死後的奧祕知識。閻摩試圖用最極致的世俗享樂，把納奇柯達的心思引開，但是納奇柯達不為所動，最終，閻摩給予了他所渴求的知識。
Nāda	內在的神祕聲音。
Nādānusandhāna	「anusandhāna」表示檢查、計畫、安排或適當的連接。「nādānusandhāna」表示在調息時，仔細地關注呼吸的聲音或節奏，並且完全融入呼吸的聲音中，就像音樂家完全沉浸在音樂中。
Nādarūpiṇi	可靠的化身。
Nāḍī	氣脈，精微身的一種管狀器官，能量在其中流動。氣脈是在全身運輸氣體、水、血液、營養物和其他物質的管道，它們輸送宇宙能量、生機能量、生殖能量和其他能量，也輸送感覺、意識和精神。
Nāḍī chakra	氣輪，位於粗鈍身、精微身和因果身的神經叢。
Nāḍīkā	小氣脈。

Nāḍī śodhana prāṇāyāma	經絡清潔調息法，可以清理各條氣脈，是最高級和最難的調息法。
Nāga vāyu	納伽氣。五種輔助生命之氣之一，透過打嗝來釋放腹部的壓力。
Nārada	納拉達。一位聖者的名字。他是神和人之間的信使。據說，他發明了笛子（vīṇā）。他是毗濕奴的偉大追隨者和《奉愛經》（*Bhakti Sūtras*）的作者，還有一部法典以他的名字命名。
Narāyaṇa	毗濕奴神的另一個名字。
Nididhyāsana	深刻的、重複不斷的冥想，持續的深思。
Nidrā	睡眠。
Nirbīja	「bīja」的意思是種子或幼芽，種子梵咒是一則神祕的音節或祈禱，調息或禪那時在心裡不斷重複，把散漫的心念帶往穩定的狀態。隨著練習的深入，種在心念中的種子會發芽，長成專注。漸漸地，從種子練習變成無種子的練習，那時修習者不必借助種子梵咒。
Nirbīja dhyāna	沒有種子梵咒的禪那。
Nirbīja prāṇāyāma	沒有種子梵咒的調息法。
Niruddha	被限制的、被檢查的、被控制的。
Nirvāṇa	永恆的祝福，從存在中解脫。
Nirviṣaya	脫離情慾。
Niṣpatti	完美，成熟。
Niṣpatti avasthā	完美或成熟的狀態。圓滿。
Nivṛtti mārga	透過摒棄世俗行動和不受世俗欲望影響，而達到自我實現的道路。
Niyama	內制，透過訓誡進行自我淨化。是帕坦伽利講解的瑜伽第二階段。
Nyāya	正理。印度哲學的一支，強調思維的法則依賴推理和比喻。

O

Ojas	活力，光澤，輝煌。

P

Padārthābhāva	不存在或沒有（abhāva）事物或對象（padārtha）。純粹意識或靈魂的徹底解放，透過傳達二十四種元素的正確知識，並且把靈魂和它們區分開，脫離世俗存在的捆綁和現象世界的束縛。
Padmāsana	蓮花坐。兩腿交叉坐在地上，脊柱豎直。這個姿勢是調息和禪那的理想姿勢。
Panchamahābhūtas	五種元素，即地、水、火、風和空。
Parā	至高無上的。
Parabrahman	最高或至高（parā）靈性（梵）。
Para-jñāna	至高知識，絕對知識。
Paramātmā	至高（parama）靈性（Atmā）。
Parā nāḍī	至高氣脈或神經。
Paratattva	超越（para）元素和原始物質；超越物質世界的、遍布宇宙的至高靈性。
Parichaya	熟悉，親密，頻繁重複。密切的知識。
Parichayāvasthā	密知（parichaya）階段，《希瓦本集》提到的調息練習第三個階段。
Paśchimottānāsana	坐姿背部伸展前彎式，從腳跟到頭部強烈伸展。
Patanjali	帕坦伽利，一位哲學家的名字，瑜伽哲學的提議者，是《瑜伽經》的作者。他的瑜伽著作使心念安詳，他的語法著作使語言清晰，他的醫學著作使身體潔淨。他還是 *Mahābhāśya* 的作者，這本書是班尼尼（Pānini）的箴書（Sūtras）的偉大注解。
Payaswini nāḍī	一條氣脈的名稱，終點位於大腳趾。據說位於 pūṣā 氣脈（位於右脈後方）和 saraswati 氣脈（位於中脈後方）之間。

Pingalā nāḍī	從右鼻孔開始的一條氣脈或能量管道，流向頭頂，然後向下，到達脊柱底部。太陽能量在其中流動，所以，也被稱為「太陽氣脈」。「pingalā」是指黃褐色或微紅的。
Pitta	膽汁。人體的體液之一，另外兩種是風（vāta）和痰（kapha）。
Plāvinī prāṇāyāma	流溢式調息法。「plāvana」是指游泳、溢出、氾濫。這種調息法據說可以使人漂浮或游泳。在瑜伽文獻中，除了名字外，沒有講解這種調息法。
Prajāpati	被造物之神。
Prajñā	智慧，明智。
Prakṛti	自然，即物質世界的源頭，包括悅性（sattva）、激性（rajas）和惰性（tamas）三性。
Pramāda	冷漠，無感。
Prāṇa	氣息、呼吸、生命、生機、風、能量，也表示靈魂。
Prāna jñāna	關於呼吸和生命的知識。
Prāṇa vāyu	命氣根。遍布全身的生命之氣，在胸部區域流動。
Prāṇamaya kośa	生理鞘。與心理鞘並列，構成包裹著靈魂的精微身。生理鞘包括呼吸、循環、消化、神經、內分泌、排泄和生殖系統。
Praṇava	神聖音節 ĀUṀ 的別稱。
Prāṇāyāma	調息；有節奏地控制（āyama）呼吸，是瑜伽第四階段，是瑜伽之輪旋轉的軸心。
Prāṇāyāma vidyā	調息法的知識、學習、學問或科學（vidyā）。
Praśṇopaniṣad	《普拉森奧義書》
Pratiloma prāṇāyāma	反自然順序調息法。「pratiloma」是指逆著頭髮，逆著穀物，逆著水流。在這種調息法中，利用手指控制，交替從兩側鼻孔中的一個吸氣，透過張開的兩個鼻孔呼氣。
Pratyāhāra	制感。心念擺脫感官和感官對象的控制，是瑜伽第五階段。
Pravṛtti marqa	行動之路。
Pṛtvi	地。

Pṛtvi tattva	地元素。
Pūraka	吸氣或填滿肺部。
Puruṣa	普遍的心理原則。
Puruṣārthās	人生的四個目標，即義務（dharma）、獲得（artha）、愉悅（kāma）和自由（mokṣa）。
Pūrva Mīmāmsā	前彌曼沙；印度哲學的一支，與神的概念有關，但主要強調行動和儀式。

R

Rāga	連結，附上。
Rajas	激性，動性。行動、熱情、情緒。
Rakta	血液。
Rāma	羅摩，毗濕奴神的第七化身。
Rāmāyaṇa	著名史詩《羅摩衍那》。
Randra	孔，洞。
Rasa	味道。
Rasātmaka	生活賜予的、各式各樣的情感和滋味。
Ratna	珠寶。
Ratnākara	海洋，首飾匠。也是一個強盜的名字「納拿卡拉」，後來成為聖者蟻垤（Vālmīki），創作了史詩《羅摩衍那》。有一天，強盜搶劫聖者納拉達（Nārada），以死威脅，要他交出財富。納拉達讓強盜回家，問問妻子和孩子是否願意與犯下無數罪行的他做伴。強盜回家後，得知妻子和孩子不願意與他為伍。 強盜告訴了納拉達，納拉達要強盜一直重複念羅摩（Rāma）的名字，他拒絕了。於是納拉達請求強盜重複「marā」（把 Rāma 反過來）。於是，強盜不斷重複念「marā」，他太投入了，以至於身體被蟻丘（vālmīka）覆蓋了。納拉達回來後，發現強盜已經變成了聖人。強盜從蟻丘中出來，改名為「蟻垤」。 有孕在身的希妲（Sītā）被放逐時，他為她提供住處，並且把她的一對雙胞胎兒子撫養成人，後來，把他們全部還給了羅摩。

Ratnapūrita dhatu	由基本原料構成的元素（寶石）。
Rāvaṇa	楞伽（Laṅkā）城鬼王的名字「羅婆那」。他綁架了羅摩的妻子希妲，最後被羅摩處死。羅婆那非常聰明，擁有巨大的威力。他是希瓦（Śiva）的狂熱追隨者，還擅長創作吠陀詩句，據說，他賦予吠陀文本重音，至今未變。
Rechaka	呼氣，清空肺部。
Retas	精液。
ṚgVeda	《梨俱吠陀》，四吠陀中的第一部，是印度的聖書。
Ru	上師（guru）的第二個音節，意思是光。
Rudra	可怕的，也是希瓦的名字。
Rūpa	形狀，形式。

S

Sa	放在字首，與名詞一起，構成形容詞和副詞，表示 (1) 伴隨、循著、與……共存；(2) 相似、像；(3) 相同。
Śabda	聲音，話語。
Sabīja	「bīja」表示種子或幼芽，「sabīja」即伴隨著種子的。在調息法和禪那中，初學者唱誦或在心裡重複一則種子梵咒或神聖的祈禱，使散漫的思緒達到穩定的狀態。
Sabīja dhyāna	種子禪那。心裡重複神聖祈禱的禪那方式。
Sabīja prāṇāyāma	種子調息法。心裡重複神聖祈禱的調息方式。
Sad-asad-viveka	區別（viveka）真實（sad）和不真實（asad）。
Sādhaka	探索者，有志向的人。
Sādhana	練習，追求。
Sagarbha dhyāna	胚胎禪那。「garbha」表示胚胎。「sagarbha dhyāna」指伴隨著神聖祈禱的禪那，就像胚胎在心念中發芽，並且把心念帶到穩定的狀態。

Sahasrāra chakra	頂輪。位於頭顱的千瓣蓮花。
Sahasrāra dala	「dala」指許多、大量、脫離或一支軍隊。「sahasrāra dala」是「sahasrāra chakra」的別稱。
Sahasrāra nāḍī	這條氣脈是至高靈性的居所和入口。
Sahita kumbhaka	和諧屏息，有意的屏息。「sahita」指伴隨、隨行或一致的。
Śākṣi	見證人或觀看者，至高靈性看見，但是不行動。
Śakti	薩克蒂。力量、能量、能力、力氣，代表意識的行動力量。薩克蒂被描述為最終原則（Ultimate Principle）的女性面向，是濕婆的妻子。
Śakti chālana	神性能量或拙火能量的上升。
Sāma Veda	《娑摩吠陀》，四部吠陀之一，包括神聖的唱誦。
Samādhi	三摩地，亦譯為「三昧」，為一種狀態，修習者在禪那中與禪那的對象合一。至高靈性遍布宇宙，在三摩地中，會感受到無法形容的喜悅與和平。是瑜伽的第八階段，也是最高的階段。
Samāhita chitta	定心。心念、智性和自我處於均衡、協調的狀態。一種完好的、平衡的性格。
Samāna vāyu	平行氣。一種生命之氣，協助消化和腹部器官發揮作用。
Samavṛtti prāṇāyāma	同比例調息法，吸氣、呼氣和屏息的時間相等。
Samkalpa	意圖、決心。
Śamkhiṇi nāḍī	一條氣脈的名稱，在左脈和中脈之間，終點位於生殖器官，功能是輸送食物的精華。
Saṃkhyā	數字、計數、計算。
Sāṃkhya	數論學派，印度哲學的一支，創始人為迦比拉（Kapila），系統地描述了宇宙的進化。由於這一派哲學劃分了 25 大元素（tattva），因而得名，它們是：Puruṣa（宇宙靈性），Prakṛti（宇宙物質），mahat（宇宙智慧），ahamkāra（個體原則），manas（宇宙心念），indriyas（認知和行動的十種抽象感知力量），tanmātras（五種微妙元素：聲、觸、形、味道和氣味，是感知力量的微妙對象），mahābhūtas（五種感知項目：空、風、火、水和地）。

Samśaya	懷疑。
Samskāra	過去在心念中留下的印象。
Samyama	限制、抑制、控制。
Śankarāchārya	商羯羅，不二論（Advaita）學派中一位受尊崇的老師。在他短暫的 32 年人生中，完成了權威性的評論、大量哲學詩，並且在印度南方的斯林吉里（Śṛngeri）、北部的巴德里納特（Badrināth），東部的浦里（Pūri）和西部的德瓦力卡（Dwārkā），共建立了四座廟宇（maṭhas）。
Ṣaṇmukhī mudrā	六頭戰神式。頭部的孔隙被關閉，心念被導向內在，用於訓練禪那。
Sanskṛt	一種精緻的語言。
Santoṣa	心滿意足。
Śaraṇāgati	投降，撤退
Saraswatī	學習和語言的女神。也是位於中脈後面的一條氣脈的名稱，終點位於舌頭，控制言語，並且使腹部器官免於疾病。
Śarīra	包裹著靈魂的身體。根據吠檀多哲學，人有三身（Śarīra），包括五個互相滲透又互相依存的鞘（kośa）。三身是：(1) 粗鈍身（sūkṣma śarīra），包括解剖層面的營養鞘（annamaya kośa）；(2) 精微身（sūksma śarīra），包括生理鞘（prāṇāmāya kośa，由呼吸、循環、消化、神經、內分泌、排泄和生殖系統構成），心理鞘（manomaya kośa，影響意識、感覺和從主觀經驗之外衍生的動機）和智性鞘（vijñānamaya kośa，影響由主觀經驗衍生的推理和判斷過程）；(3) 因果身（kāraṇa śarīra），包括喜樂鞘（ānandamaya kośa）。
Śarīra jñāna	關於身體的知識，禪那的益處之一是徹底把握三身和五鞘。
Sarvāngāsana	sarvānga（sarva 指全部、整體、完全的；anga 指肢體或身體）是指整個身體或所有肢體。在這個姿勢（āsana）中，整個身體從中獲益，故得名。
Sāsmitā	伴隨著（sa）自我（asmitā）。sāsmitā samādhi 是一種深刻的禪那，追尋者的自我沒有被完全忘記。

Śāstra	任何指南或規則綱要，任何書籍或論文，尤其是宗教或科學方面的，任何神聖著作。這個詞常常位於表示書籍的主題詞語後面，或者直接用來表示某一範疇的知識，例如，「Yoga śāstra」表示關於瑜伽哲學的一本著作或關於瑜伽的學說。
Sat	存在、真實、真理、梵或至高靈性。
Ṣaṭ-Chakra-Nirūpaṇa	關於拙火薩克蒂的一部瑜伽文獻，講述拙火甦醒，從根輪開始，一路穿過六個氣輪，一直上升到千瓣蓮花。
Sattva	萬物本質上的光明、純淨和善良屬性。
Sattvāpatti	自我實現。
Sāttvic prajñā	被啟迪的智慧。
Satya	真理。
Satyakāma Jābāla	一位聖者的名字，參見詞條 Jābāli。
Śaucha	潔淨，純淨。
Śava	屍體。
Śavāsana	攤屍式。在這個體位中，目標是模仿屍體。一旦生命離開，身體就會靜止，不可能有任何動作。透過保持靜止不動一段時間，以及在意識完全清醒的情況下使心念保持靜止，人將學會放鬆。有意識的放鬆能鼓舞、振奮身體和心念。使心念靜止比使身體靜止更難，所以這個看起來很容易的姿勢是最難掌握的姿勢之一。
Savichāraṇā	正確（sa）的反思（vichāraṇā）。
Savitarka	充分或正確（sa）的推理、邏輯或思索（vitarka）。
Setu-Bandha-sarvāṅgāsana	肩立橋式。「setu」指橋，「setu bandha」指建造橋。在這個姿勢中，身體呈拱形，被雙肩和兩個腳跟支撐，手放在腰部撐起拱形。
Siddha	聖者、先知或預言家，也表示非常純潔、神聖的半神人。
Siddhāsana	至善坐。在這個坐姿中，雙腿在腳踝處相交，軀幹放鬆，背部是豎直的，使心念保持注意力和警覺。這個姿勢適合練習調息法和禪那。
Siddhi	成就，成功，也表示奇異的能力。

Sitā	身體內的管狀器官，在身體的精微層面分配生命生機能量。
Śīrsāsana	倒立式。
Śiṣya	學生，徒弟。
Sītā	希妲。羅摩妻子的名字，史詩《羅摩衍那》中的女主角。
Śītakārī、Śītalī	嘶聲清涼和清涼調息法，能夠使身體系統清涼。
Śiva samhitā	《希瓦本集》，關於哈達瑜伽的一部古代文獻。
Śiva Svarodaya	一部哈達瑜伽文獻。
Śleṣma	痰，黏液。
Smṛti	記憶，法典。
Soham	「他是我」（He am I），每個生命在一生之中，伴隨每次呼吸而進行的、不斷重複的、無意識的祈禱。
Soma	月亮。
Soma chakra	月輪，位於大腦中央的神經叢。
Soma nāḍī	左脈的另一個名稱，左脈輸送月亮能量，所以也被稱為「月亮氣脈」（chandra 或 soma nāḍī）。
Sparśa	一種微妙元素（tanmātra），即觸摸。
Srota	一條快速的河流。也是身體內的營養通道。
Śravaṇa	聆聽，自我修養的第一階段。
Śrī	吉祥的，美麗的。
Sthiratā	結實、穩定、穩固、堅強、持久、牢固。
Sthita prajñā	準確的判斷力和智慧，沒有任何幻覺。
Sthūla śarīra	粗鈍身。物質的、可朽壞的身體，死亡會把它摧毀。
Styāna	懶惰，懈怠。
Śubha	好的，善良的，吉祥的；也是一條氣脈的名稱。
Śubhechhā	好的欲望或意圖（ichhā）。

Śukra	精液，有生殖力的。
Sūkṣma	精細的，微妙的。
Sūkṣma śarīra	精微身的起伏、嘆息；吸氣和呼氣。
Śūnya	空的、空虛的、孤獨的、荒蕪的、不存在的、空白、零。
Śūnya deśa	荒蕪或孤寂的地方。獨自的狀態。
Śūnyāvasthā	內在和情緒的起伏靜止下來的狀態，是否定的、被動的狀態。心念是空的（śūnya），沒有波動，與自我合一，正如河流入海。
Śūrā nāḍī	兩眉之間的一條氣脈的名字。
Sūrya	太陽。
Sūrya bhedana prāṇāyāma	太陽貫穿調息法。刺穿或穿過（bhedana）太陽，在這個調息法中，透過右脈或太陽脈的起點，即右鼻孔吸氣，從左脈或月亮脈的起點，即左鼻孔呼氣。
Sūrya chakra	太陽輪，位於肚臍和心臟之間的神經叢。
Sūrya nāḍī	太陽氣脈，也叫右脈（pingalā nādī）。
Suṣumṇā nāḍī	中脈，在脊柱內的一條主要能量管道。
Suṣupti-avasthā	心念處在無夢睡眠中的狀態。
Svādhiṣṭhāna chakra	生殖輪，位於生殖器官上方的神經叢。
Svādhyāya	透過研讀神聖典籍進行自我教育。
Svaḥ	天空。
Svapnāvasthā	夢中的心念狀態。
Svātmārāma	斯瓦特瑪拉摩，古代瑜伽文獻《哈達瑜伽之光》的作者。
Śvāsa-praśvāsa	起伏和嘆息；吸氣和呼氣。
Śvetaketu	施維達凱圖。聖者尤多羅可（Uddālaka）的兒子，尤多羅可傳授給他開啟一切知識的鑰匙，他們的對話是《唱贊奧義書》的一部分。
Śvetāśveta-ropaniṣad	《斯維塔斯瓦遝奧義書》
Swastikāsana	吉祥坐。兩腿交叉，背部挺直。調息和禪那的姿勢之一。

T

Tāḍāsana	山式。一個站姿，像山（tāḍa）一樣筆直地站立。
Taittirīyopaniṣad	一部主要的奧義書的名字。
Tamas	黑暗或物質，大自然萬物所具有的三性之一。
Tāmasic	帶有黑暗或物質的屬性的。
Tanmātra	微妙的元素，即聲（śabda）、觸（sparśa）、形（rūpa）、味道（rasa）和氣味（gandha）。它們是感知力量（indriyas）的對象，感知力量即聽（śrota）、感覺（tvak）、看（chakṣu）、嚐（rasanā）和聞（ghrāṇa）。
Tantra	教授魔法和祕法的一類著作。
Tanumānasā	心念消失。
Tapas	苦修，涉及淨化、自我規訓和簡樸。
Tattva	「那」（Thatness），真實的或第一選擇，一種元素或原初的物質。人的靈魂或物質世界的真實本質，也是遍布宇宙的至高靈性
Tattvamasi	你是那。
Tattva-traya	三種根本元素，即 (1) 存在（sat）；(2) 非存在（asat）；(3) 至高存在，一切的創造者（Īśvara）。
Tejas	光澤，光輝，莊嚴。
Trāṭaka	凝視一個目標。
Turīyāvasthā	圖里亞瓦。靈魂的第四種狀態——三摩地，結合但是超越了其他三種狀態，即醒、夢和睡眠。
Tyāgi	棄絕。

U

Uḍ	向上，擴張。
Uddālaka	尤多羅可。一位聖者的名字，他傳授給兒子施維達凱圖（Śvetaketu）開啟一切知識的鑰匙，他們的對話是《唱贊奧義書》的一部分。
Udāna vāyu	上行氣。一種生命之氣，位於胸腔內，主掌氧氣和食物的攝入。生命之氣遍布全身，為身體帶來生機能量。
Uḍḍīyāṇa	臍鎖法。橫膈膜被抬高，腹部器官被拉向脊柱的方向。透過臍鎖法，偉大的普拉那之鳥被迫沿著中脈向上飛。
Ujjāyī	勝利調息法。肺部充分擴張，挺胸，如威武的戰士一樣。
Upa-prāṇa vāyu	五種輔助（upa）的生命之氣（prāṇa vāyu），它們是：(1) 納迦氣（nāga vāyu），透過打嗝釋放腹部的壓力；(2) 克爾瑪氣（kūrma vāyu），控制眼瞼的運動，防止異物或強光進入眼睛；(3) 克里卡拉氣（kṛkara vāyu），防止異物透過鼻道進入喉嚨，使人打噴嚏或咳嗽；(4) 迪瓦達塔氣（devadatta vāyu），透過打哈欠，使疲憊的人吸入更多氧氣；(5) 達喃伽雅氣（dhananjaya vāyu），哪怕死後，依然在體內，有時會令屍體膨脹。
Upaniṣads	奧義書。這個詞由字首「upa」（附近）和「ni」（下面）衍生而來，加入詞根「sad」（坐），意思是坐下或靠近一位上師，接受靈性教導。奧義書是印度最古老的神聖吠陀文獻的一部分，探討人和宇宙的本質，以及個體靈魂或自我和宇宙靈魂的結合。
Ūrdhva	抬起，提升，向上。
Ūrdhvadhanurāsana	上弓式。
Ūrdhva-retas	「ūrdhva」指向上，「retas」指精液。保持獨身生活，戒除性交的人。一個性慾已經得到昇華的人。
Ūṣṭrāsana	駱駝式。
Uttama	最好的、卓越的、第一、最高的。
Uttamōttama	最卓越的、優中之優、高中之高。

Uttara-kāṇḍa of Rāmāyaṇa	《羅摩衍那》的續篇，講述羅摩的故事的偉大史詩。
Uttara mīmāmsa	後彌曼沙。印度哲學中的一支，在吠陀的基礎上接受神，同時特別強調靈性知識（jñāna）。

V

Vāc	言語。
Vairāgya	脫離世俗欲望。
Vaiśesika	勝論。印度六派哲學之一，由 Kanāda 創立，認為要想獲得實相的知識，就要清楚九大永恆實體或物質的特徵（viśeṣa），即地（pṛthvī）、水（ap）、火（tejas）、風（vāyu）、空（ākāṣa）、時間（kāla）、空間（dik）、自我（ātman）和心念（manas）。
Vālmīki	蟻垤。著名史詩《羅摩衍那》的作者，參見詞條 Ratnākara。
Varāhopaniṣad	一部關於氣脈的奧義書之名。
Vāruṇī nāḍī	在體內流動的一條氣脈之名，負責排尿。
Vāsanā	欲望、傾向、渴望。
Vāsudeva	毗濕奴神的名字。
Vāta	風。
Vāyu	息風，生命之氣。
Vāyu sādhanā	練習或追尋（sādhana）生命之氣（vāyu），調息法的另一個名字。
Veda	印度的神聖經文（śruti），包括四吠陀，即《梨俱吠陀》（*Ṛgveda*），是對眾神的讚美詩；《娑摩吠陀》（*Sāmaveda*），是祭司的歌詠集；《夜柔吠陀》（*Yajurveda*），是獻祭的禱詞；《阿闥婆吠陀》（*Atharvaveda*），是咒語。四吠陀包含最初的哲學見解，被認為是最終的權威。每部吠陀大致分為兩部分，即梵咒（頌歌）和箴言（brāhmaṇa），後者包括神學（āraṇyaka）和奧義書（upaniṣads）。

Vedanta	吠檀多，字面意思是吠陀的結束（anta），是印度哲學流派後彌曼沙（Uttara Mīmāmsa）的一個通俗名字，意思是對吠陀的最終研究。它的中心主題是奧義書的哲學思想，關注三因的本質和彼此的關係，即終極原則（梵）、世界（jagat）和個體靈魂（jīvātmā），以及宇宙靈魂（Paramātmā）和個體靈魂的關係。
Vibhīśaṇa	維毗沙那，羅婆那的弟弟。他告訴羅婆那，綁架希妲是不正當的，應該把希妲還給她的丈夫。維毗沙那沒能說服羅婆那，於是離開，並且加入了羅摩與羅婆那的戰鬥。羅婆那被處死後，維毗沙那被封為楞伽的國王，他被認為是正直的榜樣，他的禪那是善良屬性的。
Vichāraṇā	檢查、調查、討論、考慮。
Vidyā	知識、學說、科學。
Vijnāña	知識、明智、智慧、理解。它也表示由世俗經驗帶來的世俗知識，與關於梵或至高靈性的知識相對。
Vijnāna nāḍī	意識的管道。
Vijnānamaya kośa	智性鞘。包裹靈魂的知性層，影響主觀經驗衍生的推理和判斷過程。
Vikṣipta	分心或困惑導致的心念激動狀態。
Viloma prāṇāyāma	間斷調息法。「viloma」是指逆著毛髮（loma），逆著事物的順序。「vi」表示否定或缺乏。在這個調息法中，吸氣和呼氣不是一個連續的過程，而是被幾個停頓打斷的。
Vīṇā	印度的一種笛子。
Vīṇādaṇḍa	脊柱。
Vīrāsana	勇士坐。「vīra」的意思是英雄、勇士或冠軍。做這個坐姿時，膝蓋併攏，分開雙腳，置於臀部兩側，這個姿勢適合禪那和調息。
Viśālatā	擴展、空間、寬度、廣度。
Viṣama vṛtti prāṇāyāma	不同比例調息法。「viṣama」是指不規律的、困難的。在這種調息法中，吸氣、呼氣、屏息的時間是不等長的，呼吸的節奏被打斷，比例的不同為修習者帶來了難度和危險。

Viṣṇu	毗濕奴，印度教三神中的第二個。
Viśuddhi chakra	喉輪，位於咽部的神經叢。
Viśvadhāriṇī	宇宙的支撐者。
Viśvodharī nāḍī	一條氣脈的名稱，功能是消化食物。
Viveka	判斷，區分。
Viveka khyāti	關於區分的知識或能力（khyāti）。
Vṛtti	一段行動、行為，存在方式，狀態或心理狀況。
Vṛtti prāṇāyāma	行動調息法，包括同比例調息法和不同比例調息法。在前者，修習者試圖使任何調息練習的三個階段持續的時間相等，即吸氣、呼氣和屏息等長；在後者，吸氣、呼氣和屏息的比例不等，使呼吸的節奏具有間斷性。
Vyādhi	疾病。
Vyāna vāyu	遍行氣。遍布全身的生命之氣之一，在全身輸送從食物和呼吸中獲得的能量。
Vyavasāyātmika Buddhi	勤奮而堅定的智慧。

Y

Yagñā	儀式或犧牲。
Yājñavalkya	雅基納瓦科亞。一位聖者的名字，他還是一部法典的作者。雅基納瓦科亞和妻子 Gārgī 的對話構成了 *Brhadāranyaka Upaniṣad* 的一部分。
Yajur Veda	《夜柔吠陀》，印度神聖經文四吠陀之一。
Yama	死神閻摩。他和納奇柯達的對話構成了《卡陀奧義書》的基礎。Yama 也是八支瑜伽的第一支，即「制戒」，是超越宗教、國家、年齡和時間的普遍道德原則或倫理準則，它們是非暴力（ahimsā）、真實（satya）、不偷盜（asteya）、性節制（brahmacharya）、不貪婪（aparigraha）。
Yaśasvinī nāḍī	一條氣脈的名字。

Yoga	聯合，共有。yoga一詞源於詞根「yuj」，意為加入，結合，全神貫注。這是聖人帕坦伽利整理出的印度哲學六大體系之一。瑜伽是人的意志與神的意志之聯合，是靈魂的平衡，它使得我們能夠平靜地看待生活中的一切。瑜伽的主要目的，是傳授人們將靈魂與宇宙至高靈性聯合的方法，從而獲得救贖。
Yoga Chuḍāmaṇi Upaniṣad	《瑜伽皇冠之珠奧義書》
Yoga Sūtra	《瑜伽經》，帕坦伽利所著的古典瑜伽書，它由有關瑜伽的簡短格言組成，分為四部分，分別講解了深入的禪那（samādhi）、達到瑜伽的手段（sādhana）、追尋者會遇到的力量（vibhūti）和被赦免的狀態（kaivalya）。
Yuj	捆、連接、附上、集中注意力。

BH0036R

調息之光：瑜伽呼吸修練聖經

Light on PRĀNĀYĀMA：The Yogic Art of Breathing

作　　者　艾揚格（B.K.S. Iyengar）
譯　　者　付靜
責任編輯　于芝峰
協力編輯　洪禎璐
內頁排版　宸遠彩藝
封面設計　黃聖文

發 行 人　蘇拾平
總 編 輯　于芝峰
副總編輯　田哲榮
業務發行　王綬晨、邱紹溢、劉文雅
行銷企劃　陳詩婷
出　　版　橡實文化 ACORN Publishing
231030 新北市新店區北新路三段 207-3 號 5 樓
電話：（02）8913-1005　傳真：（02）8913-1056
網址：www.acornbooks.com.tw
E-mail：acorn@andbooks.com.tw
發　　行　大雁出版基地
231030 新北市新店區北新路三段 207-3 號 5 樓
電話：（02）8913-1005　傳真：（02）8913-1056
讀者服務信箱：andbooks@andbooks.com.tw
劃撥帳號：19983379　戶名：大雁文化事業股份有限公司

印　　刷　中原造像股份有限公司
二版一刷　2024 年 1 月
定　　價　620 元
ISBN　978-626-7313-90-9

國家圖書館出版品預行編目資料

調息之光：瑜伽呼吸修練聖經 / 艾揚格 (B. K. S. Iyengar) 著；付靜譯 . -- 二版 . -- 新北市：大雁文化事業股份有限公司 . 橡實文化出版：大雁出版基地發行 , 2024.01

面；　公分

譯自：Light on prānāyāma : the yogic art of breathing

ISBN 978-626-7313-90-9(平裝)

1.CST: 瑜伽

411.15　　112021874